臨床必備操作指引

髖關節
物理治療實務

髖關節代表性障礙「**檢查評估**」與「**介入治療方法**」

編輯 **永井 聰**
廣瀨整形外科風濕病專科
復健科　部長

対馬栄輝
弘前大學研究所
保健學研究科
綜合復健領域　準教授

翻譯 **黃品玫**

編著序

物理治療師原本的職責，為確實評估、分析患者具有的功能異常，並且基於這些異常訂定治療流程，予以實踐。要訂定合適的治療流程，除了用物理治療評估進行正確的預後預測，同時為了最大限度引導出患者的恢復力，釐清病情是不可或缺的過程。

這幾年針對退化性髖關節炎進行人工髖關節置換術後的物理治療，一般從術後早期介入1～2週後，便讓患者出院。在這短暫的住院期間，重要的是如何引出、讓患者能力恢復到足以回歸日常生活。不過現狀又是如何呢？根據筆者的印象，在許多醫院，稱作步行練習而循著臨床路徑，只在用雙槓活動、醫院走廊、室外步行時有物理治療師陪伴。這些案例，都有好好正視每個患者具有的功能異常嗎？

髖關節疾病與相連關節的關係深遠，但也應該留意若對髖關節進行手術，基本上不會有相連關節手術的介入。所以物理治療師必須對相連關節評估、治療。重要的是用保守治療判斷病情、病程分期，瞭解患者日常生活的同時找出避開手術的可能，以及以手術前的「time saving」為目標，實施也將相連關節列入視野考量的運動治療。無論是術後的治療或保守治療，橫跨對髖關節與其他部位雙方的視點皆不可或缺。

為了讓本書從局部以及其他部位同時導出物理治療管理，成為臨床實務上應當執行的指標，我邀請不同的執筆者書寫髖關節物理治療。這次委託執筆的對象，是我和共同編著者對馬準教授約30年間在物理治療師髖關節界的人脈，以及在日本物理治療師學會及日本髖關節學會相遇的人士，每一位無庸置疑皆為髖關節領域的猛將（專家）。每個章節都是每位治療師基於本身的臨床經驗與證據導出的根據，用心描寫的確實管理方法。希望在臨床現場煩惱的物理治療師能將本書當作參考，作為日後的指標。

隨著這幾年物理治療師急遽增加，舉辦了許許多多運動器官疾病的講座，有許多物理治療師參加。不過或許也有人經驗過，即使在實務講座或課程學到許多治療手法，在臨床實務上卻無法得到治療結果，有些情況下無法獲得患者的信任，使得甫當上物理治療師時滿懷希望的初衷變得失落不已。這種情況一定是沒有理解患者病情，只是模仿學到的手法，而沒有學到手法的本質。由於以往針對單一關節的肌力強化及關節活動度運動沒有獲得充分的治療成果，因此花費金錢參加講習，就是為了獲得特殊的治療方法。不過這麼做同樣也沒有獲得成效。要博得患者的信任，除了確實說明病情，必須有物理治療師擅長的功能解剖與運動學導出的運動治療，加上組合本身物理治療技術的管理能力。由於本書中臨床上與患者治療息息相關的實用技巧內容無比豐富，希望讀者能理解各章節的內容，在臨床現場予以活用。

最後我要打從心底感謝，本書發行前，在編輯及校正上盡心盡力的Medical View出版社及小松朋寬先生。

2018年7月

編輯者代表

永井　聰

執筆者一覽

■ 編集

永井　聰　　　廣瀨整形外科風濕病專科　復健科　部長

対馬栄輝　　　弘前大學研究所　保健學研究科　綜合復健領域　準教授

■ 執筆者（按內容順序）

対馬栄輝　　　弘前大學研究所　保健學研究科　綜合復健領域　準教授

山﨑　敦　　　文京學院大學　保健醫療技術學部　物理治療學科　教授

前田昭彦　　　昭和大學橫濱市北部醫院　整形外科　講師

永井　聰　　　廣瀨整形外科風濕病專科　復健科　部長

相澤純也　　　東京醫科齒科大學醫學部附屬醫院　運動醫學診療中心　物理治療技師長・運動復健　部門長

南角　學　　　京都大學醫學部附屬醫院　復健部　技師長

立石聰史　　　產業醫科大學若松醫院　復健部

室伏祐介　　　高知大學醫學部附屬醫院復健部　主任物理治療師

加藤　浩　　　九州看護福祉大學研究所　看護福祉學研究科　健康支援科學專攻　教授

常盤直孝　　　醫療法人慶心會　川越整形外科　經營企劃・營運改善戰略室　室長

岩永竜也　　　松戶整形外科醫院　復健中心

家入　章　　　醫療法人社團我汝會　惠庭醫院　復健科　主任

湯田健二　　　社會醫療法人JAPAN MEDICAL ALLIANCE　海老名綜合醫院　復健科　科長

石田水里　　　醫療與育成之研究所清明會　鳴海醫院　復健部

森田融枝　　　神奈川復健醫院　物理治療科

平尾利行　　　醫療法人社團紺整會　船橋整形外科診所　物理治療部　課長

奧村晃司　　　社會醫療法人玄真堂　川嶋整形外科醫院　復健部　醫院復健科　科長

木下一雄　　　東京慈惠會醫科大學附屬柏醫院　復健科

石羽　圭　　　廣瀨整形外科風濕病專科　復健科　主任

宮城島一史　　醫療法人社團我汝會　惠庭醫院　復健科　主任

金　誠熙　　　社會醫療法人JAPAN MEDICAL ALLIANCE　海老名綜合醫院　復健科　主任

上原　徹　　　名古屋市立西部醫療中心　復健科

二宮一成　　　湘南鎌倉人工關節中心　復健科　主任

原　弘明　　　社會福祉法人京都社會事業財團　京都桂醫院　復健中心　科長

楫野允也　　　獨立行政法人國立醫院機構　關門醫療中心　復健科　物理治療主任

■ 企劃協力

石井慎一郎　　國際醫療福祉大學研究所　保健醫療學專攻　福祉支援工學領域　教授

村木孝行　　　東北大學醫院　復健部　主任

目錄

Ⅰ章　髖關節物理治療的概要

1 針對髖關節障礙物理治療的思考
　　　　　　　　　⋯⋯⋯⋯⋯対馬栄輝　2
序：臨床推論的必要性⋯⋯⋯⋯⋯2
掌握髖關節功能的特徵⋯⋯⋯⋯4
思考髖關節與其他關節的關聯性⋯⋯6
物理治療管理的基本⋯⋯⋯⋯8
總結：針對今後運動器官障礙的
　　物理治療根基⋯⋯⋯⋯12

2 髖關節的功能解剖與生物力學
　　　　　　　　　⋯⋯⋯⋯⋯山﨑　敦　13
序⋯⋯⋯⋯⋯⋯⋯⋯⋯⋯13
髖關節的功能解剖⋯⋯⋯⋯13
髖關節的生物力學⋯⋯⋯⋯18

Ⅱ章　風險管理與各病理分期的管理

1 瞭解病情⋯⋯⋯⋯⋯前田昭彦　22
關於常見的代表性成人髖關節疾病⋯⋯22

2 瞭解手術特性⋯⋯⋯⋯⋯前田昭彦　28
退化性髖關節炎⋯⋯⋯⋯⋯28
股骨頸骨折⋯⋯⋯⋯⋯⋯32
股骨頭壞死⋯⋯⋯⋯⋯⋯32
股骨髖臼撞擊綜合症（FAI）⋯⋯34

3 各病理分期管理⋯⋯⋯⋯永井　聡　35
序⋯⋯⋯⋯⋯⋯⋯⋯⋯⋯35
應收集的資訊⋯⋯⋯⋯⋯35
按病理分期之物理治療的執行方式⋯⋯43
總結⋯⋯⋯⋯⋯⋯⋯⋯47

Ⅲ章　各功能障礙的管理

A 以局部為中心的評估與物理治療
　　一如何評估障礙的主要原因，
　　　如何執行物理治療一

1 髖關節的疼痛⋯⋯⋯⋯相澤純也　50
序⋯⋯⋯⋯⋯⋯⋯⋯⋯⋯50
基本知識⋯⋯⋯⋯⋯⋯⋯50
髖關節疼痛的評估⋯⋯⋯⋯52
髖關節疼痛的治療⋯⋯⋯⋯59

2 髖關節的活動度障礙⋯⋯⋯南角　學　68
基本知識⋯⋯⋯⋯⋯⋯⋯68
關於髖關節活動度的因子⋯⋯⋯68
股骨與髖臼的骨頭形態異常造成
　　髖關節病變與髖關節活動度障礙⋯⋯69
針對髖關節活動度障礙評估的實務⋯⋯74
針對髖關節活動度障礙治療的實務⋯⋯77

3 髖關節的不穩定⋯⋯⋯⋯立石聰史　84
序⋯⋯⋯⋯⋯⋯⋯⋯⋯⋯84
關於構造及器質性要因的基本知識⋯⋯84
對於構造及器質性要因的評估⋯⋯85
為了找出功能性要因的評估⋯⋯88
髖關節不穩定的治療⋯⋯⋯⋯96

4 髖關節的肌肉功能衰退
　　　　　　　⋯⋯⋯⋯室伏祐介・加藤　浩　103
序⋯⋯⋯⋯⋯⋯⋯⋯⋯⋯103
關於肌力評估的重新探討⋯⋯103
肌肉的定性功能與其評估⋯⋯109
多關節運動鏈的肌肉功能特性⋯⋯111
臨床應用實務的要點⋯⋯⋯⋯112

5 高齡者髖關節疾病的評估

　　　　　　　　　　　常盤直孝　118

序……………………………………118

基本知識……………………………118

針對高齡者髖關節的評估…………124

結論…………………………………133

B 來自其他部位影響的評估與物理治療
—如何鎖定影響的發生源頭—

1 來自足部、踝關節功能影響的評估與
物理治療………………岩永竜也　134

序……………………………………134

足部、踝關節與髖關節之間的關聯……134

評估與物理治療……………………139

用矯正鞋墊作步行控制的實務………153

2 來自膝關節功能影響的評估與
物理治療…………………家入　章　154

序……………………………………154

基本知識……………………………155

整形外科手術前後的骨形態變化………156

骨形態變化的評估…………………158

影響發生源的評估…………………162

鎖定影響發生源後的介入…………166

總結…………………………………171

3 來自腰部、骨盆帶功能影響的
評估與物理治療………湯田健二　172

序……………………………………172

腰部功能衰退對髖關節造成的影響………172

骨盆功能衰退對髖關節造成的影響

　　　　　　　　　　　　　　……176

評估的實務…………………………178

治療的實務…………………………184

4 來自胸廓影響的評估與物理治療

　　　　　　　　　　　石田水里　188

序……………………………………188

基本知識……………………………188

胸廓相關功能障礙的評估…………200

Ⅳ章　各功能障礙的案例研究

A 以局部為主的評估與物理治療

1 髖關節的疼痛………………森田融枝　208

案例介紹……………………………208

物理治療評估………………………208

彙整與說明…………………………212

治療及治療效果……………………213

結論…………………………………218

2 髖關節的活動度障礙……平尾利行　219

案例資訊……………………………219

首次物理治療評估…………………220

彙整與說明…………………………224

治療及治療效果……………………225

結論…………………………………227

3 髖關節的不穩定…………奧村晃司　229

案例介紹……………………………229

評估的流程與說明…………………230

治療及治療效果……………………237

結論…………………………………247

4 髖關節的肌肉功能衰退…木下一雄　248

案例資訊……………………………248

物理治療評估（出院時）…………249

彙整與說明…………………………252

治療及治療效果……………………253

結論…………………………………260

B 來自其他部位影響的評估與物理治療

1 來自足部、踝關節功能影響的評估
　　　與物理治療……………石羽　圭　261
　　序………………………………………261
　　案例資訊………………………………261
　　物理治療評估…………………………262
　　彙整與說明……………………………268
　　治療及治療效果………………………268
　　結論……………………………………271

2 來自膝關節功能影響的評估
　　　與物理治療………宮城島一史　274
　　案例資訊………………………………274
　　物理治療評估…………………………274
　　治療及治療效果………………………275
　　THA與膝關節功能障礙………………277
　　針對THA案例之基於膝關節功能的評估
　　　與臨床推論…………………………277

3 來自腰部、骨盆帶功能影響的評估與
　　　物理治療……………金　誠熙　284
　　案例介紹………………………………284
　　物理治療評估…………………………285
　　治療及治療效果………………………287
　　結論……………………………………293

4 來自胸廓影響的評估與
　　　物理治療……………上原　徹　294
　　案例資訊………………………………294
　　物理治療評估…………………………295
　　彙整與說明……………………………298
　　治療及治療效果………………………299
　　結論……………………………………302

V章　患者教育（自我管理）

1 早期出院需求之計畫指導
　　　………………………二宮一成　304
　　序………………………………………304
　　術前的管理……………………………304
　　術後的管理……………………………309
　　案例介紹………………………………312
　　總結……………………………………319

2 基於多方面因素而促進行為改變的
　　　重點與實務……………原　弘明　321
　　序………………………………………321
　　基本知識………………………………321
　　神經性病變疼痛及社會心理層面導致
　　　疼痛的評估…………………………325
　　基於多方面因素而促進行為改變的
　　　重點與實務…………………………326
　　總結……………………………………327

3 高齡者出院後的生活
　　　（預防跌倒等）………楜野允也　329
　　序………………………………………329
　　基本知識………………………………331
　　針對高齡及具有髖關節疾病狀態的
　　　評估…………………………………333
　　針對高齡及具有髖關節疾病狀態的
　　　運動治療……………………………340
　　案例提示
　　　—THA後跌倒導致脫位的契機而
　　　　反覆出現脫位的高齡女性—……348
　　結論……………………………………351

■ 索引………………………………353

I

髖關節物理治療的概要

1 針對髖關節障礙物理治療的思考

Abstract

■ 並非只限於髖關節障礙，作為針對運動器官障礙的物理治療根基重點在於，首先不要執著特定的部位，而是掌握全身性的障礙。

■ 由於物理治療是為了改善病患的生活，必須掌握對象適當的需求。需注意，絕不能以物理治療師的需求當作考量。

■ 物理治療所要求的是驅使臨床推論，選擇適合解決問題的客觀方法，適當地執行。因此並不一定要具有特殊的知識或技術。

序：臨床推論的必要性

說到針對髖關節障礙的物理治療，一般就是掌握髖關節功能障礙，將改善當作目標。大致上的做法，是拿到處方後依髖關節疾病的診斷名稱執行大致的評估，對其結果的治療手段，幾乎還沒有決定。即使為經驗豐富的物理治療師，大多只是重複這個流程化的評估與治療，這麼說也不為過。

若這是基於適度掌握病情、障礙而從專門的觀點推測的結果導出的治療方法，那就完全沒有問題。接受評估結果，即使實施同樣的治療，其過程就很重要（圖1）。反覆進行臨床推論、探究原因的過程，不斷重複實踐具整合性的客觀性物理治療，可提高專業度，進一步個別應對的應用上也可發揮有效的威力。圖1為簡單的案例，如圖1a累積評估治療過程的經驗毫無意義，而重複基於推論的圖1b過程，獲得的經驗品質較佳。

臨床推論並不存在典型的方法。可以認為，雖然沒有規定爬山的路徑（推論過程），只要到達最適當的目標（探究原因）即可（圖2）。路徑是由知識量、智慧、經驗值而決定的最佳方法。

意識臨床推論，就能掌握作為知識、活用知識的智慧以及經驗值需要什麼。此處希望讀者注意的，就是無法斷言要累積何種知識、何種臨床經驗才好。雖然這種說法有些不負責任，為了瞭解自己需要什麼的追尋過程，也是需要的。世上並沒有任何可馬上運用的知識和技術。

希望讀者在留意臨床推論是物理治療的根基之後，活用本書。

圖1　對於髖關節障礙的評估與治療的流程

評估

- 髖關節伸展活動度的限制
- 髖關節伸展肌力的降低
- 大腿外側面的肌肉張力亢進

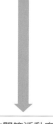

治療

- 髖關節伸展的關節活動度運動
- 髖關節伸展的肌力增強
- 闊筋膜張肌的直接伸展

a 接受評估結果，決定對症的治療方式

評估

- 髖關節伸展活動度的限制
- 髖關節伸展肌力的降低
- 大腿外側面的肌肉張力亢進

推論

- 活動度受限→屈肌群縮短
- 肌力降低→主要為廢用的要因
- 大腿外側面肌肉張力亢進
　　→長期下來保持縮短狀態

治療

- 髖關節伸展的關節活動度運動
- 髖關節伸展的肌力增強
- 大腿外側面的直接伸展

b 基於評估推論障礙的原因，決定治療方式

a是基於評估結果，選擇對症的治療方式。相對的b是基於評估結果，循著理論性的過程探索原因，選擇治療方式。就算結果上，實際進行的治療內容兩者皆相同，不過基於推論做的治療不只能夠累積適當的經驗，也有能夠應對預期外事態的好處。

圖2　臨床推論的比喻

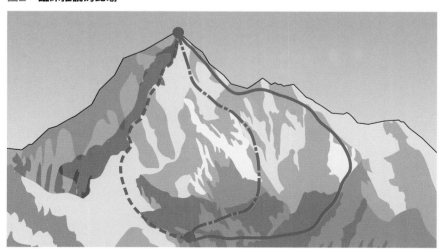

將臨床推論比喻為登山的話，無論走哪個路徑（推論過程），只要能夠到達頂點（目標：探究原因）就好。路徑是將推論者的知識量、知識與現象對照，用為了達到新推論的智慧而從預期外觀點獲得的主意等經驗值，決定最合適的方法。雖然將來的理想是效率佳、距離最短的路徑，有時根據推論者的性格及知識的內容，繞遠路反而能降低錯誤。

掌握髖關節功能的特徵

關於關節功能的細節，將在下一節詳述，而這裡先簡單地說明。

➤ 構造上的特徵

髖關節是骨盆與股骨形成的關節（**圖3**）。正確來說是髖臼與股骨組成的杵臼關節，不僅具有多軸性，可在三次元空間上做屈曲、伸展、內收、外展、內旋、外旋（旋轉）運動。

雖然由組成關節的球與髖臼的形狀來看有極高的活動性，不過每一種運動方向都有限制因子（**表1**）。因此，標準的屈曲活動度為125°，伸展為15°，內收20°，外展45°，內旋與外旋各自有45°的活動度。特別關於迴旋可動度，在健康年輕人身上出現內旋活動度與外旋活動度的差異、左右內外旋活動度差異超過10°的

圖3 髖關節的構造

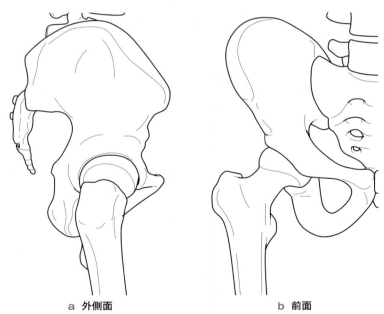

a 外側面　　　　　　　　　　　　　　b 前面

髖關節為骨盆與股骨形成的關節。關節面由髖臼與股骨頭構成，可屈曲、伸展、內收、外展、旋轉。

表1 髖關節的運動方向與限制因子

運動方向	限制因子
屈曲	大腿與軀幹（腹部）的接觸
伸展	主要為髂股韌帶造成所有韌帶的張力、髖關節屈肌群的張力
內收	與對側下肢的接觸、外展肌群的張力、髂股韌帶（橫纖維束）的張力，在髖關節屈曲時也有坐骨股韌帶的張力
外展	恥骨韌帶、坐骨股韌帶的張力、內收肌群的張力
內旋	髖關節外旋肌群的張力、坐骨股韌帶的張力、在伸展姿髂股韌帶的張力
外旋	髂股韌帶（橫纖維束）、恥骨韌帶、內收肌群的張力

案例也並不稀奇[1]。

　　由於髖關節有許多以雙關節肌為主的多關節肌，隨著其肌肉的縮短或姿勢的不同，活動度範圍將發生變化。同時由於活動度大，譬如髖關節內收肌就會出現肌肉作用的逆轉[2]（圖4）。因此隨著姿勢改變，無法單純套用關節活動度及肌肉作用，要注意這點。

➤骨盆股骨節律（pelvifemoral rhythm）

　　許多研究人員已經確認骨盆股骨節律的存在[3,4]。所謂骨盆股骨節奏，指隨著髖關節屈曲，骨盆也出現後傾的現象。換言之，就像肩胛肱骨節律一樣。不過有文獻提到，關於骨盆與股骨移動的比率，見解尚未有定論，也有性別差異[5]。

　　雖然骨盆隨著髖關節的運動也隨之移動是不爭的事實，當然隨著骨盆的移動，腰椎也跟著移動。若腰椎隨著髖關節移動而跟著移動的話，軀幹上方的姿勢排列也會變化，連同動作的呈現也改變的可能性高。因此髖關節的運動障礙，會影響軀幹上方的運動。

圖4　髖關節內收肌作用的逆轉

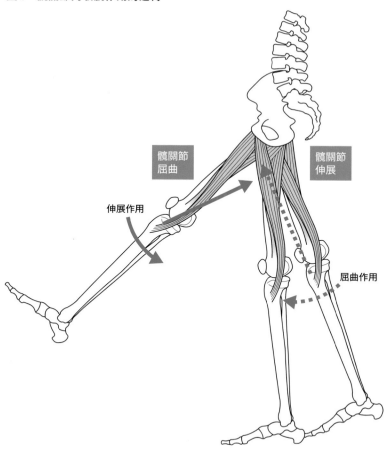

髖關節屈曲　　髖關節伸展

伸展作用

屈曲作用

考慮到起點停止的位置，幾乎所有髖關節內收肌都具有屈曲作用，不過隨著屈曲角度越大，其中也有轉為伸展作用的肌肉。

HAT：
head, arms, trunk

➤負重與步行運動單位

髖關節狀態，不只受到軀幹上半部的影響，對支撐其部位的下肢也會造成影響。從步行動作的面向區分功能，分為頭部、上肢、軀幹（HAT）的負重單位（passenger unit），以及支持這些部位且肩負讓其移動作用的雙下肢的步行運動單位（locomotor unit）（圖5）。髖關節存在於連接這兩者的部位，也接近身體的中心（重心位置），具有非常重要的作用。

思考髖關節與其他關節的關聯性

➤活動性障礙與對相連關節的影響

若引起髖關節的活動度限制，會發生何種狀況呢？由於髖關節是骨盆與股骨頭組成的關節，若出現髖關節活動度障礙的情況，將導致骨盆、腰椎的排列異常及出現代償性動作。譬如，作為髖關節伸展限制的代償性動作，有站立時引起骨盆前傾，髖關節屈曲時大幅引起骨盆後傾（腰椎後彎）的代償性動作（圖6）。髖關節的障礙，有時會影響遠端相連關節的膝關節，甚至對踝關節造成影響。

➤肌肉長度（縮短、伸展）的影響

根據日常生活、職業的內容、生活環境等，若有頻繁反覆出現的姿勢或動作，就會產生適應，以肌肉為主的關節構成體會逐漸變化。若經常反覆用右肩背著沉重的行李走路，右斜方肌上方纖維會縮短或過度僵直，或許會使得右肩胛骨往上抬，軀幹呈現左側屈的情況。同時，在相反的運動中，與肩胛骨下降及軀幹右側

圖5　負重與步行運動單位

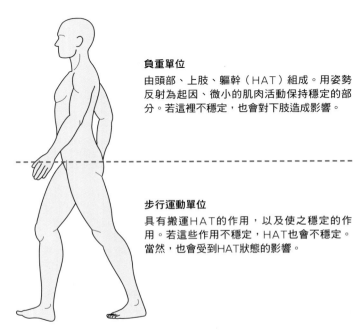

負重單位
由頭部、上肢、軀幹（HAT）組成。用姿勢反射為起因、微小的肌肉活動保持穩定的部分。若這裡不穩定，也會對下肢造成影響。

步行運動單位
具有搬運HAT的作用，以及使之穩定的作用。若這些作用不穩定，HAT也會不穩定。當然，也會受到HAT狀態的影響。

屈相關的肌肉也有可能伸展。由於一般相信肌肉縮短及關節活動性的「僵硬」部分為使姿勢及動作變化的重大影響因子，有將其視作問題的傾向，不過相對引起的肌肉伸展及「柔軟」部分成為嚴重問題的情況較常見。

　　考慮到肌肉長度－張力曲線，除了肌肉的縮短，就算伸展，肌肉出力特性的變化也可容易預測，相對柔軟的部分也容易承受力學應力。譬如從矢狀面觀察站立時脊椎排列（圖7），能夠推測肌肉長度對於其排列的影響。應該藉此思考，問題在於肌肉縮短或「僵硬」的部分，還是肌肉伸展或「柔軟」的部分。

　　此時希望讀者注意的，就是避免擅自決定理想的排列為正常，其他的排列就是異常。由於姿勢和動作的個人差異性極大，除了明顯偏離正常的範圍以外，有時並不一定為問題。只因為與標準不同就立即判斷為問題是錯誤的做法，要接著透過測量、檢查，反覆進行驗證作業以便確認。

圖6　伴隨髖關節活動度限制之骨盆傾斜的代償性案例

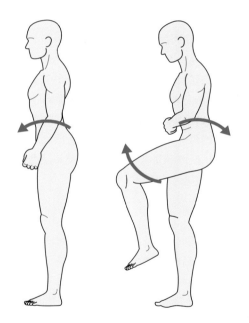

a　站立時（髖關節伸展）伴隨骨盆前傾

b　髖關節屈曲伴隨骨盆大幅後傾

圖7　從矢狀面來看站立時對於脊椎排列之肌肉長度的關係

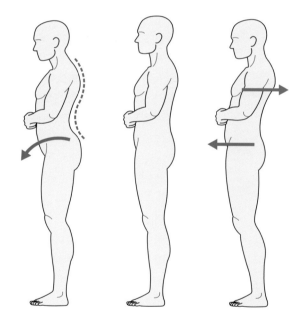

a　腰椎前彎－胸椎後彎姿勢

b　理想的排列

c　搖擺背姿勢（swayback）

a：腰椎前彎與胸椎後彎增強的姿勢。隨著腰椎前彎，也引起骨盆前傾。或許有髖關節屈曲肌群及股直肌的縮短或張力存在。或者引起骨盆後傾作用的腹斜肌群及腿後肌群伸展或降低的可能。

b：理想的排列。

c：軀幹上半部往後方位移的姿勢稱作搖擺背。與a不同，沒有大幅度的腰椎前彎和骨盆前傾。由於骨盆往前方位移，髖關節保持伸展，因此臀大肌的活動度不多，或者會引起腿後肌群的縮短也說不定，也能夠考慮腹肌群的伸展或降低。

物理治療管理的基本

▶評估的思考方式

若以髖關節疾病為對象，就優先評估源於疾病的關節功能障礙吧。同時，若為急性期，必須針對疾病手術治療等醫學性治療後做風險管理。掌握這些基本事項後，也要考慮到以下所述的評估掌握方法。

●並非局部，要評估整體情況

如前所述，針對髖關節疾病或障礙，只評估髖關節功能並不充分。就算疾病只出現在局部，障礙會廣範圍地延伸到其他部位。若認為只要完成局部的治療，其他部位也會恢復健康的狀態，這種想法就是太相信治療。想必只改善坐姿或步行動作，頸部疼痛或腰痛等症狀也跟著改善的經驗並不少，但也不要漏看局部問題對其他部位影響的地方，相反的情況也有可能發生。應該停止用固定程序評估關節功能、姿勢、動作，或單就站立姿勢出現左右非對稱、活動度小於標準等理由當作問題點的習慣。必須掌握問題的本質才行。

為了掌握問題的本質，首先對患者進行縝密的醫療面談而發現問題是基本的做法。除了身體的症狀，關於在日常生活及職場上的姿勢、動作，盡可能請患者實際上做一遍、問清楚比較好。接著避免將焦點偏重在疾病的部位，為了掌握整體狀況，要交互反覆進行觀察姿勢及動作、測量各個關節功能。雖然提過好幾次了，因為偏離標準所以有問題——不可以立即如此判斷。乍看之下異常的姿勢、動作並不代表一定有問題。作為驗證動作的幫助，也需要嘗試矯正觀察反應。要仔細注意、予以判斷，患者的表現是期望的反應還是其他反應，以及其反應是由口頭指示、視覺上的自覺、徒手引導的哪一種而引起的。

●評估關節的移動

肌力及關節活動度的評估，在關節功能的評估上是代表性的方法，一般會測量最大肌力、最大活動度。不過，在日常生活的姿勢、動作中，需要用到最大肌力、最大活動度的情況並不多。當然需要做這些評估，不過也必須獲得其他資訊。

譬如，評估關節移動的情況（圖8）。雖然一般都會觀察動作，觀察、確認關節的運動也很重要。

作為關節是否適切移動的指標，可提到瞬時旋轉中心（ICR）（圖9）。不過，由於幾乎不可能透過觀察做ICR的正確評估，只能倚靠主觀的判斷進行，可沿著各個部位的圓，觀察是否順利滑動。作為影響旋轉運動效率的因子，有①骨關節合適度，②構成關節周圍組織的合適度，③關節轉動到滑動的運動，以及④肌肉協調性引起的力偶（force couple）（圖10）。意識這些相關要素是否讓關節順利動作，以思考評估。

ICR：
instantaneous
center of rotation

圖8 觀察、評估關節的動作—髖關節屈曲的案例

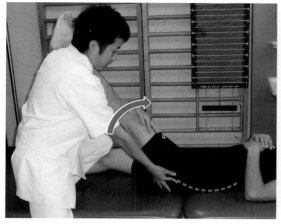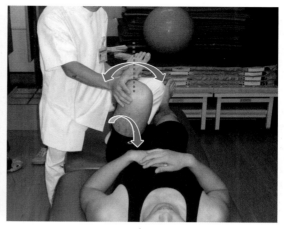

a

b

在直膝抬腿時，評估大轉子是否有異常動作，以及骨盆前後傾的移動是否不大。為了掌握運動時關節的動作，一邊觸摸大轉子一邊進行就容易掌握。

評估髖關節屈曲時毫無阻力的屈曲，或是往內收、外展方向屈曲。

　　觀察進行關節運動時的「動作」，也比較被動運動與主動運動。
　　髖關節屈曲時到底是如何移動的呢？觀察是圓滑地移動，或是否引起代償性動作。這種關節的移動也有個人差異，若沒有直接屈曲並不代表就是異常。並非判斷是正常還是異常，而是思考為何會引起這種現象。

圖9 膝關節屈曲伸展時的瞬時旋轉中心（ICR）

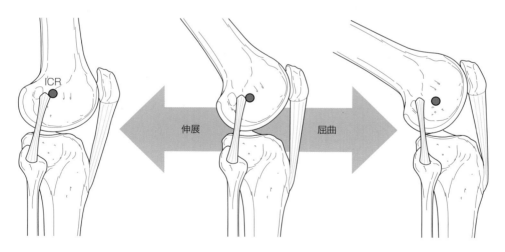

ICR

伸展　　　　屈曲

　　所謂ICR，指構成關節之骨頭在做旋轉運動時的中心。一般認為正常的關節，旋轉中心並沒有固定位置，由於會在移動的瞬間稍微改變位置，因此叫做ICR。
　　在異常的案例中，這種ICR會大幅度移動。因此應力會集中在某一處，失去運動的效率，成為將來引起障礙的原因。
　　ICR無法直接觀察，結果只能透過各部位是否如同畫圓般動作來判斷。

圖10　骨盆前後傾的力偶

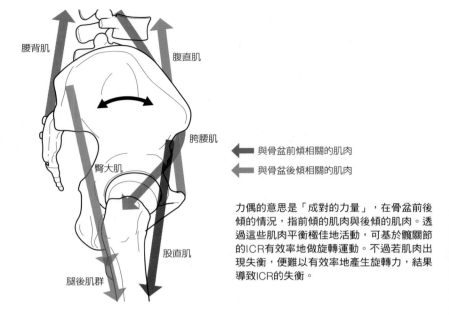

腰背肌

腹直肌

胯腰肌

臀大肌

股直肌

腿後肌群

← 與骨盆前傾相關的肌肉

← 與骨盆後傾相關的肌肉

力偶的意思是「成對的力量」，在骨盆前後傾的情況，指前傾的肌肉與後傾的肌肉。透過這些肌肉平衡極佳地活動，可基於髖關節的ICR有效率地做旋轉運動。不過若肌肉出現失衡，便難以有效率地產生旋轉力，結果導致ICR的失衡。

● 日常生活、環境的資訊

　　反覆的日常生活姿勢及動作會影響關節的運動。那是身體原本就具有的習慣嗎，還是為了逃避疼痛而反覆做出的姿勢？是工作上非得用到的姿勢，抑或居家環境等因素而無可避免的動作？肯定有許多種原因吧。

　　即使接受手術治療改善症狀，有時仍會呈現術前的疼痛迴避姿勢和動作。或許這是經長年累月下，由於髖關節的功能障礙，使其他部位持續做代償性動作的結果。由於外傷性的傷害，長期下來就算沒有功能障礙，因害怕復發而使運動策略改變也是有可能的情況。當然，有時因手術治療也可恢復到幾乎完全沒問題的狀態。不過，就算因人工髖關節置換術恢復到看不出問題的水準，若出院後頻繁上下樓梯，亦有可能造成再次做置換手術。並非只想說「治好即可」，而是預測將來可能出現的次發性障礙，必須從早期就採取對策。因此要仔細詢問治療對象日常生活的狀況及所處的環境，重視收集資訊，是重要的資訊來源。

● 評估的時機不侷限在物理治療開始時

　　結束評估後，透過推論決定物理治療方針，訂定治療計畫，一般認為這是理所當然的流程，不過有時可觀察透過治療介入、患者引起的反應，變更成更合適的治療計畫。由於在臨床上評估和治療的界線並不明確，必須經常反覆思考評估、治療，接著評估才行。

　　患者並不是機器人而是人類。情緒、身體狀況，以及每一天的狀態都可能大幅出現變化，請不要忘記這一點。

➤物理治療的推進方式

●必須追求、改善問題的本質

在一開始也提過（圖1），基於評估，設定理論性的治療方針時，推論的過程很重要。為了執行推論，需要的是基於充分的知識及洞察力而篩選假設，其驗證的過程，充分的臨床經驗亦不可或缺。

雖然往往認為推論時只要追求現象的原因即可，但有必要尋找原因的本質。譬如，假設知道關於髖關節的屈曲攣縮，骨頭形態沒有異常，幾乎可推測是髖關節屈曲肌群的縮短導致的可能性高。雖然此時會對屈曲肌做伸展，也必須思考引起其屈曲肌縮短的理由。簡單舉例的話，作為右髖關節屈曲肌縮短的原因，有工作時經常採取半蹲的姿勢，以及經常蹺右腳坐在椅子上的情況。同時，若站立時腰椎強力地前彎，髖關節呈屈曲狀態的話，就必須針對改善生活方式進行教育與指導。同時也必須探討抑制腰椎前彎是否可行。對於這一點，只有執行伸展，沒有改變生活方式的話，就無法避免復發。

●預防觀點

有時根據評估結果，會遇到沒有應該處理問題的情況。不過，由於反覆特定的姿勢及動作，若有新引起障礙的可能性，就必須從預防的觀點採取介入。雖然一般認為幾乎不可能從現在針對漫長的未來進行廣範圍的障礙預防，仍需要有某些考量。同時，關於疾病及障礙的知識、從運動到生活管理的知識及方法、障礙二度進展的預防知識等相關教育也很重要。

●以患者的需求為優先

知識和治療技術是提高臨床能力不可或缺的條件。為了改善功能障礙，當然要盡全力執行治療。不過，必須充分注意避免為了物理治療師的自我滿足而執行物理治療。必須妥善掌握患者的需求，以及針對其需求來治療。

若主要的問題為髖關節的障礙，就選擇針對這一點的治療方法。另一方面，面對高齡的患者，比起髖關節的功能障礙，合併症及精神狀態的不穩定等為問題的話，有時髖關節的障礙就不是最優先處理的課題。到底是運動、動作障礙的問題，還是疾病本身造成的問題？掌握問題時必須以患者的需求為優先（圖11）。

●必須反覆介入與評估

介入時，要具體掌握：①介入內容的目的（盡可能越具體越好），②物理治療師的立場、操作方法，③患者的立場，④介入內容（強度、時間、頻率等），⑤實際執行時患者的反應。並非單方面進行介入，而是觀察患者的反應，以幫助評估而重新思考。透過觀察，為了達成介入的目的而改善方法、更進一步發展，或發現新的問題點等作業皆為可能的過程。

I

髖關節物理治療的概要

圖11　作為物理治療方針，思考應該重視什麼

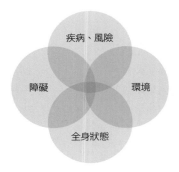

總結：針對今後運動器官障礙的物理治療根基

並非只限於髖關節障礙，作為針對運動器官障礙之物理治療的根基最重要的地方，並非執著特定部位，而是首先掌握全身的障礙（不過，也有情況是改善特定部位就已經足夠，並不一定要經常掌握全身的問題）。接著，由於物理治療是要改善患者的生活，必須妥善掌握患者的需求，而不是滿足物理治療師的需求。

最後，最重要的地方就是驅使臨床推論，客觀選擇適合解決問題的方法，妥善地執行。「對活動度限制做關節活動度運動」、「對肌力降低做肌力增強運動」等對症治療，已經不叫做物理治療了。譬如對於腿後肌群的縮短而執行下肢抬高伸展的情況，絕不可以忽略腰椎後彎的大幅度代償性動作。即使透過推論採用最合適的介入方法，若沒有配合目的進行，也會是個問題。

比起追求高度的知識及技術，仔細掌握基礎比任何事都還需要，用這種態度面對患者的心理準備也很重要。

文獻

1）村山　直, ほか：股関節回旋可動域の左右差および測定肢位による差の検討. 東北理学療法学, (15)：31-35, 2003.
2）Kapandji AI：カラー版 カパンジー機能解剖学 Ⅱ下肢, 原著第6版(塩田悦仁, 訳), 医歯薬出版, 2010.
3）Murray R, et al：Pelvifemoral rhythm during unilateral hip flexion in standing. Clin Biomech, 17 (2)：147-151, 2002.
4）小川智美, ほか：大腿挙上運動における股関節屈曲と骨盤後傾運動のリズム. 理学療法学, 29(4)：119-122, 2002.
5）古賀友美, ほか：股関節屈曲運動における寛骨大腿リズムおよび寛骨後傾運動の男女差. 西九州リハビリテーション研究, 8：37-40, 2015.

2 髖關節的功能解剖與生物力學

Abstract

■ 恥骨聯合、薦髂關節所連接的左右髖骨，由股骨與髖關節所組成。用雙腳步行的人類，和四足動物有不同的關節構造。因此，運動時作用的髖關節應力也很特殊。對於執行運動治療的物理治療師而言，髖關節的功能解剖與生物力學是必要的基礎知識。

序

　　成人基本站立姿勢的身體重心位於骨盆內。骨盆由薦骨、尾骨及左右的髖骨所組成，與股骨連結而形成髖關節。因此，站立、步行時身體重心的控制，大幅受到髖關節的影響。另一方面，位於下肢關節中最靠近中樞的位置，作為可動關節的作用也很重要。本節將說明正常髖關節功能解剖的概論，也將談論與臨床息息相關的運動、動作的生物力學。

髖關節的功能解剖

➤ 從骨骼來看髖關節的功能解剖

　　前方的恥骨聯合，後方的薦髂關節所連結的左右髖骨，也稱作骨盆區。從產前期到青春期的髖骨，由髂骨、恥骨、坐骨等三種骨頭透過透明軟骨結合（髖骨骨性結合）。成年後，三種骨頭會連接起來，在髖關節關節窩的髖臼中央部相連。位於髖骨外側的髖臼，呈現半球狀的大型凹陷（圖1）。直接對上股骨的關節面呈C字形，也稱作半月面。半月面以外的部分稱作髖臼窩，這裡可看到脂肪組織。而髖臼窩下方邊緣稱作髖臼切跡。

　　另一方面，組成髖關節關節頭的是股骨頭（圖1）。在成為球形的股骨頭接近中央的部位，有個叫做股骨頭凹的小型凹陷處。股骨頭與股骨體（骨幹）的連接處為股骨頸。同時，股骨頸與股骨體的交接處外側有大轉子，內側則有小轉子。連結這兩個骨頭粗隆的領域就是轉子間。股骨頭對於股骨體呈上內側突出。這是股骨頸對股骨體的內側，以及往前方傾斜造成的形態特徵所致。

　　在冠狀面觀察時，股骨頸與股骨體交叉的角度稱作頸體角（圖2）。出生時的頸體角雖然為140～160°[1]，因站立、步行造成的負重隨著成長漸減[2]，一般健康成人約125°[3]。另一方面，髖臼為股骨頭整體的形態。髖臼內的股骨頭被覆蓋率在出生時最低（65～70％），之後漸增，到了學齡時就有約90％[4]。根據用CT的研究[5]，比起男性，女性的被覆蓋率較低。同時，若出現髖臼發育不全，髖臼的被覆蓋率減少，每單位面積承受的關節應力增加。這個狀況與退化性髖關節炎的發作、惡化密切相關。

圖 1　組成髖關節的髖骨與股骨

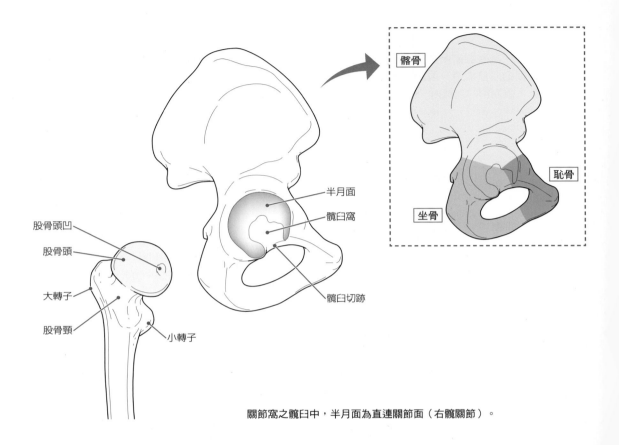

關節窩之髖臼中，半月面為直連關節面（右髖關節）。

圖 2　髖關節的排列

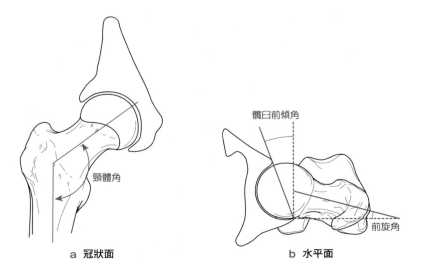

a　冠狀面　　　　　　b　水平面

而從水平面觀察時，髖臼、股骨頸皆往前方傾斜（**圖2**）。股骨頸對於股骨內、外側髁後緣的連結線形成前旋角[6]。雖然出生時前旋角大於30°[7]，隨著骨頭成長、負重及肌肉活動的增加而減少[3]。健康成人的前旋角約15～20°[2]，和頸體角有不同的差異。根據用CT做的研究[5]，男性為20.3°，女性為25.2°，與顯示女性比男性大的前人研究[8]結果一致。另一方面，髖臼對骨盆的傾斜角為髖臼前傾角，或者作為髖臼前旋角廣為人知[3,5,9]。一般認為這種髖臼前傾角約20°[3]，也有研究指出男性比女性小[5]。也就是說，男性在水平面上的被覆蓋率較大。因此以結構學來看，顯示男性比女性容易發生股骨髖臼撞擊綜合症（FAI）。

FAI：
femoroacetabular
impingement

➤以關節學來看髖關節的功能解剖

髖臼約容納三分之二的股骨。因此，被歸類為杵臼關節的髖關節，與球窩關節相比活動受到顯著限制[10]。髖臼的關節面之半月面上有關節軟骨，由於承受關節應力，前上方領域變厚[11]。相對的股骨上也有關節軟骨，在前上方領域變厚[11]。前述的髖臼及股骨的排列可看出關節應力容易在前上方產生，因此構造上就對應了這一點。同時，髖臼緣上有纖維軟骨組成的關節盂唇（**圖3**）。由於關節盂唇的存在，關節軟骨面積增加28%，髖臼蓋體積增加30%[12]。從這點來看，具有讓對關節軟骨施加的關節應力減輕之作用。再者，關節盂唇有許多神經末梢[13]，從這點可看出也能幫助關節運動的回饋作用。同時，髖臼切跡上的關節盂唇，也混入髖臼橫韌帶。在股骨髖臼撞擊綜合症中，也有關節盂唇骨化的情況。

髖關節囊從髖臼周圍開始，前方附著在股骨的轉子間線上，後方附著在轉子間線偏上方處[10]。主要的纖維與關節的直向平行分布[14]。這個關節囊上也有附著一部分的臀小肌及髂肌[15,16]，從這點可看出關節運動時會引導關節囊。

圖3　補強髖關節囊的組織

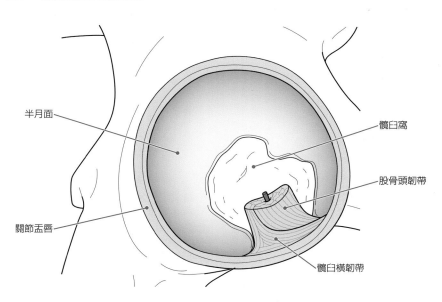

半月面

髖臼窩

股骨頭韌帶

關節盂唇

髖臼橫韌帶

同時，髖關節囊為深層纖維的一部分，呈現包覆股骨頸的輪狀。這種纖維叫做輪帀帶，可限制髖關節囊過度伸長[10,17]。同時，為了補強髖關節囊，而有髂股韌帶、恥骨韌帶、坐骨股韌帶（圖4）。這些韌帶皆在髖關節屈曲鬆弛，伸展時緊繃。考慮到人類用兩隻腳走路是從四隻腳移動進化而來，人類的髖關節屈曲至伸展正中姿勢相當於四腳動物的伸展姿勢。思及這種進化過程，也能夠理解髖關節周圍的韌帶有著共通的功能。關於這三種韌帶解剖學上的特徵，請參考**表1**[18,19]。同時作為關節內的韌帶，有連結髖臼窩與股骨頭凹的股骨頭韌帶。這條韌帶只在髖關節內收時緊繃[18]。

➤以肌肉學來看髖關節的功能解剖

表2彙整關於髖關節肌肉的分類及其作用。附著在髖骨上的肌肉稱作髖骨肌或骨盆底肌，分為髖骨內肌與髖骨外肌[10]。髖骨內肌是組成骨盆腔內壁的肌肉，髖骨外肌是臀部肌肉的總稱[20]。髖骨內肌中，腰大肌及髂肌合為髂腰肌，其正面有

圖4　補強髖關節囊的韌帶

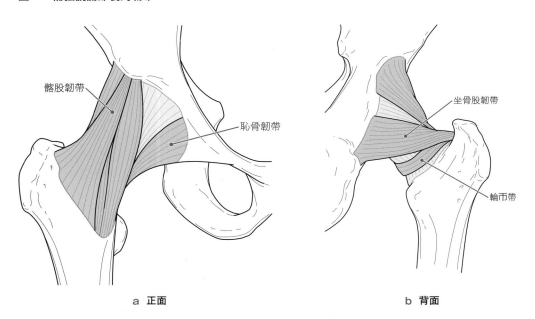

a　正面　　　　　　　　　　　　　　　　　　b　背面

表1　補強髖關節囊韌帶的特徵

韌帶名稱	起點	止點	作用	特徵
髂股韌帶	髂骨前下棘、髖臼上緣	大轉子、轉子間線	髖關節伸展、內收、外旋時緊繃	由於呈現倒Y字形，與也叫做Y韌帶的股直肌肌腱及臀小肌肌腱的纖維連接一部分
恥骨韌帶	髂恥隆起、恥骨體恥骨上枝	小轉子	髖關節伸展、外展、外旋時緊繃	與髂骨韌帶也一同被稱為N韌帶或Z韌帶
坐骨股韌帶	髖臼緣的坐骨部	轉子窩、輪帀帶	髖關節伸展、外展、內旋時緊繃	

（參考文獻18、19製作）

表2　髖關節周圍肌肉的分類與作用

			屈曲	伸展	外展	內收	外旋	內旋
下肢帶骨的肌肉 (髖骨肌肉)	髖骨內肌	腰大肌	○				△	
		腰小肌	○				△	
		髂肌	○				△	
	髖骨外肌 （臀肌）	臀大肌　上方		○	△		○	
		臀大肌　下方		○		△		
		臀中肌　前方	△		○			
		臀中肌　後方		△	○			
		臀小肌			△			○
		闊筋膜張肌	○		△			
		梨狀肌					○	
		閉孔內肌					○	
		孖上肌					○	
		孖下肌					○	
		股方肌					○	
		閉孔外肌				△	○	
大腿的肌肉	前面肌肉	縫匠肌	○		△		△	
		股直肌	○					
	內側肌肉	恥骨肌	○			○		
		股薄肌				○		
		內收長肌				○		
		內收短肌				○		
		內收大肌　前方	△			○		
		內收大肌　後方		△		○		
	背面肌肉	股二頭肌　長頭		○			△	
		半腱肌		○		△		△
		半膜肌		○		△		△

主動作肌為○，輔助動作肌以△表示。

髂肌膜覆蓋[10]。髖骨內肌主要的作用為髖關節屈曲。不過，起點於第12胸椎～第5胸椎側面的腰大肌，也與讓脊椎穩定以維持雙腳站直姿勢有關。因此人類和猩猩、日本獼猴不同，腰大肌中紅肌纖維的比率高[21]。

　　髖骨外肌中位於淺層位置的，一般稱作臀肌的臀大肌、臀中肌、臀小肌，以及闊筋膜張肌。另一方面，位於深層位置的有梨狀肌、閉孔外肌、閉孔內肌、孖上肌、孖下肌、股方肌，幫助髖關節穩定。由於這些肌肉具有外旋作用，稱作深層外旋六肌或外旋短肌。同時，覆蓋臀大肌及臀中肌前上方的筋膜稱作臀肌膜，連著闊筋膜[10]。

　　髖骨肌以外對髖關節作用的肌肉存在於大腿部，被闊筋膜所包覆。大腿肌肉依肌間中隔區分成前腔室、後腔室、內腔室。不過與手臂的肌間中隔相比較不發達、偏薄[10]。前腔室有髖關節屈肌（膝關節伸肌），後腔室有髖關節伸肌（膝關節屈肌），內腔室有髖關節內收肌。

I

髖關節物理治療的概要

髖關節的生物力學

➤身體運動與髖關節應力

許多力量會對身體產生作用。重力或身體外部的負重產生的力稱作外力，而肌收縮力及軟組織的彈力產生的力稱作內力。在外力及內力的影響下而對關節作用的力，稱作關節應力（JRF）。在這裡，應力也代表抵抗變形力量的意思，關節應力也稱作關節反作用力。

根據在髖關節的人工骨頭裝設壓力感測器以測量最大壓力值的研究[22]，步行（自行步行）的壓力為5.5MPa，相對的在爬樓梯動作為10.2MPa。另一方面，用腳踏車測功器的動作中為1.6MPa，顯示非常低的數值。而在這個研究中，也測量從高度不同的椅子上站起來時作用的力量。結果在38cm高為15.0MPa，45cm高為13.1MPa，56cm高為9.2MPa，顯示座位的高度越低，對髖關節作用的壓力越大。

作為下肢運動器官疾病的運動治療，時常用在仰臥姿維持下肢伸展往上抬的直膝抬腿（SLR）。有時會對禁止對髖關節施加負重的患者進行這種運動，但並非關節應力在作用。根據三次元剛體彈簧模型（rigid bodies-spring model）計算關節應力的研究[23]，就算在股關屈曲0°的起始姿勢也有大於體重的力在作用，就算只是輕度抬高，其力量亦能達到體重的3倍。不過，若繼續做抬高運動，關節應力將漸減。也就是在做SLR的情況，早期的運動對髖關節施加最大的力量。髖關節屈曲的主動作肌之髂肌、腰大肌附著在小轉子上[10]。因此，使髖關節屈曲，止點部位對起點部位可呈直線，容易發揮肌力。

➤站立、步行時作用的髖關節應力

在思考站立時髖關節應力的情況，基礎是Pauwels的理論[24]。圖5為右腳單腳站立、保持骨盆平衡時的模型圖。將單側下肢的重量設為體重的1/6時，作用於髖關節的外力為體重（BW）的5/6。主要的內力為以臀中肌為中心的髖關節外展肌力。將骨頭中心至外力的作用線的距離設為a，骨頭中心至內力的作用線的距離設為b。由於這種時候a：b＝2：1，內力之髖關節外展肌力必須是外力的2倍。假設體重為60kg，髖關節外展肌力就需要100kgw。在這個模型圖中，可將髖關節視為第一類槓桿力，髖關節應力為外力與內力的總和，也就是有150kgw（體重的2.5倍）的作用力。在同樣的條件，左手持拐杖的情況，髖關節外展肌力較少，髖關節應力也減少（圖6）。

我們也來試著思考步行時的關節應力。根據設置壓力感測器人工關節的研究[25]，在平地步行時，後腳著地後與腳尖離地前有大幅力量作用，其大小約體重的2.5倍。根據用三次元剛體彈簧模型計算步行時關節應力的研究[26]，腳尖離地前的作用力約為體重的4倍。不過若用拐杖支撐，作用力就減少到一半以下。同時也有文獻提到，若提升步行速度，關節應力會變約7倍大[27]。對於執行運動治療的物理治療師而言，這些關於髖關節的生物力學，是必須深入瞭解的基礎知識。

JRF：
joint reaction force

SLR：
straight leg raising

BW：
body weight

圖 5　單腳站立時對髖關節的作用力

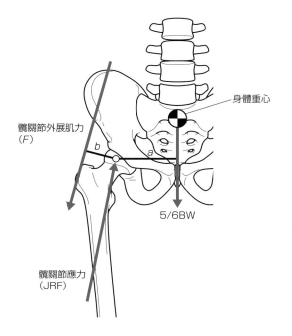

身體重心

髖關節外展肌力
（F）

b

a

5/6BW

髖關節應力
（JRF）

*a*表示從骨頭中心到作用於髖關節之外力的作用線為止的距離（20cm），*b*表示從骨頭中心到髖關節外展肌的作用線為止的距離（10cm）。外力（5/6BW）造成的外部力矩為順時鐘作用，內力造成的內部力矩為逆時鐘作用。此時，若將內力的髖關節外展肌力設為*F*，就成立：

$$F×b=5/6BW×a$$

用這個公式計算*F*。同時，BW＝60kg。

$$F×0.1=50×0.2$$
$$F=100\,[\,kgw\,]$$

由於髖關節為第一類槓桿，髖關節應力（JRF）為外力與內力的總和。

$$JRF=50+100=150\,[\,kgw\,]$$

圖 6　用拐杖支撐時對髖關節的作用力

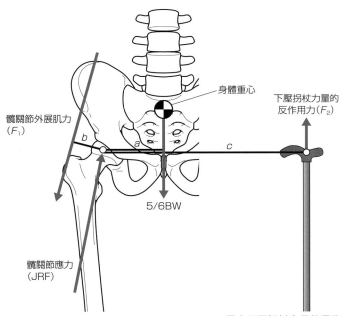

身體重心

下壓拐杖力量的
反作用力（F₂）

髖關節外展肌力
（F₁）

b

a

c

5/6BW

髖關節應力
（JRF）

原本下壓拐杖力量的反作用力的力點，
是拐杖前端與地面接觸的部分。

*c*表示從骨頭中心到拐杖力的作用線為止的距離（40cm）。若下壓拐杖的力量為5kgw，拐杖前端與地面接觸的部分就會產生5kgw的反作用力（地面反作用力）。

將髖關節外展肌力設為F_1，下壓拐杖的力量的反作用力設為F_2，就成立：

$$(F_1×b)+(F_2×c)=5/6BW×a$$

用這個公式計算F1。

$$(F_1×0.1)+(5×0.4)=50×0.2$$
$$F_1=80\,[\,kgw\,]$$

可用下方公式計算出此時的髖關節應力（JRF）。

$$JRF=50+80-5=125\,[\,kgw\,]$$

文献

1）山室隆夫：股関節の形態の発育．股関節外科学，改訂4版（伊藤鉄夫，編集），金芳堂 p19-37, 1991.

2）Bobroff ED, et al：Femoral anteversion and neck-shaft angle in children with cerebral palsy. Clin Orthop Relat Res, (364)：194-204, 1999.

3）Neumann DA：Hip. Kinesiology of the Musculoskeletal System：Foundations for Rehabilitation, 3rd ed, p479-537, Mosby, 2016.

4）Rális Z, et al：Changes in shape of the human hip joint during its development and their relation to its stability. J Bone Joint Surg Br, 55(4)：780-785, 1973.

5）中原一郎，ほか：股関節の表面モデルを用いた股関節形状および骨性可動域の男女差評価．整形・災害外科，55（8）：967-974, 2012.

6）Cibulka MT：Determination and significance of femoral neck anteversion. Phys Ther, 84(6)：550-558, 2004.

7）Crane L：Femoral torsion and its relation to toeing-in and toeing-out. J Bone Joint Surg Am, 41-A(3)：421-428, 1959.

8）Fabry G, et al：Torsion of the femur. A follow-up study in normal and abnormal conditions. J Bone Joint Surg Am, 55(8)：1726-1738, 1973.

9）Reikerås O, et al：Anteversion of the acetabulum and femoral neck in normals and in patients with osteoarthritis of the hip. Acta Orthop Scand, 54(1)：18-23, 1983.

10）金子丑之助，原著：日本人体解剖学 上巻，改訂第19版，p201-205, 南山堂, 2000.

11）Kurrat HJ, et al：The thickness of the cartilage in the hip joint. J Anat, 126(Pt 1)：145-155, 1978.

12）Tan V, et al：Contribution of acetabular labrum to articulating surface area and femoral head coverage in adult hip joints：an anatomic study in cadavera. Am J Orthop (Belle Mead NJ), 30(11)：809-812, 2001.

13）Kim YT, et al：The nerve endings of the acetabular labrum. Clin Orthop Relat Res, (320)：176-181, 1995.

14）Oatis CA：オーチスのキネシオロジー 身体運動の力学と病態力学，原著第2版（山﨑 敦，ほか監訳），p699-750, ラウンドフラット, 2012.

15）Walters J, et al：Gluteus minimus：observations on its insertion. J Anat, 198(Pt 2)：239-242, 2001.

16）Ward WT, et al：Anatomy of the iliocapsularis muscle. Relevance to surgery of the hip. Clin Orthop Relat Res, (374)：278-285, 2000.

17）森 於菟，ほか：分担 解剖学1 総説・骨学・靱帯学・筋学，第11版，p226-228, 金原出版, 1982.

18）中村隆一，ほか：基礎運動学，第6版，p235-245, 医歯薬出版, 2003.

19）古賀大介，ほか：股関節の解剖と神経支配．変形性股関節症 基本とUP TO DATE（久保俊一，ほか編集），p28-34, 南江堂, 2010.

20）野村 嶬，編集：標準理学療法学・作業療法学 基礎専門分野 解剖学，第3版，医学書院, 2010.

21）木村忠直：数種霊長類における大腰筋の筋線維構築と組織化学的特徴．バイオメカニズム学会誌，24(3)：141-147, 2000.

22）Hodge WA, et al：Contact pressures from an instrumented hip endoprosthesis. J Bone Joint Surg Am, 71(9)：1378-1386, 1989.

23）元田英一，ほか：筋骨格コンピュータモデルと三次元剛体バネモデルによる股関節の解析．関節外科，22（2）：147-158, 2003.

24）Pauwels F：Biomechanics of the Normal and Diseased Hip. Theoretical Foundation, Technique and Results of Treatment, Springer-Verlag, Berlin and Heidelberg, 1976.

25）Bergmann G et al：Hip contact forces and gait patterns from routine activities. J Biomech, 34(7)：859-871, 2001.

26）元田英一，ほか：歩容の違いと杖の使用による股関節合力の変化：筋骨格コンピュータモデルを使用して．Hip joint, 32：545-549, 2006.

27）Röhrle H, et al：Joint forces in the human pelvis-leg skeleton during walking. J Biomech, 17(6)：409-424, 1984.

II

風險管理與各病理分期的管理

1 瞭解病情

Abstract

■ 日本有許多源於髖臼發育不全的退化性髖關節炎案例，這點廣為人知。同時，隨著高齡化的股骨近端骨折也有增加的傾向。

■ 股骨髖臼撞擊綜合症（FAI）這種新的病狀備受矚目，近幾年釐清髖關節盂唇損傷正是髖關節疼痛的原因。

關於常見的代表性成人髖關節疾病

FAI：
femoroacetabular
impingement

▶退化性髖關節炎（以下稱髖關節炎）

這是關節軟骨的退化及磨損導致關節的破壞及反應性骨增生，使得髖關節產生變形的非炎性疾病。在日本，髖臼發育不全引起的次發性髖關節炎占其80％以上。根據X光影像診斷，日本髖關節炎的盛行率為1.0～4.3％，男性為0～2.0％，女性為2.0～7.5％，女性的盛行率較高。平均發病年齡為40～50歲。而在近幾年，股骨髖臼撞擊綜合症（FAI）這種疾病越來越廣為人知，目前已知這是髖臼形態與股骨形態異常而引起的髖關節炎。髖關節炎發病的危險因子有搬重物的職業、髖臼發育不全以及先天性髖關節脫位（脫臼）病史。

●基本知識（髖關節炎的診斷與病理分期）

現在全球並沒有明確的診斷基準。在日本用X光髖關節正面影像進行病理分期（圖1），其他大規模的流行病學調查則採用最小關節縫隙寬度（minimal joint space）及美國痛風學會的基準。

髖關節炎的症狀主要為髖關節疼痛與功能障礙。

●疼痛

在疾病早期起立時出現鼠蹊部疼痛，有長時間步行後的疲勞感及倦怠的自覺症狀，隨著病狀惡化，開始出現安靜時疼痛及夜間疼痛。不只有髖關節部（鼠蹊部）的疼痛，有時也會伴隨大腿疼痛及膝蓋疼痛。關節縫隙的窄小化、髖臼發育不全的程度及肥胖與疼痛有關聯性，一般認為在髖臼發育不全中，關節盂唇損傷是與疼痛相關的重要因子。

●活動度受到限制

雖然在疾病早期不明顯，隨著病情惡化會出現難以剪腳趾甲、難以穿襪子、無法跪坐等關節活動度降低的情況。

圖1　退化性髖關節炎的病理分期

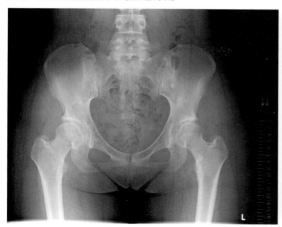

a　髖關節炎前期（第一期）

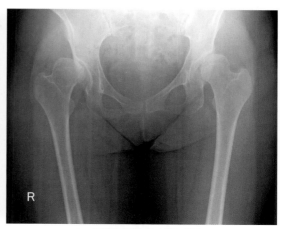

b　初期髖關節炎（第二期）

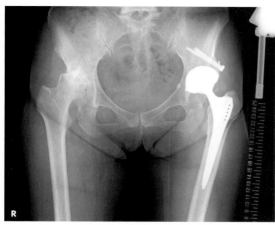

c　進行期髖關節炎（第三期）

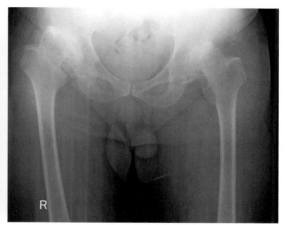

d　末期髖關節炎（第四期）

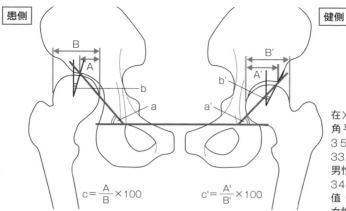

CE：
center edge

AHI：
acetabular head
index

a, a'　：Sharp角
b, b'　：CE角
c, c'　：AHI
A, A'　：股骨頭內側邊緣到髖臼外側邊緣的距離
B, B'　：股骨頭內側邊緣到外側邊緣的距離

$$c=\frac{A}{B}\times100 \qquad c'=\frac{A'}{B'}\times100$$

在X光影像中日本成人的CE
角平均值，男性為30.0～
35.1°，女性為27.2～
33.5°；Sharp角的平均值，
男性為35.9～38.7°，女性為
34.5～41.5°；AHI的平均
值，男性為81.5～87.9%，
女性為80.6～88.5%[2]。

（引用自文獻1，部分內容變更）

● 跛腳

隨著肌力降低，逐漸出現Trendelenburg步行、Duchenne步行、墜落性跛腳（譯註：fall-limping，指左右腳有長度差異，因而在步行時有跛腳傾向。）等各種跛腳的症狀。

● 兩腿不等長

隨著病理分期的進展，股骨頭變形及關節半脫臼惡化，患肢的腳變短。

➤ 股骨髖臼撞擊綜合症（FAI）

一般認為是原發性髖關節炎的髖關節炎中，顯示特異性股骨及髖臼形態，在髖關節動作時反覆出現碰撞，使得關節盂唇斷裂及髖臼軟骨損傷的病狀，稱作FAI。FAI分為三類，分別是cam type、pincer type、combined（mixed）type（圖2）。

● 症狀

逐漸出現鼠蹊部疼痛及大腿疼痛，在上下樓梯或蹲下的動作出現疼痛。客觀來看，髖關節屈曲內旋角度的減少或髖關節屈曲內旋時引發鼠蹊部疼痛的anterior impingement test之診斷的意義高（圖3）。

➤ 關節盂唇損傷

髖關節盂唇（可參考「Ⅰ章-2髖關節的功能解剖與生物力學」的圖3（第15頁））為附著在髖臼邊緣的三角形纖維軟骨，有填補股骨頭與髖臼關節的作用，並具有豐富的游離神經末梢與感覺神經末梢小體。也就是具有痛覺、壓力、深層

圖2　FAI

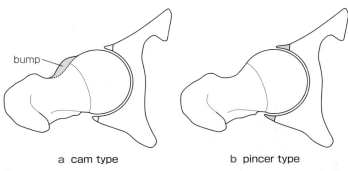

a　cam type　　　　b　pincer type

①cam type
股骨頭至頸部交接處前方的空隙減少或往前方隆起，使髖關節屈曲動作時與髖臼邊緣產生碰撞的類型。
②pincer type
髖臼後傾（acetabular retroversion）及骨頭過度被覆蓋，使得髖臼邊緣與股骨頸部產生碰撞的類型。
③combined（mixed）type
cam type與pincer type的合併症狀。

圖3　anterior impingement test

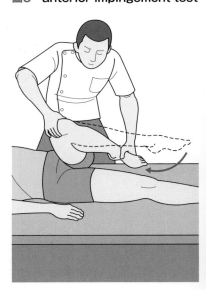

感覺的受器，一般認為這些地方損傷會使髖關節疼痛發作。如前所述，偶爾會在伴隨疼痛的髖臼發育不全案例中確認到損傷，而在足球員、古典芭蕾舞者等職業也會引起損傷，這幾年作為髖關節的運動傷害逐漸被大眾所知。

● 症狀

在轉身時或從汽車下車時等情況有髖關節疼痛的自覺，有異物感。全力奔跑時有疼痛的自覺，有時也會有髖關節活動度受限的情況。

➤ 股骨頭壞死

這種疾病分為外傷及潛水夫病等知道壞死原因的外傷性股骨頭壞死，以及原因不明的特發性股骨頭壞死。而特發性股骨頭壞死，廣義上分為酗酒的酒精性，具有類固醇注射治療等類固醇治療過往的類固醇性，以及原因不明的狹義特發性。

根據臨床經驗，最常見的原因為股骨頸骨折後出現的外傷性股骨頭壞死。

股骨頭的營養，幾乎都來自內側旋股動脈分支而出的上被膜動脈（superior retinacular artery），一般認為某些原因導致這個部位的血流中止，而引起骨頭壞死（圖4）。

● 症狀

急遽發作的髖關節疼痛。疼痛發生時，已經有非外傷性的股骨頭壞死發病，引起骨頭軟骨下骨折而產生疼痛。用X光髖關節正面影像區分股骨頭壞死的病理分類（圖5），type C-1以後壓壞的危險性高。

圖4 股骨頭壞死（左右側）的X光影像

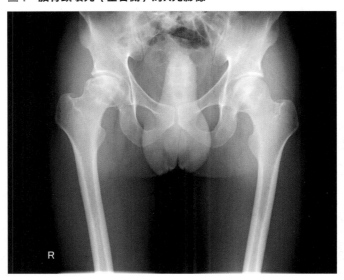

➤股骨頸骨折、股骨轉子間骨折（股骨近端骨折）

這種骨折大多因高齡者跌倒而發生。在2007年統計的發生次數，男女總共約15萬件，隨著時間經過，發生次數會增加，預計2030年發生次數將達到30萬件。

股骨頸骨折為髖關節內部骨折，用保守治療難以使骨頭癒合，成為骨折不癒合（nonunion）的情況，會進行外科手術治療。評估骨折形態時經常用Garden分類（圖6），stage Ⅰ和Ⅱ為不位移骨折，主要進行骨縫合術；stage Ⅲ和 Ⅳ為位移骨折，主要進行人工骨植入手術或人工髖關節置換術。

圖5　股骨頭壞死的病型分類

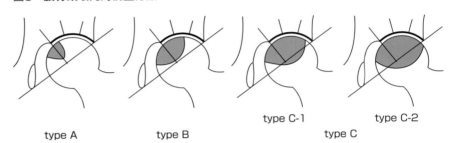

type A　　　　type B　　　　type C-1　　type C-2

　　　　　　　　　　　　　　　　　type C

type A：壞死區域在髖臼蓋負重面的內側未滿1/3，或壞死區域只存在於非負重面。
type B：壞死區域在髖臼蓋負重面的內側超過1/3、未滿2/3的範圍。
type C：壞死區域在髖臼蓋負重面的內側達到2/3以上。
type C-1：壞死區域的外側端在髖臼蓋緣內。
type C-2：壞死區域的外側端超過髖臼蓋緣。

注1）用X光或MRI雙方影像的其中之一診斷。
注2）X光影像為用髖關節正面影像診斷。
注3）MRI為用T1強調的冠狀斷骨中央影像診斷。
注4）髖臼蓋負重面的計算方法：
從連接髖臼蓋緣與淚痕下邊緣直線的垂直等分線和髖臼蓋交叉的點到外側，是為髖臼蓋負重面。

（引用自文獻3）

圖6　Garden分類

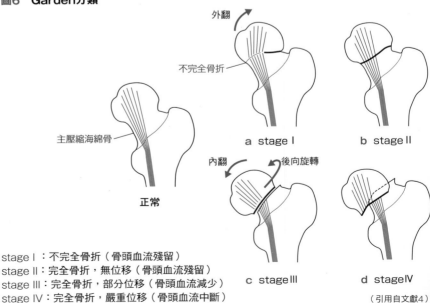

stage Ⅰ：不完全骨折（骨頭血流殘留）
stage Ⅱ：完全骨折，無位移（骨頭血流殘留）
stage Ⅲ：完全骨折，部分位移（骨頭血流減少）
stage Ⅳ：完全骨折，嚴重位移（骨頭血流中斷）

（引用自文獻4）

　　股骨轉子間骨折為關節外骨折，由於骨折部位的血流豐富，與股骨頸骨折相比，就骨癒合的觀點較有利。不過由於以早期離床為目標，幾乎對所有案例都進行外科手術治療。經常用Evans分類（**圖7**）做骨折形態的評估。這是用X光正面影像判斷的內側骨皮質損傷的程度，以及進行整復時保持整復姿勢的難易度來分類。有文獻提到針對股骨近端骨折在受傷早期進行手術治療，有助於減少住院時間，建議在受傷當天就儘早執行手術的介入。

圖7　Evans分類

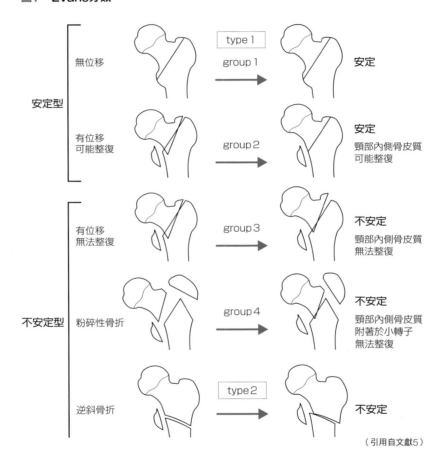

（引用自文獻5）

文獻

1）中村利孝, ほか監：標準整形外科学, 第13版, p614, 医学書院, 2017.

2）日本整形外科学会・日本股関節学会 監：変形性股関節症診療ガイドライン2016, 改訂第2版, p71, 南江堂, 2016.

3）厚生労働省特発性大腿骨頭壊死症調査研究班, 2001.

4）Garden RS：Low-angle fixation in fractures of the femoral neck. J Bone Joint Surg Br, 43-B（4）：647-663, 1961.

5）Evans EM：The treatment of trochanteric fractures of the femur. J Bone Joint Surg Br, 31-B（2）：190-203, 1949.

2 瞭解手術特性

Abstract

■ 針對髖關節執行的手術治療，依病理分期、病情大致可分為：用本身骨頭執行的骨盆或股骨側的骨切除術、與其併用的骨切除術，或人工骨植入及人工髖關節置換術（THA）。

■ 與以前相比，無論哪一種手術，術後的復健計畫都越來越早期執行，特別是人工骨置換的手術，在手術當天或隔天下床的情況也越來越常見了。

■ 用髖關節鏡執行的微創手術也有增加的趨勢。

■ 本節針對退化性髖關節炎、股骨頸骨折、股骨頭壞死、股骨髖臼撞擊綜合症（FAI）的一般手術特徵進行解說。

退化性髖關節炎

退化性髖關節炎（以下稱髖關節炎）手術治療的適應，按照病理分期分為髖臼成形術（屋頂形成術）、骨盆骨切除術、股骨骨切除術或這些手術的併用，以及人工髖關節置換術（THA）。

THA：
total hip
arthroplasty

FAI：
femoroacetabular
impingement

➤ 髖臼成形術（屋頂形成術）

在發育不全的髖臼關節囊正上方，用自身骨頭製作屋頂（shelf）以使關節恢復穩定的手術。在年輕人的髖關節炎前期、初期髖關節炎有良好的適應。雖然以往的自體骨移植手術都在肉眼注視下切除髂骨外板、放在關節囊上，現在也用髖關節鏡修復關節盂唇後，用微創手術做成形術。由於對髖關節外展肌的影響不大，術後2～3週就可以開始在負重下步行（圖1）。

➤ 髖臼旋轉切骨術

在日本大致上分為兩種手術方法，不過兩者皆為對髖臼做球狀的骨切除，改善股骨的被覆蓋率，而使髖關節穩定的手術。從髖關節炎前期、初期髖關節炎、到進行期髖關節炎，在髖關節外展時股骨頭與髖臼的適合度佳的案例就具有適應。由於RAO是從骨盆外側做切骨，對髖關節外展肌施加侵入手術。相對的，由於CPO是對骨盆內側做切骨，不會侵入髖關節外展肌，因此有保存肌力的優點，不過由於手術侵入路徑的緣故，有時會引發大腿外側皮神經的異常。最近也開發出不做恥骨與quadrilateral surface切骨、名為SPO的手法。同時併用手術導航系統及patient specific guide，也確實變得能夠輔助切骨術。在術後1～2天允許術後復健坐輪椅的醫院也在增加。不過在大多醫院，在術後2～3週才得以開始做部分負重的步行練習（圖3）。

RAO：
rotational
acetabular
osteotomy

CPO：
curved
periacetabular
osteotomy

SPO：
spherical
periacetabular
osteotomy

圖1 屋頂形成術

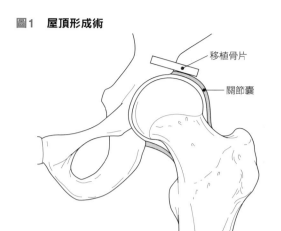

移植骨片

關節囊

圖2 RAO

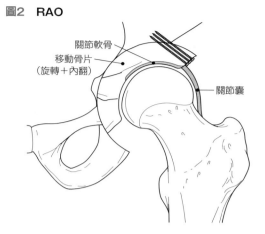

關節軟骨

移動骨片
（旋轉＋內翻）

關節囊

圖3 RAO術後期間的X光影像

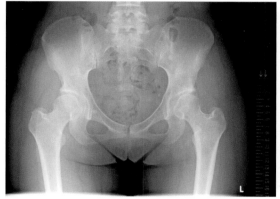

a 術前

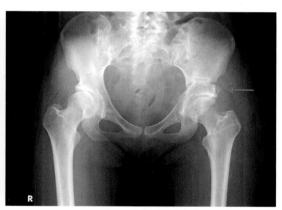

b 術後

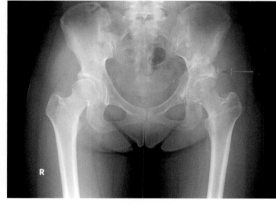

c 術後6個月

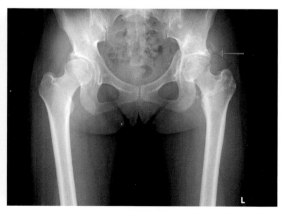

d 術後2年

➤Chiari骨盆切骨術（圖4、5）

　　股骨並非球形的情況、有嚴重髖臼發育不全的情況，或在髖關節非外展時而是內收時的關節縫隙變寬大的案例，適應這種骨盆切骨術。方法為橫切髖關節正上

II

風險管理與各病理分期的管理

方的骨盆，讓遠端骨片及股骨頭內翻，增加髖臼負重部位的面積，以減輕對骨頭施加的應力。適應於髖關節炎前期至進行期。對進行期的髖關節炎，不只單獨做Chiari骨盆切骨術，經常併用股骨外翻切骨術。術後復健相較之下較晚，大多在術後4～6週開始做負重步行練習（**圖6**）。

➤人工髖關節置換術（THA）

　　隨著這幾年THA的實績提升，其適應也擴大，40～50多歲的壯年者也會進行這

圖4　Chiari骨盆骨切除術

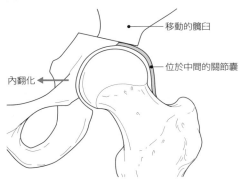

- 移動的髖臼
- 位於中間的關節囊
- 內翻化

圖5　髖關節外翻切骨術

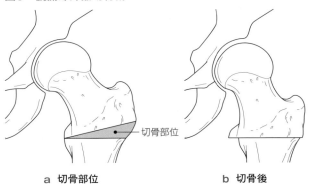

- 切骨部位

a　切骨部位　　　　　b　切骨後

圖6　Chiari骨盆切骨術（術前、術後病程）

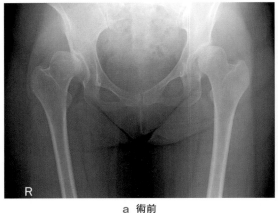

a　術前

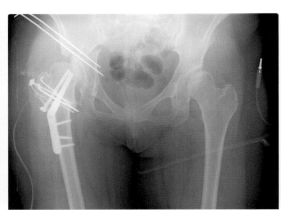

b　術後

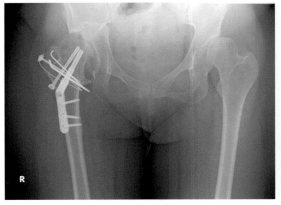

c　術後1個月

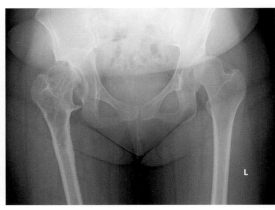

d　最終

MIS：
minimum invasive surgery

種手術。適應於進行期至末期的髖關節炎。過去在日本大多從後側方切開，不過自2006年，開始使用以保存肌腱為目的的微創手術（MIS）。這種手術主要是前方切口的微創手術（**圖7**）。除了臀中肌、臀小肌的保存，最近也變得可能保存小外旋肌群及髖關節周圍韌帶。以前住院1個月以上很常見，現在越來越多醫院追求縮短住院時間，2週左右便可出院（**圖8**）。

圖7　THA的手術切口方向

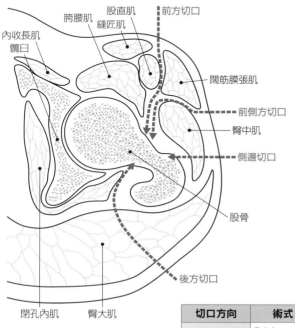

切口方向	術式
前方	DAA ALS MIS-AL MINI ONE
側邊	Bauer Dall Hardinge
後方	Moore

表1　在後側方切口侵入的部位

	髖關節周圍的肌肉、韌帶
外展肌群	臀中肌 臀小肌
小外旋肌群	梨狀肌（○） 孖肌（○） 閉孔內肌（○） 閉孔外肌（○） 方肌
關節周圍	恥骨韌帶 坐骨股韌帶（○） 髂股韌帶（橫向·縱向）

※○指每次進行

表2　在前方切口侵入的部位

	髖關節周圍的肌肉、韌帶
外展肌群	臀中肌 臀小肌
小外旋肌群	梨狀肌 孖肌（△） 閉孔內肌（△） 閉孔外肌 方肌
關節周圍韌帶	恥骨韌帶 坐骨股韌帶（△） 髂股韌帶（橫向（○）·縱向（△））

※○指每次進行，△指偶爾進行

圖8　MIS左右側同時THA

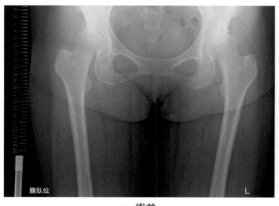

a　術前

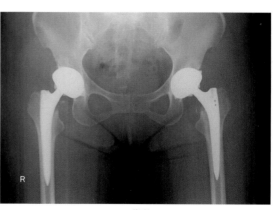

b　術後

股骨頸骨折

　　針對股骨頸骨折，基於骨折形態進行開放性復位及內固定手術、人工骨植入手術或THA。

▶開放性復位及內固定手術

　　對於位移較少的骨折，執行使用骨釘或smooth screw的開放性復位及內固定手術。在image guide radiation therapy下將骨折復位，用2、3根骨釘固定。受傷患者大多為高齡者，許多案例皆可在手術隔天下床、重新練習步行等做復健（圖9）。

▶人工骨植入手術

　　對於嚴重移位的骨折，進行人工骨置換手術。取出股骨頭，將股骨柄固定在股骨髓腔，置換成金屬製股骨頭的手術。若髖臼方面健康，人工骨植入手術的選擇就多，不過在髖臼發育不全、關節盂唇斷裂或頸部骨折病史，就會採用設置人工髖臼的THA。在許多醫院進行手術隔天就能下床。

股骨頭壞死

　　對於股骨頭壞死，進行彎曲內翻切骨術（Curved varus osteotomy）、股骨頭旋轉切骨術，根據病理分期，也可選擇人工骨植入手術或THA（圖10）。

圖9　股骨頸骨折的開放性復位及內固定手術

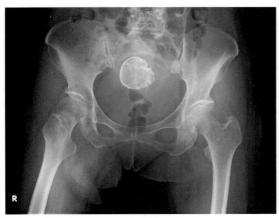
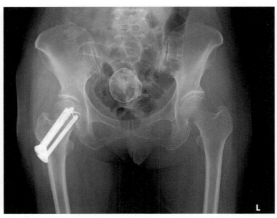

a　術前　　　　　　　　　　　　　　b　術後

圖10　股骨頭壞死

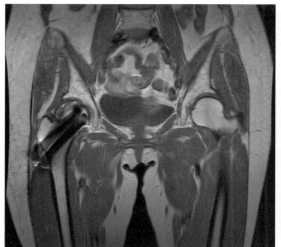

a　外傷性股骨頭壞死（冠狀面影像）

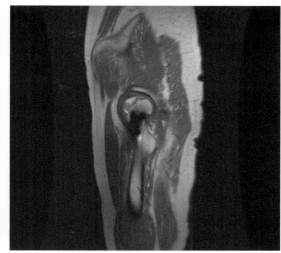

b　外傷性股骨頭壞死（橫斷影像）

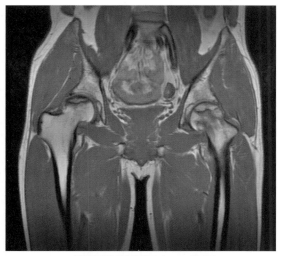

c　特發性股骨頭壞死（band影像）

➤**彎曲內翻切骨術、股骨頭旋轉切骨術**

　　對於股骨頭壞死的切骨術，是讓壞死部位遠離負重部位，將健康部位移至負重部位為目的的切骨術。

　　彎曲內翻切骨術是不做大轉子切離也不做小外旋肌群切離的手術，相較之下可能提早下床，通常在術後4週開始1/4PWB。相對的，股骨頭旋轉切骨術會切離大轉子、小外旋肌群，同時以保護股骨頭的營養血管之上被膜動脈的觀點來看，前向旋轉切骨術花費3週保持髖關節屈曲的姿勢，術後5週開始1/4PWB；在後向旋轉切骨術，不用特別保持屈曲姿勢，5週後開始1/4PWB（**圖11**）。

PWB：
partial weight
bearing

圖11　針對特發性股骨頭壞死的後向旋轉切骨術

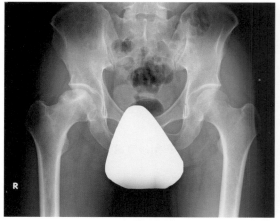

a　術前

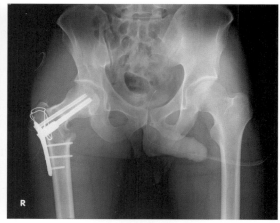

b　術後當下

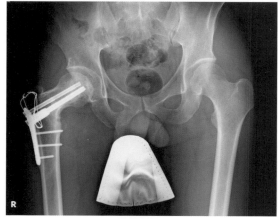

c　術後2年

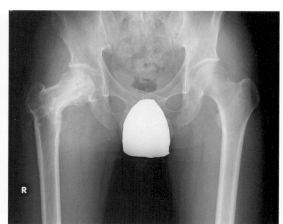

d　術後3年

股骨髖臼撞擊綜合症（FAI）

　　主要用髖關節鏡進行關節成形術。針對髖臼後傾或髖臼後方疾病施加治療的情況，用髖臼旋轉切骨術及解剖學上的脫位進行處置。

▶關節鏡下關節成形術

　　在關節鏡下切除pincer及cam病變，將斷裂的關節盂唇重新縫合，或用髂脛束重建的方法。有時也會切除關節盂唇斷裂的一部分。進行關節盂唇的縫合或重建的情況，術後2週左右禁止負重、髖關節深度屈曲、過度伸展或內外旋。從術後隔天就可開始練習持續性被動運動（CPM）下的活動度練習。將全負重目標設為5〜6週，預計術後2個月解除對日常生活動作的限制。

CPM：
continuous passive motion

3 各病理分期管理

Abstract

■ 對於髖關節疾病的管理，醫師開立處方後的物理治療評估為重點，應從適當而正確的評估中，針對各病理分期訂定物理治療計畫。

■ 對於希望做保守治療的患者管理，重要的是兼具病情的知識與適當的評估，有時需要給予患者做手術治療的建議。

■ 對於手術治療的患者，如何效率極佳地恢復術後功能，如何更加提升術後實績，重建下肢的功能是物理治療的責任。

序

由於在髖關節疾病中，除了股骨頸骨折大多為慢性進展的疾病，考慮到髖關節的功能缺損長期下來對鄰近關節造成影響，只治療髖關節到院時的問題無法解決，是眾所周知的事實。醫師動手術治療罹病的關節，而物理治療師需要做的，是考量從下肢功能到日常生活活動（ADL）、生活品質（QOL）的提升、患者滿意度的增加，作為醫療團隊的一分子將手術成果更進一步穩固。

這幾年對於髖關節疾病人工髖關節置換術（THA）後的物理治療計畫越來越早期進行，不過每間醫院的療程都不盡相同。這是因為物理治療師是依據醫師開的處方工作，根據工作的醫院、醫師的指示，治療方法就會改變。花費在患者身上的時間與治療內容當然也不一樣。雖然在有術後恢復期復健大樓合作的醫院，相對花費較多的時間在復健上，不過手術後提早出院，之後其患者只掛號看診的情況，以及只掛號做物理治療的案例，必須在術後短期間內達到功能的恢復才行。

在本節，針對每一天臨床上遇到的髖關節疾病，關於評估與管理方面應收集的資訊及病理分期之物理治療的推進方式進行解說。

ADL：
activities of daily living

QOL：
quality of life

THA：
total hip arthroplasty

應收集的資訊

➤ 收集醫師提供的資訊

首先，由醫師診斷後開物理治療處方，之後就是我們的工作了。

來自醫院醫師的處方，內容不會寫得太仔細，術後運動治療的指示，幾乎都是關於關節活動度的運動、肌力強化、步行練習等含糊的內容。因此物理治療的內容幾乎完全交給物理治療師處理。作為資訊應該掌握的就是風險管理。一般整形外科（譯註：日本的整形外科相當於台灣的骨科。）的處方較少提到關於風險的細節，此時若醫師做出風險上的指示時，代表確實應格外注意，重要程度高。提

到術後的髖關節運動方向、脫位和負重的風險管理的情況，及心臟疾病等運動負荷的風險管理當然也很重要。在手術案例中，一邊進行物理治療的評估時，關於案例的手術侵入方式、術中的症狀、X光影像等如果有任何在意的地方，最重要的是直接向醫師確認，說與治療息息相關也不為過。為了收集患者身上的資訊，必須要將經常與醫師溝通視為重點，採取團隊合作。

➤從醫療面談、問診判斷病理分期

髖關節疼痛的患者到院時，重要的是首先確認是否為外傷等因素對髖關節施加壓力，或為慢性的症狀，其根本是否有構造上的問題，是否源於骨骼的先天性發育不全後，再執行物理治療。

若損傷的契機來自於外傷，主要詢問的資訊為行走距離超過一般日常生活的情況，或提重物造成的疼痛，跌倒及扭傷等奇怪的姿勢對髖關節造成負擔等。執行源於外傷之物理治療的情況，醫師的診察頻率高，併用內服藥及外用藥進行精密檢查的場合也很常見。用安靜休養、免負重、除壓等低負重運動指示及療程早期改善疼痛，也改善活動度及步態的情況經常發生。一般認為這種情況，疼痛來自於關節水腫、炎症或腰部問題。

相對的若沒有外傷，則幾乎是骨骼構造問題長年累月後發作的慢性、進行性的變形性疾病。作為詢問的資訊，有病史、孩童時期的疾病、家族病史、職業、運動等，加上膝蓋及腰部等鄰近關節障礙，評估患者長期下來所處的環境。在退化性髖關節炎（以下稱髖關節炎）中，從骨頭形態異常發生的疼痛，原因為髖臼發育不全等。在問診時，詢問「安靜時是否疼痛」、「是否可服用內服藥」、「內服藥物是否有效」、「急性期的應對（暫時安靜等）」等做法可改善多少情況。再者，也要問「何種動作會引起疼痛或使疼痛消失」。變形的骨頭、關節構造的破損、炎症的處置較難，不過若移動、改變姿勢可減輕疼痛的話，就改變移動方式以減輕疼痛、改善步態的做法是可行的。在日常生活中的疼痛為機械性應力的話，不如說物理治療師擅長的運動治療就有所適應。

➤從觸診收集資訊
●觸診骨頭

能夠觸知骨頭的特徵很重要。若無法正確觸知骨頭各部位，就無法評估身體。若為髖關節疾病，觀察日常症狀時觸知的部位有股骨大轉子、髂骨前上棘（ASIS）、髂骨稜、薦髂關節等。

ASIS：
anterior superior iliac spine

● 測量兩腿不等長及評估下肢排列

測量兩腿不等長及評估下肢排列時，骨頭的觸診是不可或缺的。筆者特別在測量下肢長度時，會確認從ASIS到脛股內踝為止的距離的左右差異。雖然觸診髂骨的目的是測量腳長，但並非只用量尺求出腳長的數值而觸知，也要一併評估髂骨的傾斜，能夠從骨盆的觸診掌握冠狀面的傾斜、矢狀面的前後傾、水平面上的旋轉等。關於下肢，從脛骨內踝的觸知到小腿外旋，從視診、觸診掌握與髕骨間的位置關係，以評估下肢的排列。髖關節疾病的情況，顯示相連關節的影響強烈。因此膝關節與足部、踝關節、骨盆、腰椎間的關係很重要，透過髖關節周圍的觸診，也應該同時評估鄰近的關節障礙。

● 疼痛部位的觸診

確認壓痛部位時，還是需要骨頭的觸診，必須觸診大腿三角肌（譯註：指腹股溝韌帶、縫匠肌、內收長肌）、大轉子周圍、坐骨神經的壓痛點等處。除了醫師，也需要物理治療師擁有確實的評估技術，才能判斷疼痛源於髖關節或腰部。

● 徒手檢查

徒手檢查的方式，有評估關節的攣縮及肌肉縮短的Thomas test及Ober test。同時，FAI的衝撞測試則有FABER test、FADIR test。其他尚有許多研究提到肌肉縮短確認及疼痛誘發測試的有效程度[1]（圖1）。關於FAI的病狀及分類，可參考「II章-1瞭解病情」第24頁。

FAI：
femoroacetabular impingement

FABER：
flexion-abduction-external rotation

FADIR：
flexion-adduction-internal rotation

圖1 徒手檢查

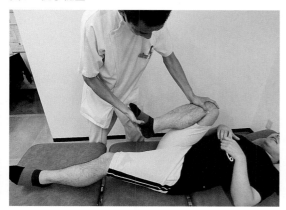

a Thomas test
確認髖關節的伸展限制。

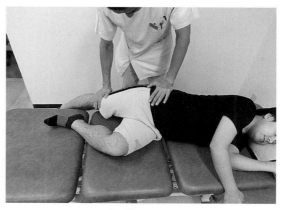

b Ober test
確認闊筋膜張肌的縮短。

（接下一頁）

（接續前一頁）

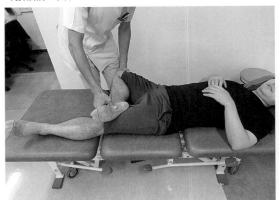

c FABER test
用屈曲、外展、外旋確認疼痛。

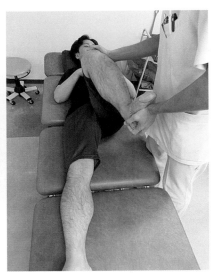

d FADIR test
用屈曲、內收、內旋確認疼痛。

● 髖關節周圍肌肉的觸診

① 髂腰肌

在觸診從腹部開始觸知的情況，必須注意腹主動脈等血管。特別是合併糖尿病、高血壓、心臟疾病等血管脆弱的案例，做強力觸診時需更加注意。因此，筆者認為反而不需要從腹部觸知。能夠從鼠蹊部觸摸的髂腰肌偏少，因此有些難以判斷，不過能夠大約觸知大腿三角內腹股溝韌帶的下方、縫匠肌的外側、內收長肌的內側。藉由觸診髂腰肌、移動、刺激，可感覺髖關節屈曲的容易度，以及伸展性的改善（圖2）。

② 深層迴旋肌（梨狀肌）

深層迴旋肌群，也就是外旋六肌中，容易觸診梨狀肌，治療時對梨狀肌施加操作也容易立即獲得效果（圖3）。

梨狀肌起始於薦骨前面第2～4分節，止於大轉子。在俯臥姿使臀大肌鬆弛就能夠觸診。在側臥姿使髖關節屈曲、內收，較容易觸診大轉子至臀部外側的梨狀肌。如果在臨床獲得髖關節後方纖維（梨狀肌等）的柔軟性，較容易產生股骨頭的後向滑動（髖關節屈曲）、消除髖關節前方的碰撞及改善鼠蹊部的疼痛，這是筆者常見的經驗[3]。

③ 臀中肌

起始於髂骨翼的外面髂骨稜，止於大轉子。對骨盆水平方向的穩定有重要作用的最強力的肌肉。不過在先天性髖關節脫臼或骨盆發育不全等髂骨與大轉子間的距離較短的案例，構造上肌肉無法充分出力，為變形及跛腳的原因。觸診方面，外展運動時用手掌大幅度觸知大轉子至髂骨，即容易確認。

圖2　胯腰肌（腰大肌）的觸診

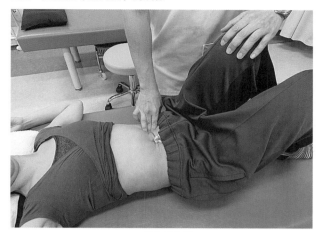

a　從腹部觸診

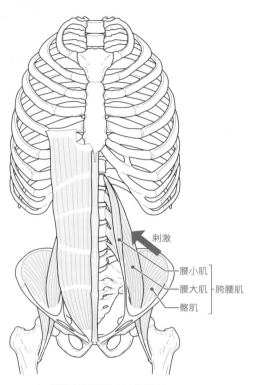

b　從腹部觸診時的注意事項
朝向胯腰肌的肌腹刺激。
注意腹主動脈觸知壓迫時的強度。

刺激

腰小肌
腰大肌　胯腰肌
髂肌

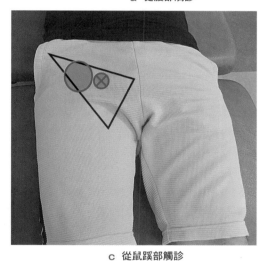

c　從鼠蹊部觸診
在股動脈（●）外側觸診大腿三角肌內的胯腰肌（⊗）。

圖3　梨狀肌的觸診

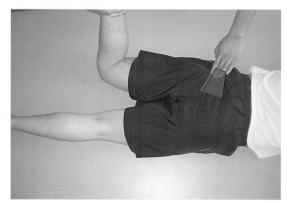

a　俯臥姿
在俯臥姿內旋伸展時，能夠觸知梨狀肌的張力。

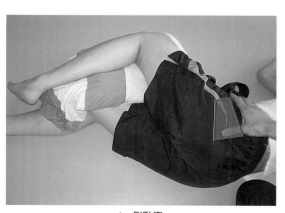

b　側臥姿
在側臥姿呈現屈曲、內收時，容易觸知梨狀肌。

④臀大肌

　　起始於髂骨翼的後方，薦骨、尾骨外側，止於股骨臀肌粗隆。體積最大、最為強力的伸展肌，也容易做觸診。在髖關節術後的案例中，從術後早期指導患者開始讓臀大肌等長收縮、讓肛門緊閉，對患者而言容易理解，也能瞭解臀大肌的收縮。

⑤闊筋膜張肌

　　起始於ASIS外側，止於髂脛束。從髖關節輕度屈曲至外展運動時收縮。由於髖關節炎的案例大多呈現伸展限制，髖關節在屈曲時闊筋膜張肌持續性肌肉收縮也很常見。在退化性髖關節炎中，大轉子至髂骨外側、臀中肌前方、縫匠肌外側的闊筋膜張肌肌腹隆起，容易觸知。讓大腿內旋將更容易觸知肌肉。因疼痛使髖關節內旋，產生肌肉硬結的案例常見。

● 移動關節以測感覺

①end feel

　　感測被動關節活動度末端感覺的感觸、阻力很重要。髖關節在屈曲時，容易屈曲、外旋，或呈現屈曲、內旋，不同的案例在末端感覺的活動性各出現特徵。這是骨頭構造的變化、變形產生的特徵，或股骨前旋角造成的影響。被動屈曲時的end feel，對評估骨頭構造及關節的物理治療師而言是重要的資訊。獲得的資訊可用在步態分析、姿勢分析與骨盆位置關係上的評估。

②固定性

　　關節的固定性，大致上由肌力評估來判斷。同時，關節攣縮及活動度受限，有時亦為關節固定性的一種指標。為了發揮髖關節的肌肉出力，軀幹的固定性也很重要。這是由於為了充分發揮髖關節的肌肉出力，需要核心肌群保持髖關節近端的穩定。因此評估髖關節的肌力時，軀幹的肌力、成為基根的軀幹穩定性的評估也很重要。

③防禦性收縮

　　若打算移動關節時疼痛增強，防禦性收縮將使得關節難以動作。同時若疼痛持續，就能觸知肌肉痙攣及肌肉硬結。這種情況下，若疼痛減輕，便得以改善肌肉的過度張力，恢復原本的活動性，活動度也能有所變化。這種情況並非骨頭構造，主要是因疼痛而導致的移動困難。

④掌握脫位姿勢

　　作為移動關節時的資訊收集，THA後患者的情況需要確認脫位姿勢。每間醫院的整形外科會對THA進行切皮、切開、人工關節，但方法各不相同，每一種切開方法的脫位姿勢也各不相同。務必要向各醫院的整形外科醫師確認切開的手法、脫位姿勢、禁止的姿勢，對患者指導關節活動度運動、肌力強化、日常生活起居的動作方法。脫位病史的案例及關節置換手術的案例中，關節周圍軟組織及肌肉皆很脆弱，風險高。因此執刀醫師的手術感覺、依經驗看待的案例資訊、風險等建議都非常重要。物理治療師與醫師必須經常密切合作。

➤從影像收集資訊
●來自X光影像的資訊

　　在髖關節的功能評估中，X光影像是重要的評估項目之一。從X光影像解讀力學上的負重，當作變形的過程及疼痛的根據，有助於對姿勢排列的治療。

　　從髖關節的正面影像做髖關節的變形狀態到病理分期的分類，再者，在物理治療的領域中，可運用在骨盆形態、骨盆的旋轉、水平面、冠狀面、矢狀面的評估上。同時也能當作股骨的旋轉及兩腿不等長的指標。

 Clinical Hint

來自X光影像的資訊（圖4）

　　如圖，從髖關節的正面影像，能夠評估骨盆冠狀面上高度及兩腿不等長，矢狀面上的前後傾，水平面上的骨盆旋轉與股骨的旋轉[4]。

圖4　從髖關節正面影像評估骨盆、股骨的排列

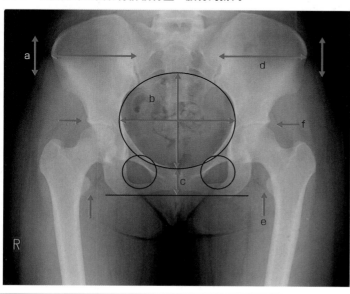

a：在冠狀面上，用髂骨的高度評估抬高、下降。

b：在矢狀面評估前傾與後傾。用骨盆腔縱橫長度的比評估前後傾（若縱徑長前傾，若縱徑短後傾）。

c：用閉孔的形狀與恥骨聯合的長度，在骨盆的矢狀面上評估前後傾。

d：作為水平面的評估，可用髂骨寬的長度評估。越長則前向，越短則後向。

e：用小轉子的影像評估股骨的旋轉。如果內旋就看不見小轉子。

f：用關節縫隙的影像評估退化性髖關節炎的病理分期。

● CT

髖臼發育不全的術前評估及切骨術術後的骨癒合評估。

● MRI

並非針對髖關節痛形態上的異常，而是用在肌肉及軟組織的定性評估上。由於用X光影像無法評估關節水腫，用MRI最有效。同時，關節盂唇損傷、軟組織損傷及FAI等診斷最常用到MRI。

● 超音波檢查

超音波檢查以往較常在婦科及內科所用，最近在整形外科也越來越常用在肌肉、韌帶等損傷的判斷上。在髖關節中、小兒整形外科的領域上，會用於髖關節的診斷及治療。髖關節周圍扭傷時，用於關節囊及韌帶損傷等的診斷。在成人髖關節案例中，外傷及X光影像無法判斷時，比起倚靠MRI，用超音波檢查較容易且成本較低。

➤ 從姿勢動作分析、步態分析收集資訊

● 單腳站立評估

由於ASIS隨著在冠狀面上的變化，在水平面、矢狀面上也會產生移動，因此要確實評估。ASIS的評估對物理治療師而言容易執行，若單腳站立時肌肉出力降低，站立腳會有宛如下墜般的縮短感，而另一側腳的骨盆則出現下降，再者，也有骨盆後傾、臀大肌收縮降低的情況。也會伴隨軀幹的側屈。單腳站立時，原本的髖關節呈現內收，不過在內收的活動度不夠充分的情況，由於難以向骨盆外側移位，需要軀幹的側屈。單腳站立姿勢的崩壞，分為肌力降低的情況與活動度受限的情況。細節請參考後述「Ⅲ章 各功能障礙的管理」。

● 步態分析

具有髖關節疾病患者在步行時，依個人長年下來的習慣、效率、穩定性的獲得、迴避疼痛等，出現各種不同的步態。針對這一點，物理治療的方法也有許多種，只要身為臨床的治療師就經驗過，單只強化髖關節周圍的肌力，步態也不會改善，相對的也沒有完美的解決方案，只能每一天不斷摸索，每個案例都會遇到難題。同時，由於影響步態的原因也有許多種，要充分進行評估，連結到適度的運動治療是非常困難的。只要對患者執行物理治療，就能改善步態，也能提升術後的滿意度才對，不過並非所有的案例都一定能夠達成改善步態，亦有許多接受手術的案例，卻沒有改善步態而有所不滿。原本THA主要的目的為去除疼痛，改善步態及姿勢時，髖關節以外也有許多應該處置的因素。關於步態分析的要點及治療方法，請參考後述「Ⅲ章 各功能障礙的管理」的解說。

●ADL的評估

作為髖關節疾病的ADL障礙，可舉出打扮、更衣動作、脫鞋襪、剪腳趾甲等動作因髖關節的活動度受限，變得無法移動。因此許多案例都會利用輔具，在動作上下功夫。同時也有案例的情況是上下樓梯時若髖關節活動度明顯受到限制，單腳上下樓梯變得困難，只能用兩隻腳走一個階梯、扶著把手橫著移動上下走，過著不方便的生活。要收集一些評估疼痛及活動度受限引發的ADL障礙的資訊。

按病理分期之物理治療的執行方式

➤保守治療

髖關節炎為全身性的慢性進行性疾病。病期為由X光影像評估關節縫隙的狀態、骨頭變化、變形，一併與案例的主症狀與日常生活的障礙進行判斷。

在髖關節炎前期、初期幾乎沒有活動度限制，病痛也從異樣感的程度、長時間步行及運動後的疼痛為主。在X光影像上，髖關節的關節縫隙存留，也稍微有骨硬化影像出現的程度。這個時期，作為日常生活中減輕對髖關節負擔的目的，暫時因安靜休養、內服藥改善疼痛的話，以運動治療努力恢復肌力為主。到了進行期，感覺疼痛變強，也出現活動度受限。由於疼痛變嚴重，肌肉出力降低，跛腳也變嚴重。甚至到了末期，關節縫隙持續變狹窄，最後將消失不見。由於關節活動度受限嚴重，髖關節無法移動，在日常生活中上下樓梯、從位置低的座位上難以站起，穿脫襪子及剪腳趾甲變困難，有時需要他人幫助。從活動度受限變嚴重來看，由於髖關節不移動，疼痛感降低，但作為補償過度使用相連關節、另一側的肢體，使得其他關節產生疼痛，姿勢、步態惡化。髖關節疼痛雖然不嚴重，為了改善相連關節的障礙，有時需要倚靠手術治療。為了防止疼痛惡化，建議用拐杖減輕負重、壓力、體重。保守治療的目的為防止疼痛影響相連關節。具體的治療方法請參考「Ⅲ章 各功能障礙的管理」。

髖關節炎的特徵是髖關節構造上的異常使得病情緩慢地進展，引起髖關節功能損傷，使得症狀逐漸惡化，不過有時也會出現軟骨顯著變脆弱的情況。關節構造有先天性問題的案例並不多，但軟骨的脆弱性顯著降低的情況，大多會變成軟骨下不全骨折（SIF），關節縫隙急遽變狹窄，疼痛也惡化，步行也變困難。即使嘗試保守治療也缺乏效果，改用手術治療的情況也很常見。

那麼，是否要持續進行保守治療呢？現狀上，接受患者諮詢的是物理治療師，醫師不會花費充分的時間在手術說明上。從保守治療變更至手術時，需要物理治療師參與。物理治療師是最接近患者的醫療人員，與患者相處的時間長。有很多對話的機會，可以詢問患者以往到院的期間所處的狀況、家族成員、運動習慣、興趣等各種資訊。在這種關係之中，對動手術感到遲疑的患者而言，傳達日後提升QOL關聯的選項，在背後推本人一把的就是物理治療師。

SIF：
subchondral insufficiency fracture

➤ 手術治療

● 人工髖關節置換術（THA）

　在1975年過後，THA開始在日本普遍起來，以前具有水泥固定及介面的問題，會逐漸發生骨頭融解。不建議60歲以下的患者動手術，也有感染與脫位的風險，作為髖關節手術最後一道方法，是具有大型風險的手術。不過到了最近（2008～2013年以後），介面的開發興盛，製作出難以耗損的零件，以及大幅改良骨頭寬度，改善手術侵入法等，進入大幅轉換期，達成耐用程度的提升與風險的降低[5]。也有醫院對40多歲的患者執行手術，成功成為在減輕疼痛與提升QOL上具有顯著成果的手術。

　不過這幾年由於社會保險費的增加使得醫療財政枯竭，縮短住院時間成為緊迫的課題。不只限於運動器官疾病，變得希望所有疾病都能提早出院。作為負面影響，現況就是許多醫院讓患者在THA後約1週左右用拐杖步行並出院，在出院時仍留有跛腳及相連關節的障礙，沒有完全重建關節功能。在短期住院的期間，物理治療師所負擔的工作繁重。不僅要讓患者重新獲得步行能力，必須做相連關節的評估，為了預測出院後會出現的障礙及減輕殘留的障礙而訂定居家計畫，管理患者出院後的生活習慣。

● 關節保存手術（切骨術）

　以前利用改善骨頭形態的切骨術，進行關節功能的重建。但切骨術需要長期住院，加上具有難以從早期去除疼痛及重拾關節功能的缺點，因此雖然是相當有效的手術，可進行手術的醫院及能做切骨術的醫師正在減少。

　由於在髖關節炎前期及初期還留有關節縫隙，以預防未來疾病進展為目的，進行改善骨頭被覆蓋率的髖臼旋轉切骨術（RAO）。而在進行期，壯年期後也可做骨盆切骨術與股骨的反轉切骨術，以期待關節縫隙的重建，有時也為了將來執行THA前節省時間而進行切骨術。

RAO：
rotational acetabular osteotomy

　不過如前所述，這幾年THA的實績正在提升。同時關於壯年期的切骨術，具有做THA時由於過去執行的切骨術而使得人工關節難以裝設，或常用侵入性手術使得肌力降低的缺點，因此給人不常執行的印象。做切骨術後，一邊等待骨頭癒合一邊進行運動治療。如THA後一樣，髖關節疼痛難以快速消失，但物理治療內容包含相連關節的評估，這點與THA後相同。

➤出院後恢復期

如前所述，醫療體系的現況就是在執行THA後努力去除疼痛，可用拐杖步行後便讓患者出院。之後，有些醫院會建議掛號看物理治療，或與具有恢復期復健大樓的醫院合作，在術後轉院至以恢復功能為主的醫院。因此每位患者術後復健的期間就出現差異。

作為術後功能恢復延遲的原因，主要可列舉疼痛（創部疼痛）、腫脹、活動度受限、兩腿不等長、腳延長感、組織伸長感等症狀。對於這類案例，強烈建議術後也由物理治療師繼續復健，致力於功能恢復。在術後約1～2個月，上述症狀恢復，步態也得以改善。現況則是人類的恢復力、組織的治癒能力追不上術後療程的進展吧。以前的THA由於骨頭寬度的大小、撞擊、侵入法的影響，屈曲受限到90°左右，禁止深度屈曲，不過在這幾年骨頭寬度變大，變得能進行低侵入性的肌肉保存治療，ADL上的脫位及日常生活的限制也減少，THA後的QOL改善有明顯的進步（圖5）。

不過在患者中，也有不在出院後掛號做復健，步態改善及ADL的恢復不佳，而在術後2～3個月後再度希望物理治療師進行復健的案例。這類案例中，也有術後病程恢復不佳，當然之後看病的期間變長，到最後步態改善及活動度改善並不滿意的案例。可見術後持續做運動治療還是很重要。

➤需要做再置換術的案例及骨頭融解的例子

由於人工關節普及後已經過約30～40年，也有案例從上次的THA經過長期之後做再置換術。另一方面，亦有許多案例即使裝設人工關節也沒有定期檢查，長期下來沒有接受過X光影像診斷。我們不只在大學醫院及綜合醫院的整形外科遇過這種患者，在老人福利設施的物理治療室或居家訪問復健時也遇到許多例子。這些患者的主要疾病名稱為腦梗塞、帕金森氏症、廢用症候群、脊椎變形、失智等，而確認病史後，也有案例是十幾年前裝設人工髖關節，或因跌倒導致股骨頸骨折而裝設人工骨頭。這些案例中，也有患者是開始走路時髖關節及大腿部疼痛、腿部縮短、髖關節產生怪聲等，因關節鬆弛造成症狀出現而必須做再置換術（圖6）。

原本應該建議由擅長髖關節手術的專科醫師診斷，進行再置換手術，重拾功能是最好的做法。不過有些案例因年齡或失智的緣故，屬於高風險而難以重新動手術，也有許多情況是家人並不希望這麼做。遇到這類患者時，不倚靠X光影像而胡亂進行肌力強化及步行練習非常危險。在這類現場工作的物理治療師，必須詢問患者髖關節的手術病史，帶入長期裝設人工關節的相關知識才行。

圖5 人工髖關節置換術後的（THA）恢復良好案例

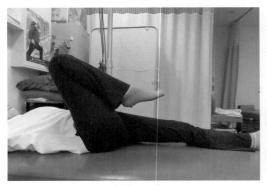

a 屈曲120°

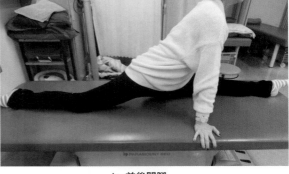

b 前後開腳

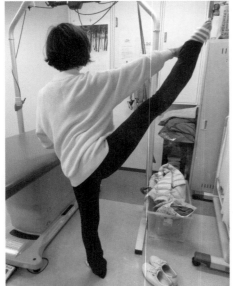

c 站立開腳

由於這幾年使骨頭寬度變大，活動度改善，能輕易屈曲及伸展、可120°開腳的案例增加，與以前相比，THA後的QOL與滿意度高。

Memo　術後風險

　　深層靜脈栓塞（DVT）與肺栓塞（PTE）是在整形外科手術，特別是THA及人工膝關節置換術（TKA）中頻率最高的術後風險。會有小腿泛紅、腫脹、壓痛、呼吸困難及胸痛等症狀，在術後早期必須格外小心[2,5]。

DVT： deep vein thrombosis
PTE： pulmonary thromboembolism
TKA： total knee arthroplasty

總結

　　身為臨床的專家，進行髖關節疼痛的保守治療時，必須確切掌握病情，進行檢傷分類。接著成為最接近患者的人，在患者煩惱手術問題時仔細說明現況，有時應該要在背後推一把讓對方面對手術。同時，術後提早介入，達成患者可接受的結果。手術目的為去除疼痛，而最能幫助改善術後QOL的就是物理治療師。

圖6　骨融解影像

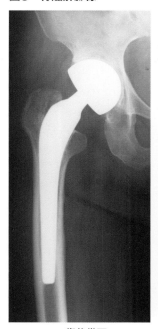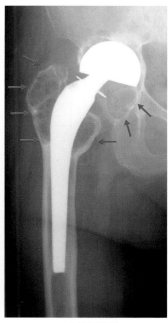

　　　a　術後當下　　　　　　　b　十幾年過後

THA（雙極式）後經過十幾年，由於聚乙烯的耗損使得股骨近端部、髖臼杯邊緣出現骨融解影像。

Clinical Hint

人工關節的鬆弛[2,5]

　　非感染性鬆弛的原因，主要為介面的聚乙烯及金屬產生的磨損粉末引起的骨頭融解。其他如力學上的鬆弛，在以前用水泥固定的時代經常看到，經時間變化，水泥與骨頭間會出現鬆弛。鬆弛的自覺症狀，在負重時除了髖關節鼠蹊部，也常在股骨及接近膝關節的地方感到疼痛，開始行走或開始起立時等開始負重時容易出現症狀。其他也會出現腿部縮短感或旋轉時疼痛、發出怪聲。由於這幾年人工關節的介面零件明顯進步，骨融解的發生率也降低了。

文献

1) 工藤慎太郎：運動機能障害の「なぜ?」がわかる評価戦略, p198-219, 医学書院, 2017.
2) 久保俊一, ほか編集：変形性股関節症　基本とUP TO DATE, 南江堂, 2010.
3) 永井　聡：変形性股関節症保存療法例の機能解剖学的病態把握と理学療法. 理学療法, 31(9)：904-910, 2014.
4) 永井　聡, ほか：入門講座 画像のみかた3 股関節画像のみかた. 理学療法ジャーナル, 43(6)：533-541, 2009.
5) 菅野伸彦, ほか編集：人工股関節全置換術, 金芳堂, 2012.

Ⅲ

各功能障礙的管理

A 以局部為中心的評估與物理治療
—如何評估障礙的主要原因，如何執行物理治療—

B 來自其他部位影響的評估與物理治療
—如何鎖定影響的發生源頭—

1 髖關節的疼痛

Abstract

■ 對於髖關節周圍疼痛為主症狀的障礙、外傷的物理治療評估中，要用問診及臨床測試，針對直接引起局部疼痛的構造及功能異常仔細篩選後開始。

■ 在局部疼痛的物理治療中，為了減輕可能阻礙組織局部的恢復、重建過程的過度力學應力，針對患部保護、姿勢、運動、動作控制進行指導。

■ 透過物理治療，一邊控制局部疼痛一邊促進自然痊癒，藉由特別的運動促進組織重建及試圖提升負重耐性。

序

　　有各式各樣的組織連接、重疊的髖關節，光倚靠疾病名稱及症候群名稱無法輕易鎖定疼痛的局部性原因組織。即使為同樣的診斷名稱，周圍肌肉、筋膜、肌腱、滑液囊、關節囊、關節囊韌帶、滑膜、關節盂唇、軟骨下骨、神經、血管等組織影響疼痛的程度，依病情及疼痛閾值而相異。

　　在髖關節周圍疼痛為主症狀之障礙、外傷的物理治療評估中，要從問診及臨床測試，針對直接引起局部疼痛的構造及功能異常詳細篩選後開始。接著一邊考慮組織局部的變性、損傷機制、治癒過程，一邊控制引起疼痛的過度力學應力。與此並行，用物理治療及特異性運動（specific exercises）促進自然痊癒或重建，試著減輕疼痛與防止復發。

　　在本節，為了有系統地理解對於疼痛的推論過程，將源於多數組織異常的鼠蹊部疼痛當作說明的例子。整理作為危險因子的運動學特徵之後，一邊篩選疼痛原因的部位，一邊控制局部疼痛的物理治療，依據各組織、病情解說其思考、判斷流程和具體的方法。這些內容，也能用於以髖關節正面疼痛為主症狀的其他髖關節疾病初期的推論上。

基本知識

　　與運動相關的鼠蹊部疼痛，經常在需要突然做停止動作或轉換方向的足球員、橄欖球員、曲棍球等運動員身上見到[1]。鼠蹊部疼痛運動學上的危險因子，可舉出好幾種關節活動度、肌力、肌肉活動模式的特徵（**表1**）[2-8]。

　　內收長肌等內收肌群的肌肉斷裂，最常見的原因為需要突然轉換方向、轉身、短距離衝刺、踢球等動作的足球、曲棍球、滑冰的運動員身上的鼠蹊部疼痛[9-11]。在內收肌伸展的狀態下，肌肉急遽做收縮活動時，肌腱交接處等處會將發生過度的肌肉拉扯。後述將提及的發生、復發、慢性化的危險因子，可舉出髖關節

表1　鼠蹊部疼痛運動學上的危險因子

- ·髖關節外旋活動度的減少
- ·髖關節內收肌力的降低
- ·髖關節屈曲運動（非負重、負重姿勢）中，臀中肌對於長內收活動（肌放電量）的比率降低
- ·自動直膝抬腿運動初期的腹部肌肉活動的開始延遲

內收外展的活動及關節力矩的比，和特異性運動之髖關節運動模式、速度等特徵。具有慢性內收肌斷裂症狀的運動員與健康的運動員相比，有單腳站立時髖關節屈曲的課題，臀中肌對內收長肌的肌放電量的比率較低[12]。具有急性鼠蹊部疼痛病史網球選手受傷側的髖關節內收肌力矩，以及與內收肌對外展肌的力矩比，與非受傷側相比較低[13]。同時，足球選手內收長肌等肌肉斷裂的危險因子，可舉出在髖關節屈曲的內外旋活動範圍不足，和踢球時從髖關節伸展移至屈曲時的過度肌肉拉扯[14,15]。滑冰選手中，往前滑動時速度提升和步幅長度增加，與內收大肌等過度拉扯有關[16]。

　　容易成為來自髖關節之鼠蹊部疼痛原因的髖關節盂唇損傷，如打網球的反手拍或足球截球時的動作時，髖關節過度屈曲、內旋、內收，使得股骨與髖臼夾住關節盂唇，以及對關節盂唇施加過度旋轉、牽引應力而容易發生[17]。同時，若有股骨髖臼撞擊綜合症（FAI），髖臼發育不全、關節囊鬆弛、關節軟骨耗損，關節盂唇便容易損傷（**表2**）。再者，就算髖關節沒有構造上的異常，反覆承受過多應力的情況，以及深層肌肉功能降低使得髖關節不穩定的情況，關節盂唇容易受損[18]。與髖關節屈曲、內旋相對增加有關的功能性兩腿不等長（**圖1**），以及軀幹和下肢排列的非對稱性及過度、過少，理論上可說是髖關節盂唇損傷的危險因子（**表3**）。

FAI：
femoroacetabular impingement

Clinical Hint

主觀的推論

　　每位患者的表現及合理性都不同，在患者本身的經驗及價值觀中，大多會自行推測疼痛的原因。若不予以確認或者輕視這種主觀的推論而單方面主張物理治療師的推論，將難以提升信任關係及合作關係。篩選疼痛的原因時，要重視患者主觀的推論，仔細確認顯示重要資訊的言論、表情、肢體語言，一邊包容一邊與客觀推論統整的流程都很重要。

臨床模式

　　疼痛的原因及容易做出的姿勢、動作障礙有一定的特徵，這種情況叫做臨床模式。根據物理治療師本身的經驗及文獻的資訊，整理疾病本身的臨床特徵後，實際評估患者的姿勢、動作，較容易掌握過度的力學應力產生的特異性錯位及動作模式。由於專家的腦袋裡，關於科學性證據與直覺上的臨床模式，雙方皆平衡地梳理、累積得很完善，到推測原因、嘗試治療為止的時間較為短暫。

III

各功能障礙的管理

表2 關節盂唇損傷的相關因子與其特徵

股骨髖臼撞擊綜合症（FAI）	股骨頭、股骨頸部、髖臼的構造異常，使得這些地方到碰撞為止的間隙減少。關於FAI的病情及分類，請參考第24頁的「II章-1 瞭解病情」。
髖臼發育不全	髖臼凹槽對股骨頭的被覆蓋率小，使髖關節的骨骼穩定性降低。
關節鬆動	關節穩定性降低，使應力的吸收能力降低，引起關節盂唇異常的應力及病變。關節盂唇的損傷使得關節穩定功能降低，對髂股韌帶產生過大的應力，可能使前方關節囊更加鬆弛。

表3 造成髖關節盂唇損傷站姿的排列不正

- 往支撐側的軀幹側傾斜
- 往非支撐側的骨盆傾斜（如Trendelenburg徵候的現象）
- 往支撐側的骨盆旋轉（支撐側的骨盆後退）
- 骨盆過度前傾
- 膝蓋過度外翻
- 足部過度外展、旋前

圖1 因功能上兩腿不等長，使得延長側（左側）下肢的排列變化

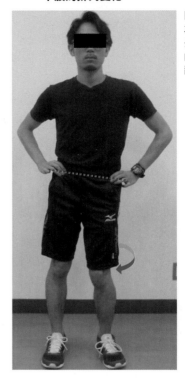

因骨盆左傾斜使得左下肢功能性延長，髖關節出現屈曲、內旋、腳外翻、足部旋前。

髖關節疼痛的評估

長期有源於內收肌的疼痛，恥骨聯合部位疼痛的運動員，用MRI容易確認內收肌附著部的病變、恥骨聯合部位的退化性變化、恥骨的骨髓浮腫、二次性V字裂開徵兆[2,19]。關節盂唇損傷患者的MR關節顯影影像中，顯影劑會進入關節盂唇損傷部，因此容易確認細微的損傷。藉由這些特徵，MRI、MR關節顯影影像、X光影像、超音波影像能夠幫助診斷。不過，對於髖關節正面疼痛的患者而言，仍有許多案例是即使從問診推測結構上的異常，做各種影像的攝影，只從診斷依然難以鎖定原因的組織。特別是鼠蹊部疼痛大多混合著多數的病狀，感度、特異度皆很高，難以確立一定的臨床測試及影像檢查[20]。

運動相關的鼠蹊部疼痛，在專家之間也對這種症候群的原因及診斷有許多意見，不過依主要的原因組織，定義、分類成源於內收肌、源於髂腰肌等五個肌群與其他部位（**表4、圖2**）[2]。在評估上，依代表性的疾病掌握患者容易訴諸疼痛的部位（**表5**），透過問診及臨床測試，判斷主要是來自於哪個組織的疼痛。由於尚未確立可稱作黃金標準的臨床測試，要將好幾種資訊、測試結果、嘗試治療效果組合後考察，進行疼痛的推論。同時，要充分理解髖關節疼痛為骨折、脫位、感染、腫瘤等嚴重外傷，及顯示疾病的徵兆（**表6**）。

出現損傷及病變，在痊癒及重建過程中的組織，對於壓迫及伸展應力的承受度及疼痛閾值低。利用這一點，在各種臨床測試上特意施加機械性應力，具有明顯左右差異的疼痛及特別感覺的情況，可判斷該部位有問題。

為了篩選出原因組織，大致上的流程，首先確認以疼痛問診項目頭一個字母的OPQRST（**表7**），同時觀察迴避疼痛的姿勢。接著，對於患者用手掌觸碰、有些曖昧地訴說疼痛的部位及範圍，用問診及按壓測試確認，並鎖定細節。之後，依原因組織、病情，透過病狀誘發、減輕測試、伸展測試、阻力（收縮）測試、敲打測試等重現疼痛，更進一步篩選出其構造上、功能上的原因（**圖3**）。

表4　運動相關的鼠蹊部疼痛分類

5個肌群？	1. 來自內收肌 2. 來自髂腰肌 3. 來自鼠蹊管 4. 來自恥骨 5. 來自髖關節
其他	・鼠蹊部或股疝氣 ・疝氣修復手術後 ・神經擠壓（閉孔、髂鼠蹊、殖股、髂下腹） ・轉移痛（腰椎、薦髂關節） ・骨端炎、解離性骨折（髂骨前上棘、髂骨前下棘、恥骨）

表5　骨盆、髖關節區域疾病患者容易疼痛的部位與原因疾病

髖關節正面	・肌肉斷裂（內收肌、股四頭肌、髂腰肌、腹直肌） ・髂腰肌滑囊炎／髂恥囊炎 ・鼠蹊部疝氣 ・恥骨聯合功能衰退 ・恥骨骨炎 ・髖關節盂唇損傷 ・股骨髖臼撞擊綜合症 ・退化性髖關節炎 ・股四頭肌瘀青 ・內部型彈響髖
髖關節外側面	・外部型彈響髖 ・hip pointer ・闊筋膜張肌症候群 ・大轉子囊炎／變性知覺異常型股神經疼痛 ・髂骨稜瘀青
髖關節背面	・坐骨囊炎 ・肌肉斷裂 　（臀大肌、臀中肌、腿後肌群） ・臀大肌瘀青 ・薦髂關節功能衰退、挫傷 ・梨狀肌症候群 ・尾骨損傷

圖2　運動相關鼠蹊部疼痛的分類（部位）

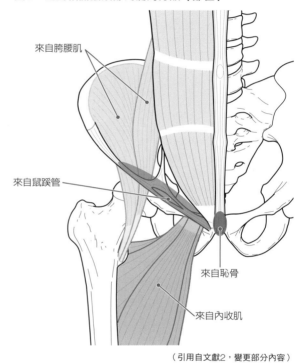

來自髂腰肌

來自鼠蹊管

來自恥骨

來自內收肌

（引用自文獻2，變更部分內容）

表6　呈現髖關節疼痛的嚴重疾病

・疲勞性骨折（股骨頸部、恥骨枝、髖臼）	・髖關節脫位
・股骨滑脫	・股骨頭壞死
・感染性關節炎	・前列腺炎
・尿道感染	・闌尾炎
・腸憩室炎	・腫瘤
・髖骨軟骨病	
・鼠蹊部淋巴腫脹	
・腎結石	
・僵直性脊椎炎	

NRS：
numerical rating
scale

VAS：
visual analogue
scale

由於髖關節正面有著可能引起疼痛的多數組織相連、重疊，只觸診一個組織、鎖定原因並不容易，不過要盡可能正確地觸診、按壓，記錄當下的不適感及疼痛的程度。測試的姿勢、操作及按壓手指和壓力要盡可能保持一致，將壓痛的程度用NRS或VAS數值表現。由於在按壓時，患者大多沒有左右差異的自覺，務必要確認左右兩側的壓痛，比較疼痛的程度。關於骨頭的異常，除了壓痛，依直接或間接有無敲打痛確認。在臨床測試上，不讓症狀惡化是基本，疼痛嚴重的情況，便停止被動、強制的操作，體諒患者的情況，專心收集資訊就好。

為了篩選鼠蹊部的原因組織，要進行好幾種臨床測試，不過在本節，以結果的重現性相對較高，即使治療師經驗尚淺，只要按照步驟也能進行且容易說明結果的臨床測試為中心解說。

➤ 來自內收肌的鼠蹊部疼痛

患者有內收長肌等內收肌群的起點和肌腱交接處的疼痛，觀察到髖關節有迴避內收、屈曲或用上肢輔助的模樣，疼痛側下肢的站立時間縮短，外展時迴避負重模樣的情況，可用按壓測試（圖4）與內收阻力測試（圖5、6）確認疼痛的主因是否在內收肌[8,21-24]。內收阻力測試用來確認疼痛的部位很重要，主要疼痛部位並非為內收肌而是鼠蹊部時，注意別輕易判斷是來自內收肌的因素。

➤ 來自髂腰肌的鼠蹊部疼痛

患者主要疼痛的部位推測在髂腰肌，觀察到迴避髖關節的屈曲或用上肢輔助的模樣、迴避髂腰肌可伸展姿勢的情況，用髂腰肌的按壓測試（圖7）和髂腰肌的伸展測試（圖8）確認疼痛的主因是否在髂腰肌[21]。髂腰肌也存在於大腿三角肌的範圍內，但與其他組織重疊，對這個部位的按壓測試的結果難以說明，不容易成為主要的判斷指標。

表7 疼痛的問診要點

O：onset（從什麼時候開始？）
P：provoking/alleviating factor（誘發／緩和因子？）
Q：quality（疼痛品質？）
R：radiation（放射性疼痛？）
S：severity（程度？）
T：timing（時間點？）

圖3 篩選疼痛原因流程的一例

觀察獨特的疼痛迴避（輕鬆）姿勢、動作，推測是迴避對哪個組織的應力。
↓
詢問患者害怕或疼痛增加，具異音或有感姿勢、動作（一邊注意一邊重現）。
↓
用手或手指按壓疼痛的部位。
↓
用按壓測試一邊確認疼痛的左右差異，一邊鎖定，排除原因組織或部位（疼痛閾值低的部位、組織）。
↓
肌腱用伸展及阻力（收縮）測試，關節內組織用病狀誘發、減輕測試，骨頭用有無敲打痛確認構造、功能上的原因。

圖4　內收長肌的按壓測試

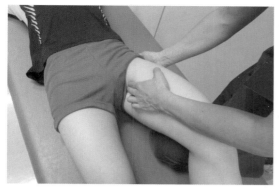

在仰臥、髖關節30°屈曲、膝蓋輕度屈曲的姿勢下讓髖關節外展，在下肢下方墊墊子或由檢者輔助大腿部。讓下肢全體放鬆。右下肢的情況，檢者用右手，左下肢的情況用左手，用食指和中指觸知內收長肌肌腱和其恥骨附著部並按壓。並非確認異樣感，而是確認有無左右明顯的疼痛。

圖5　髖關節內收的阻力測試

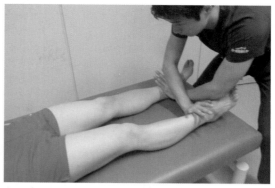

在仰臥、下肢迴旋正中姿勢下讓髖關節輕度外展，檢者交叉上肢，將內踝部往外展方向施加阻力。為了不讓下肢及骨盆抬起，左右側同時讓髖關節內收，讓內收肌做等長收縮。確認內收肌肌腱及其恥骨附著部有無疼痛、左右差異，將阻力以弱、中、強三個階段評估。

圖6　髖關節內收阻力測試（髖關節45°屈曲）

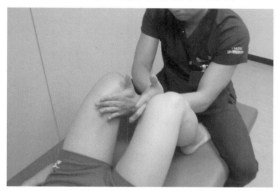

在仰臥姿抬膝、下肢迴旋正中姿勢使髖關節輕度外展，檢者交叉上肢，對股骨內髁部施加往外展方向的阻力。為了不讓下肢及骨盆抬起，左右側同時讓髖關節內收，讓內收肌做等長收縮。確認內收肌肌腱及其恥骨附著部有無疼痛、左右差異，將阻力以弱、中、強三個階段評估。

圖7　膀腰肌的按壓測試

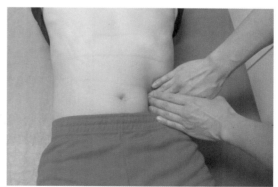

在仰臥姿放鬆。髂骨前上棘的高度用雙手指腹溫柔觸碰下側腹部，觸知腹直肌的外側邊緣後，將手指插入其外側的背側深部按壓膀腰肌，確認疼痛的程度及左右差異。要確認觸知的部位有膀腰肌，將手指壓入深部，抬高下肢，觸知膀腰肌硬度的高度。

圖8　膀腰肌的伸展測試

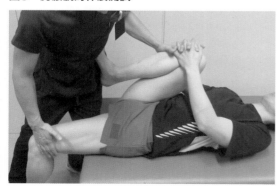

採取從床上垂落下肢的仰臥姿。患者單側的下肢屈曲，環住雙手靠胸。讓另一側的下肢放鬆，頭部與肩膀從床上快速抬高。為了讓患者抱著的下肢保持屈曲姿勢，檢者從患者腳底支撐著。大腿比水平面還高的情況則判斷有緊繃，比水平面還下方的情況則判斷沒有緊繃。檢者按壓大腿遠端部，往下壓，伸展膀腰肌時，確認膀腰肌有無疼痛及左右差異。

➤來自鼠蹊管的鼠蹊部疼痛

鼠蹊管為貫穿下腹壁肌腱膜層的管徑，男性的精索通過此處，而女性的子宮圓韌帶從骨盆腔通往大陰唇。來自鼠蹊管的鼠蹊部疼痛，並非明顯到像疝氣一樣可觸知，疼痛因鼠蹊管後壁損傷，腹橫肌、腹內斜肌肌腱及腹橫肌肌腱的附著部斷裂而發生。鼠蹊管部（圖2）疼痛，確認迴避有包含腹部使力、咳嗽、用力吐氣在內之腹部肌肉活動的情況，便一邊確認同樣部位並沒有可觸知到的疝氣，一邊進行按壓測試（圖9）。接著，為了確認腹腔內壓升高導致對同部位的應力造成的疼痛是否能夠重現，進行腹肌的阻力測試（圖10）。同時確認腹部使力、咳嗽、用力吐氣是否能重現疼痛，以推測來自鼠蹊部原因的影響程度。由於急遽使腹壓升高可能造成疼痛惡化，因此要慎重地讓肌肉收縮。

➤來自恥骨的鼠蹊部疼痛

在下肢負重姿勢動作時，恥骨聯合部及其周圍有放射性刺痛的情況，對同部位做按壓測試（圖11）或敲打測試，確認疼痛的主因是否在恥骨部。恥骨聯合部有喀嚓感，在冠狀面時恥骨結節邊緣有左右差異的情況，懷疑為聯合部的功能衰退。

圖9　鼠蹊管的按壓測試

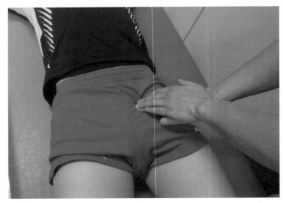

在仰臥姿讓患者放鬆。按壓連接髂骨前上棘與恥骨聯合的鼠蹊韌帶的遠端1/3上方，確認疼痛的程度及左右差異。

圖10　腹肌的阻力測試

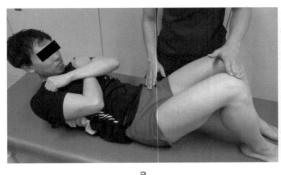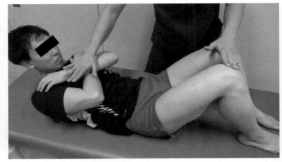

a　　　　　　　　　　　　　　　　　　　　b

在抬膝的仰臥姿，將上肢環抱在胸前，使軀幹屈曲（a）。確認鼠蹊部有無疼痛。按壓胸骨部施加阻力時，確認有無疼痛或疼痛增加（b）。

➤來自髖關節的鼠蹊部疼痛

　　來自髖關節的鼠蹊部疼痛難以和其他原因引起的疼痛區分，經常有包含其他種類原因在內、多數存在的情況[20]。將影像診斷不明的初期髖關節盂唇損傷及FAI等來自髖關節的原因放在心上評估。大部分髖關節盂唇損傷為關節內側的前上部[25]。關節盂唇的損傷部會發生微血管的擴張或增生般的血管反應，但由於關節側的關節盂唇幾乎沒有血管分布，關節盂唇本身自然痊癒的效能低落[26-28]。在大體的研究中，髖關節屈曲、內收、內旋時關節盂唇前上方部的歪曲容易擴大，而在伸展、外旋時後側部的歪斜容易擴大[29]。就算沒有發生最大屈曲或最大伸展，外展及外旋容易使得關節盂唇前方發生伸展歪曲[30]。過多的髖關節外旋應力，將導致髂股韌帶及前方關節囊的鬆弛，同時為關節盂唇損傷的主要原因[31]。

　　在問診時著重於疼痛的發生、過程、部位，確認有無拉扯、固定、喀嗒聲、彈響感。由於特別在轉身、深蹲、髖關節屈曲或內旋時容易有疼痛的自覺，確認是否有避開這些動作的模樣。步行時，為了減少患側的負荷，容易出現Trendelenburg徵候、步行速度及步頻的降低、髖關節伸展不足、為吸收衝擊而使膝屈曲增加、步幅減少等情況[32]。確認這些現象時，用屈曲—內收—內旋測試（FADIR test）（圖12）或屈曲－內旋測試，確認有無髖關節前深部的疼痛或異樣感[33,34]。尋找髖關節盂唇損傷等來自髖關節原因的測試，除了前述的說明以外，還有屈曲－外展－外旋測試（FABER test）（圖13）、scouring test（圖14）、後方衝撞測試（圖15）、log roll test（圖16）和長軸分離測試（圖17）等。這些測試的感度高，可用於排除來自髖關節鼠蹊部的疼痛，但特異性低[35-37]。只倚靠臨床測試難以掌握髖關節的病情，只用一種測試不可能斷定鼠蹊部疼痛的原因來自髖關節，務必理解這點。

FADIR：
flexion-adduction-internal rotation

FABER：
flexion-abduction-external rotation

圖11　恥骨聯合部的按壓測試

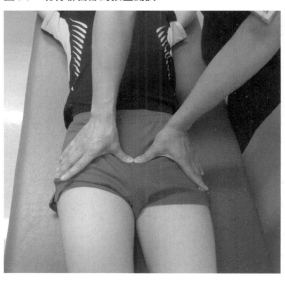

讓患者在仰臥姿放鬆。查看恥骨聯合部及恥骨下枝的壓痛。

圖12 屈曲－內收－內旋測試
（FADIR test）

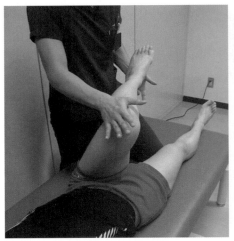

讓患者在仰臥姿髖關節90°屈曲或最大屈曲，被動使髖關節內收、內旋，確認髖關節前深部的疼痛、有無衝突感和左右差異。

圖13 屈曲－外展－外旋測試
（FABER test）

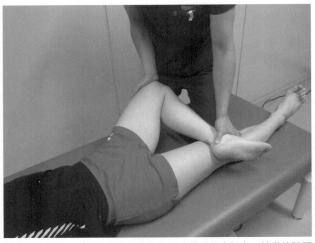

患者呈仰臥姿，將檢查側的外踝放在另一隻腳的小腿上，被動使髖關節屈曲、外展、外旋，確認有無髖關節前深部的疼痛及左右差異。

圖14 scouring test

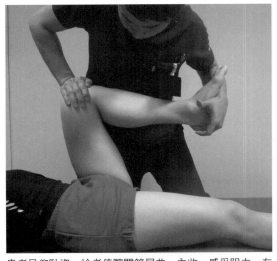

患者呈仰臥姿，檢者使髖關節屈曲、內收，感受阻力。在感到阻力的情況下，保持屈曲、迴旋正中姿勢外展，確認髖關節前深部有無疼痛或左右差異。

圖15 後方衝撞測試

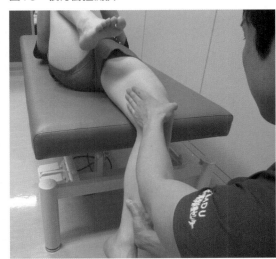

讓患者的下肢伸出床外，呈仰臥姿，在髖關節最大伸展下被動使其外旋、外展，確認有無髖關節前深部的疼痛及左右差異。

圖16　log roll test

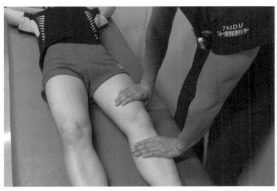
a　外旋

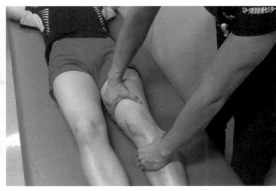
b　內旋

患者呈仰臥姿，在髖關節正中姿勢、膝伸展時讓大腿被動迴旋，確認有無髖關節深部的疼痛或左右差異。

圖17　長軸分離測試

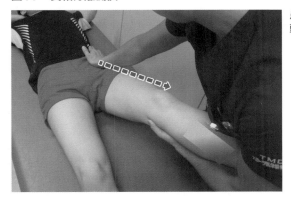

患者呈仰臥姿，邊促使患者放鬆，將大腿往直向牽引，讓骨頭與髖臼分離，確認疼痛及異樣感的減輕。

Memo　臨床測試的信賴度

　　為了找出鼠蹊部疼痛的原因而做的臨床測試結果，要考量檢者本身、之間的信賴度、妥當性、感度、特異度而解釋。確認找尋來自內收肌原因而做的測試中，內收阻力運動中的疼痛，以及內收長肌的恥骨附著部的疼痛在檢者本身、檢者之間同樣有高重現性[21]。

髖關節疼痛的治療

　　針對鼠蹊部局部疼痛的物理治療中，為了減輕可能阻礙組織局部的痊癒、重建過程的力學應力，關於患部的保護，和姿勢、運動、動作的控制，要對患者進行包含輔具在內的指導。接著一邊透過物理治療控制疼痛，同時促進自然痊癒，為了促進組織重建及提升負重承受度，進行特異性運動的指導。同時以針對急性疼痛，緩和局部疼痛，在放鬆姿勢下的安靜指導，以及透過輔具的免負重、內服藥等醫學治療為優先。

為了預防復發，一邊重視針對患部的直接治療，一邊修正原因的異常運動鏈。同時，要修正為了迴避疼痛的代償性異常排列，並注意不讓相連部位產生次發性問題。對於運動員，考量從事運動的相關動作、姿勢、環境、賽季等特異性，一邊階段性提升負重，一邊以回到職場為目標。

為了減輕對異常組織的力學應力而做的治療、指導中，能派上用場的有功能解剖學的知識，以及用重現疼痛的臨床測試做的力學應力及迴避肌肉活動、予以控制的觀點。當場試著進行為了減少力學應力而做的治療及運動模式的修正，一邊確認對於疼痛的即時效果，一邊決定治療方針並修正。

在本節，因評估而列舉的鼠蹊部疼痛的主要原因組織，聚焦在慢性局部疼痛的物理治療，針對依臨床試驗和統合分析獲得效果的治療以及筆者實踐的治療來說明。關於考量運動的動作特異性之排列及運動模式的具體控制，請參考案例研究（第208頁）的篇章。

➤來自內收肌

併用對活動度不足及非對稱性的髖關節、薦髂關節、腰椎的鬆動術（mobilization），以及腹橫肌收縮控制運動（圖18），確認對病狀有短期的效果[38]。徒手直接按壓肌腱、肌肉使肌肉伸展的主動鬆動技術（Active Release Techniques）有提升局部壓痛閾值的效果（圖19）[39]。穿著機能壓力褲（圖

圖18　腹橫肌收縮控制運動

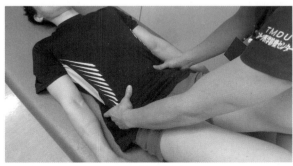

為了提升腰椎髖關節複合體的穩定性，讓患者在不同姿勢下學習腹橫肌等軀幹深層肌的收縮。也要讓患者學習腰部伸展肌群過度活動的控制。

a　抬高膝蓋的俯臥姿

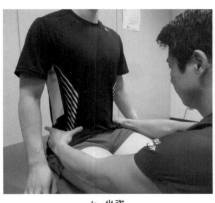

b　坐姿

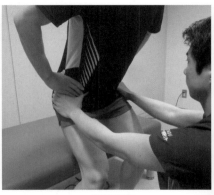

c　深蹲姿勢

20）的健康者，有減輕側切動作中內收長肌活動的效果，來自內收肌的鼠蹊部疼痛患者中，有幫助內收肌活動及疼痛控制的可能性[40]。與研究證實有效的這些治療方法合併，進行提升組織局部柔軟度的超音波療法。無論是否安靜，肌肉硬度高、出現過度活動的情況，進行減輕肌肉緊繃的直接按摩（**圖21**）及放鬆術的指導。同時，一邊避免原因組織的過度伸展，一邊往全方向、小心翼翼地做被動關節活動度運動。功能上的腳延長，和這情況引起的髖關節外展姿勢時的運動、負重將造成內收肌群的過度活動，因此用髂脛束等伸展、鬆動（**圖22**）和骨盆傾斜矯正運動予以矯正（**圖23**）。為了肌腱的重建及促進適應，階段性進行離心活動運動（**圖24**）。

圖19　內收肌的主動鬆動技術

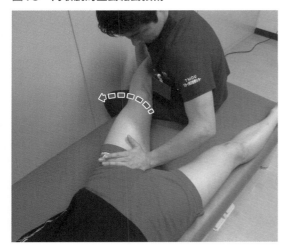

在按壓內收長肌等內收肌群的肌鍵交接處等處時，讓髖關節被動地外展，使內收肌群伸展。

圖20　機能壓力褲

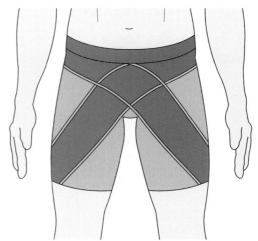

圖21　髖關節內收肌群的直接按摩

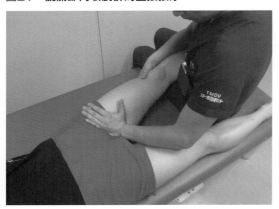

輔助髖關節輕度外展，用小指側的掌心按壓、施加剪應力。

圖22　髂脛束的鬆動術

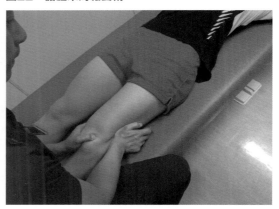

用小指側的掌心按壓髂脛束，施加剪應力。

圖23 仰臥姿的骨盆傾斜矯正運動

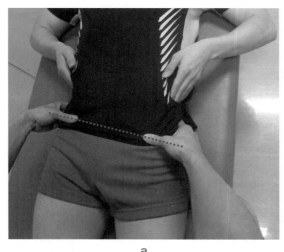 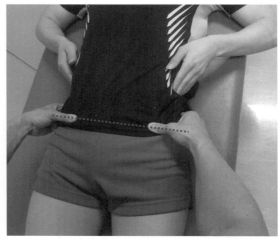

a　　　　　　　　　　　　　　　b

在仰臥姿一邊徒手引導骨盆左傾斜（a）一邊矯正（b）。讓患者本身觸摸髂骨稜，以認知
到骨盆傾斜的程度和變化。

圖24 內收肌群的離心活動運動

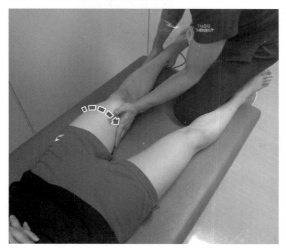

物理治療師徒手將髖關節往外展方向施加阻力，讓患者的內
收肌活動的情況下使其外展。

➤源於髂腰肌

關於源於髂腰肌的鼠蹊部疼痛，並沒有臨床試驗和統合分析的報告提到確認效
果的特異性物理治療。要矯正髂腰肌的過度活動及疲勞造成的swayback等錯位
（圖25）。確認肌腱緊繃的情況，進行提升柔軟度的直接按摩及伸展（圖
26）。同時，為了重建及促進適應，階段性進行離心活動運動（圖27）。

➤源於鼠蹊管

關於源於鼠蹊管的鼠蹊部疼痛，並沒有臨床試驗和統合分析的報告提到確認效果的特異性物理治療。為了避免腹部肌的過度收縮造成迴避腹壓提升而起立等基本動作，以及透過訓練屏住呼吸、使軀幹過度屈曲的腹肌優先運動模式，讓患者學會控制。這類指導，在進行修復手術的術後好幾週期間格外重要[41]。為了從體表輔助鼠蹊管，要探討如何使用輔具（**圖28**）。

圖25 swayback姿勢與矯正指導

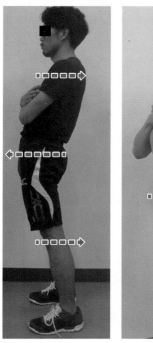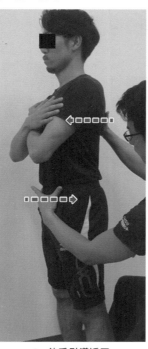

a 確認swayback及膝蓋過度伸展

b 徒手引導矯正

圖26 髂腰肌的直接按摩

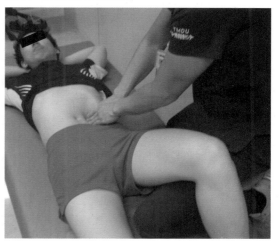

圖27 髂腰肌的離心活動運動

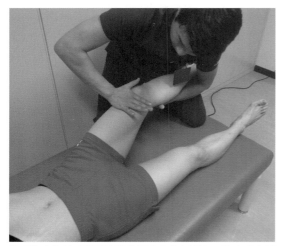

物理治療師徒手對髖關節伸展方向施加阻力，讓患者在活動髂腰肌的情況使其伸展。

圖28 輔助鼠蹊管部的輔具

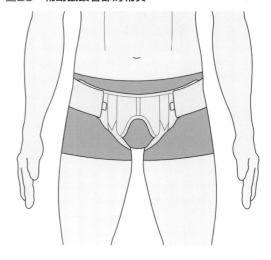

➤源於恥骨

由於有研究指出，對足球選手的標準復健，與衝擊波治療組合，比起單獨復健更快減輕疼痛，因此要探討如何使用[42]。與衝擊波治療結合，無論是否安靜，附著於內收肌等恥骨的肌肉硬度高，確認有過度活動的情況，為了減輕肌肉張力，指導患者包含周圍肌肉在內的放鬆[43]。

➤源於髖關節

有研究指出，對於FAI引發的疼痛及身體功能衰退，考量每位患者的病情及身體功能特徵後做伸展、矯正運動模式、肌力訓練在內的物理治療有改善的效果[44-48]。基於包括這些方法的物理治療，對於髖關節前上部衝撞要因的後方關節囊的縮短，一邊確認髖關節前方的異樣感一邊進行伸展（圖29）。讓患者學習為了迴避股骨的骨頭、股頸部交接處前方、髖臼前上部的衝撞而出現過度髖關節屈曲、內收、內旋的排列控制（圖30）。矯正包含可能對關節盂唇在內、往髖關節前方過度應力造成影響的swayback，以及膝蓋過度伸展、腰椎過度伸展、骨盆前傾和髖關節內旋等站立姿勢[49]（圖25）。排列或姿勢的矯正為站姿、坐姿等用靜態姿勢矯正後，也予以矯正步行等動作。有FAI的患者在平地步行時，容易出現Trendelenburg徵候，和代償的Duchenne徵候[50]。對於使得髖關節不穩定性增加的步態異常，一邊促進臀中肌和軀幹肌的活動，一邊嘗試矯正（圖31）。因骨盆傾斜使功能上兩腿不等長的情況，功能上較長的腳在站立時大腿容易內旋，指導做伸展、鬆動術及骨盆傾斜矯正運動（圖1、22、23）。讓患者觸碰髂骨稜及髂骨前上棘等骨頭指標，一邊讓患者對骨盆傾斜、過度或過少迴旋產生自覺，一邊促進矯正。推測肌肉功能降低對排列不良造成影響的情況，讓髖關節外旋、外展肌等活動做非負重姿勢，進行個別促進的運動（圖32）。進行同時改善肌肉功能運動和肌肉滑動度的主動鬆動技術（圖33）[52]。長軸分離測試與同樣手法，將股骨往直向牽引與髖關節分離，有時可暫時減輕疼痛。

圖29　為了提升髖關節後方關節囊及外旋肌群柔軟度而做的運動

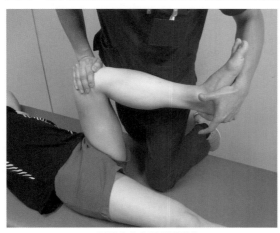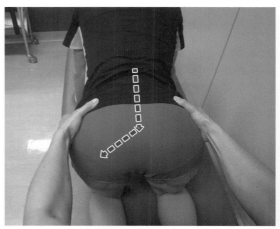

a　股骨的後向滑動鬆動術
在仰臥姿、髖關節屈曲時，將前方膝蓋往大腿直向按壓。

b　髖關節外旋肌群的伸展
在四肢著地的姿勢讓骨盆後移，輕度往側向移動伸展。

圖30　髖關節內收、內旋的控制運動

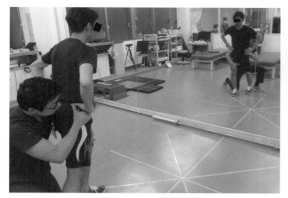

a　徒手引導

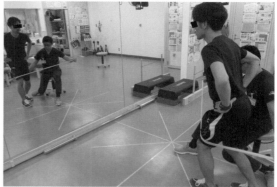

b　用長棍促進髖關節外展、外旋肌活動

圖31　步態異常的矯正

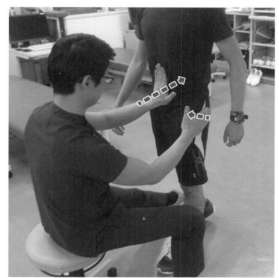

針對腰椎的過度伸展、Trendelenburg徵候，腰椎、骨盆、大腿的排列做回饋，一邊促進軀幹及髖關節周圍的肌肉活動，一邊徒手引導矯正。

圖32　髖關節外展肌訓練

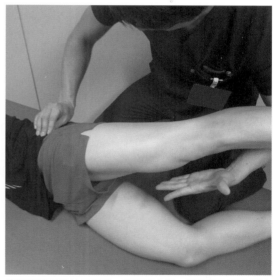

使髖關節保持外展姿勢，確認臀中肌、闊筋膜張肌的硬度及活動時機。控制骨盆迴旋、腰椎伸展、髖關節屈曲等代償性運動。

圖33　髖關節內旋制動帶

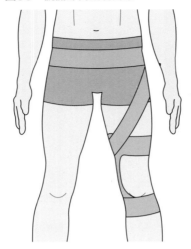

文獻

1) Orchard JW, et al : Groin pain associated with ultrasound finding of inguinal canal posterior wall deficiency in Australian Rules footballers. Br J Sports Med, 32(2) : 134-139, 1998.
2) Weir A, et al : Doha agreement meeting on terminology and definitions in groin pain in athletes. Br J Sports Med, 49(12) : 768-774, 2015.
3) Cowan SM, et al : Delayed onset of transversus abdominus in long-standing groin pain. Med Sci Sports Exerc, 36(12) : 2040-2045, 2004.
4) Tyler TF, et al : The association of hip strength and flexibility with the incidence of adductor muscle strains in professional ice hockey players. Am J Sports Med, 29(2), 124-128, 2001.
5) Crow JF, et al : Hip adductor muscle strength is reduced preceding and during the onset of groin pain in elite junior Australian football players. J Sci Med Sport, 13(2), 202-204, 2010.
6) Engebretsen AH, et al : Intrinsic risk factors for groin injuries among male soccer players: a prospective cohort study. Am J Sports Med, 38(10), 2051-2057, 2010.
7) O'Connor D, et al : Groin injuries in professional rugby league players : a prospective study. J Sports Sci, 22 (7) : 629-636, 2004.
8) Malliaras P, et al : Hip flexibility and strength measures : reliability and association with athletic groin pain. Br J Sports Med, 43(10) : 739-744, 2009.
9) Maffey L, et al : What are the risk factors for groin strain injury in sport? A systematic review of the literature. Sports Med, 37(10) : 881-894, 2007.
10) Thorborg K, et al : Advancing hip and groin injury management: from eminence to evidence. Br J Sports Med, 47(10) : 602-605, 2013.
11) Eckard TG, et al : Epidemiology of Hip Flexor and Hip Adductor Strains in National Collegiate Athletic Association Athletes, 2009/2010-2014/2015. Am J Sports Med, 45(12) : 2713-2722, 2017.
12) Morrissey D, et al : Coronal plane hip muscle activation in football code athletes with chronic adductor groin strain injury during standing hip flexion. Man Ther, 17(2) : 145-149, 2012.
13) Moreno-Pérez V, et al : Comparisons of hip strength and countermovement jump height in elite tennis players with and without acute history of groin injuries. Musculoskelet Sci Pract, 29 : 144-149, 2017.
14) Ibrahim A, et al : Adductor strain and hip range of movement in male professional soccer players. J Orthop Surg(Hong Kong), 15(1) : 46-49, 2007.
15) Charnock BL, et al : Adductor longus mechanics during the maximal effort soccer kick. Sports Biomech, 8 (3) : 223-234, 2009.
16) Chang R, et al : Hip adductor muscle function in forward skating. Sports Biomech, 8(3) : 212-222, 2009.
17) Abrams GD, et al : Epidemiology of musculoskeletal injury in the tennis player. Br J Sports Med, 46(7) : 492-498, 2012.
18) Dangin A, et al : Microinstability of the hip: A review. Orthop Traumatol Surg Res, 102(8S) : S301-S309, 2016.
19) Brennan D, et al : Secondary cleft sign as a marker of injury in athletes with groin pain : MR image appearance and interpretation. Radiology, 235(1) : 162-167, 2005.
20) Hölmich P : Long-standing groin pain in sportspeople falls into three primary patterns, a "clinical entity" approach : a prospective study of 207 patients. Br J Sports Med, 41(4) : 247-252 ; discussion 252, 2007.
21) Hölmich P, et al : Clinical examination of athletes with groin pain : an intraobserver and interobserver

reliability study. Br J Sports Med, 38(4)：446-451, 2004.

22) Jansen J, et al：Resting thickness of transversus abdominis is decreased in athletes with longstanding adduction-related groin pain. Man Ther, 15(2)：200-205, 2010.

23) Delahunt E, et al：The thigh adductor squeeze test：45° of hip flexion as the optimal test position for eliciting adductor muscle activity and maximum pressure values. Man Ther, 16(5)：476-480, 2011.

24) Mens J, et al：A new view on adduction-related groin pain. Clin J Sport Med, 16(1)：15-19, 2006.

25) Smith CD, et al：A biomechanical basis for tears of the human acetabular labrum. Br J Sports Med, 43(8)：574-578, 2009.

26) Seldes RM, et al：Anatomy, histologic features, and vascularity of the adult acetabular labrum. Clin Orthop Relat Res, (382)：232-240, 2001.

27) Kelly BT, et al：Vascularity of the hip labrum：a cadaveric investigation. Arthroscopy, 21(1)：3-11, 2005.

28) Petersen W, et al：Structure and vascularization of the acetabular labrum with regard to the pathogenesis and healing of labral lesions. Arch Orthop Trauma Surg, 123(6)：283-288, 2003.

29) Safran MR, et al：Strains across the acetabular labrum during hip motion: a cadaveric model. Am J Sports Med, 39 Suppl：92S-102S, 2011.

30) Dy CJ, et al：Tensile strain in the anterior part of the acetabular labrum during provocative maneuvering of the normal hip. J Bone Joint Surg Am, 90(7)：1464-1472, 2008.

31) Martin RL, et al：Acetabular labral tears of the hip: examination and diagnostic challenges. J Orthop Sports Phys Ther, 36(7)：503-515, 2006.

32) Hunt MA, et al：Kinematic and kinetic differences during walking in patients with and without symptomatic femoroacetabular impingement. Clin Biomech(Bristol, Avon), 28(5)：519-523, 2013.

33) Reiman MP, et al：Diagnostic accuracy of clinical tests for the diagnosis of hip femoroacetabular impingement/labral tear：a systematic review with meta-analysis. Br J Sports Med, 49(12)：811, 2015.

34) Reiman MP, et al：Diagnostic Accuracy of Imaging Modalities and Injection Techniques for the Diagnosis of Femoroacetabular Impingement/Labral Tear：A Systematic Review With Meta-analysis. Am J Sports Med, 45(11)：2665-2677, 2017.

35) Whittaker JL, et al：Risk factors for groin injury in sport：an updated systematic review. Br J Sports Med, 49(12)：803-809, 2015.

36) Mosler AB, et al：Which factors differentiate athletes with hip/groin pain from those without? A systematic review with meta-analysis. Br J Sports Med, 49(12)：810, 2015.

37) Martin HD, et al：The pattern and technique in the clinical evaluation of the adult hip：the common physical examination tests of hip specialists. Arthroscopy, 26(2)：161-172, 2010.

38) Weir A, et al：Manual or exercise therapy for long-standing adductor-related groin pain：a randomised controlled clinical trial. Man Ther, 16(2)：148-154, 2011.

39) Robb A, et al：Immediate effect on pain thresholds using active release technique on adductor strains: Pilot study. J Bodyw Mov Ther, 15(1)：57-62, 2011.

40) Chaudhari AM, et al：Hip adductor activations during run-to-cut manoeuvres in compression shorts: implications for return to sport after groin injury. J Sports Sci, 32(14)：1333-1340, 2014.

41) HerniaSurge Group：International guidelines for groin hernia management. Hernia, 22(1)：1-165, 2018.

42) Schöberl M, et al：Non-surgical treatment of pubic overload and groin pain in amateur football players：a prospective double-blinded randomised controlled study. Knee Surg Sports Traumatol Arthrosc, 25(6)：1958-1966, 2017.

43) McCarthy A, et al：Treatment of osteitis pubis via the pelvic muscles. Man Ther, 8(4)：257-260, 2003.

44) Wall PD, et al：Personalised Hip Therapy: development of a non-operative protocol to treat femoroacetabular impingement syndrome in the FASHIoN randomised controlled trial. Br J Sports Med, 50(19)：1217-1223, 2016.

45) Griffin DR, et al：Protocol for a multicentre, parallel-arm, 12-month, randomised, controlled trial of arthroscopic surgery versus conservative care for femoroacetabular impingement syndrome(FASHIoN). BMJ Open, 6(8)：e012453, 2016.

46) Harris-Hayes M, et al：Movement-Pattern Training to Improve Function in People With Chronic Hip Joint Pain：A Feasibility Randomized Clinical Trial. J Orthop Sports Phys Ther, 46(6)：452-461, 2016.

47) Mansell NS, et al：Two-year outcomes after arthroscopic surgery compared to physical therapy for femoracetabular impingement：A protocol for a randomized clinical trial. BMC Musculoskelet Disord, 17：60, 2016.

48) Wright AA, et al：Non-operative management of femoroacetabular impingement：A prospective, randomized controlled clinical trial pilot study. J Sci Med Sport, 19(9)：716-721, 2016.

49) Lewis CL, et al：Postural correction reduces hip pain in adult with acetabular dysplasia: A case report. Man Ther, 20(3)：508-512, 2015.

50) Kennedy MJ, et al：Femoroacetabular impingement alters hip and pelvic biomechanics during gait Walking biomechanics of FAI. Gait Posture, 30(1)：41-44, 2009.

51) Cashman GE, et al：Myofascial treatment for patients with acetabular labral tears：a single-subject research design study. J Orthop Sports Phys Ther, 44(8)：604-614, 2014.

52) Austin AB, et al：Identification of abnormal hip motion associated with acetabular labral pathology. J Orthop Sports Phys Ther, 38(9)：558-565 2008.

2　髖關節的活動度障礙

Abstract

■ 針對髖關節疾病的活動度障礙要展開具有成效的物理治療，必須一邊對照髖關節的影像診斷並實際做髖關節運動，評估及並用各種檢查方法，釐清髖關節的活動度障礙及疼痛原因的要因。

■ 在人工髖關節置換術（THA）後的早期，手術時對肌肉的侵入、創部的疼痛及伴隨腳延長肌肉的伸展痛，使得股、膝關節發生活動度障礙，必須一邊留意這些問題點與人工關節的脫位，一邊適當地介入。

基本知識

ADL：
activities of daily living

THA：
total hip arthroplasty

QOL：
quality of life

　　髖關節由股骨和髖臼的髖臼蓋組成，是用雙腿步行時最重要的負重關節。為了圓滑進行作為這種負重關節的功能與日常生活活動（ADL），是需要三次元活動性的關節。若因髖關節疾病而產生疼痛及活動度障礙，將對步行、起立、上下樓梯等基本動作，以及穿脫襪子、剪腳趾甲、綁鞋帶、撿地上的東西等各種不同的ADL動作造成妨礙。同時，不得不做人工髖關節置換術（THA）的情況，常見到從人工關節的結構面出現活動度障礙的情況。由於這類髖關節活動度障礙為起因的ADL動作能力降低，對生活品質（QOL）造成負面影響，針對髖關節疾病的復健中，許多患者都是每日在臨床頻繁地評估髖關節活動度，同時做治療。

　　在本節，針對與髖關節活動度障礙相關之髖關節病變，及針對髖關節疾病活動度障礙之評估與治療來解說。

關於髖關節活動度的因子

　　一般而言，關節的最終活動度由髖關節的韌帶、關節囊、髖關節周圍肌肉等軟組織的被動伸展而決定（**表1**）。同時，關於髖關節屈曲的最終活動度，有時會受到腰椎及骨盆等相連關節活動度的影響。

　　具有髖關節疾病的情況，髖關節的最終活動度大幅受到髖臼與大腿骨頭形態異常的影響。這種骨頭形態的異常造成構造上功能的缺損，使得髖關節周圍的韌帶、關節囊、關節盂唇、髖關節周圍肌肉的功能衰退，出現髖關節的活動度障礙

Memo　**骨盆股骨節律**

　　與大腿骨頭和髖臼屈曲方向的動作配合，腰椎後彎及骨盆後傾使得（骨盆股骨節律）髖關節對軀幹可能呈現120°屈曲[1]。

或疼痛（圖1）。對於因為髖關節活動度障礙及疼痛，使ADL動作能力降低的情況，要展開適當的物理治療，重要的是充分理解髖關節活動度相關因子。

股骨與髖臼的骨頭形態異常造成髖關節病變與髖關節活動度礙障

➤退化性髖關節炎的X光影像與髖關節活動度的關聯性

根據退化性髖關節炎（以下稱髖關節炎）病理分期的進展，關節軟骨的廣範圍變性、磨損，隨著關節縫隙變狹窄，疼痛逐漸惡化。髖關節炎從髖臼發育不全、關節縫隙等症狀，分類成前期、初期、進行期、末期等四期（圖2），隨著病理分期的進展，髖關節隨著疼痛增加也呈現活動度障礙。根據退化性髖關節炎的診療指南[2]，顯示關節縫隙狹窄為髖關節炎引發疼痛的相關因子，以及髖臼發育不全中CE角為疼痛的相關因子，關節縫隙與髖臼發育不全為非常重要的臨床診斷。

CE：
center edge

表1　髖關節的最終活動度與限制因子

	最終活動度	肌肉造成的活動度限制因子	肌肉以外造成的活動度限制因子
髖關節屈曲	120°	臀大肌、臀中肌、腿後肌群、外旋肌群（梨狀肌）等肌群	大腿與軀幹腹部的接觸，腰椎、骨盆的活動性
髖關節伸展	15°	髂腰肌、股直肌、縫匠肌等大腿表側的肌群	以髂股韌帶為主的所有韌帶
髖關節外展	45°	內收肌群、內側腿後肌群	恥骨韌帶、坐骨股韌帶
髖關節內收	20°	闊筋膜張肌、臀中肌等外展肌群	髂股韌帶、坐骨股韌帶
髖關節外旋	45°	闊筋膜張肌、臀小肌等內收肌群	髂股韌帶、恥骨韌帶
髖關節內旋	45°	臀大肌等外旋肌群	坐骨股韌帶、關節囊

圖1　髖關節的最終活動度相關因子的圖像

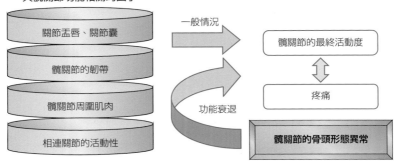

一般而言，髖關節的最終活動度主要與關節盂唇、關節囊、韌帶、肌肉、相連關節活動度的因子有關。若髖關節疾病使骨頭形態發生異常，導致這些因子的功能衰退，結果將對髖關節疼痛的發作及髖關節的最終活動度造成影響。

> **Memo** **骨頭形態與髖關節的病變**
> 股骨及髖臼形態學特徵為髖關節病變的危險因子的可能性高。

圖2　髖關節炎的病理分期與CE角

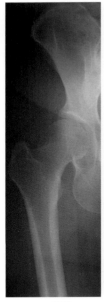

a　前期
雖然確認到髖臼發育
不全，但關節縫隙尚
未變狹窄。

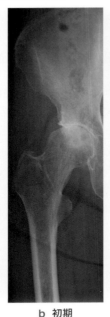

b　初期
確認輕度的關節縫隙
變狹窄。

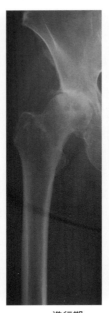

c　進行期
關節縫隙越來越狹窄。

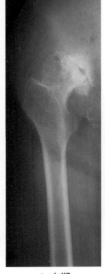

d　末期
關節縫隙消失，變形
為高度惡化的狀態。

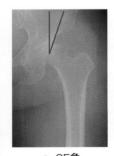

e　CE角
所謂CE角是指股骨中
心通過髖臼蓋外側邊
緣和股骨直線的交叉
角，健康成人的CE角
約30～35°。

 Clinical Hint

CE角
　　CE角大多用於髖臼發育不全的評估上（關於診斷基準，請參考「Ⅳ章-A-2　髖關節的活動性障礙」第
220頁）。

　　再者，已確認從前期到初期，髖關節炎的最小關節縫隙寬度與髖關節屈曲活動度
呈現有意義的相關（**圖3**），可說關節縫隙為預測髖關節活動度有用的影像診斷
之一。

➤前期到初期髖關節炎的髖關節活動度

　　在關節縫隙相對能夠維持的前期到初期的退化性髖關節炎中，由於關節囊內的
股骨容易活動，因髖關節運動而出現疼痛的情況較少，大多案例沒有活動度的障
礙。從前期到初期的髖關節炎中，確認有顯著髖臼發育不全的案例（CE角小），
加上骨頭構造上股骨與髖臼蓋的不穩定，引起與股骨、髖臼蓋穩定性相關的關節
囊、關節盂唇、深部的髖關節周圍肌肉等軟組織功能衰退，而從功能面也難以獲
得髖關節的穩定性，因此髖關節外旋、內旋的活動度變大的案例常見。同時若髖
臼發育不全，由於有如髖臼被覆蓋率的代償，關節盂唇變大的同時也變肥厚，在
日常生活中反覆施加勉強的姿勢，會引起關節盂唇的損傷及斷裂，有時這會形成
疼痛的原因。

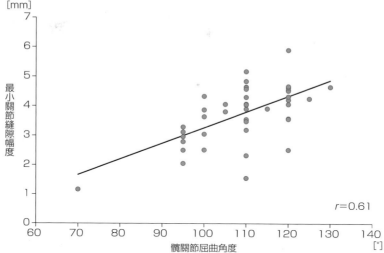

圖3　從前期到初期退化性髖關節炎患者的髖關節屈曲角度與最小關節縫隙寬度的關聯性（n＝48）

若最小關節縫隙寬度變小，髖關節屈曲角度也會變小，確認呈現有意義的相關。由於在進行期、末期的退化性髖關節炎的關節縫隙將消失，髖關節的活動度與關節縫隙的相關性將跟著消失。

 Clinical Hint

關節囊內股骨頭的移動

　　研究指出，關於關節囊內股骨頭的移動，在髖關節最大屈曲姿勢時，股骨頭的中心位置約移位2mm左右[3]。同時研究顯示，在髖關節屈曲45°的姿勢，股骨頭中心往前下方、髖關節伸展15°時股骨頭中心往前方位移[4]，這些移動與髖關節的活動度相關。

➤ **進行期至末期髖關節炎的髖關節活動度**

　　隨著關節縫隙變狹窄、軟骨變性，從進行期到末期的髖關節炎患者，關節囊內的股骨頭難以移動，甚至會伴隨疼痛而使得髖關節活動度降低，對ADL動作造成影響。雖然有許多研究指出進行期至末期髖關節炎的髖關節活動度障礙的特徵，但所有運動方向都確認有活動度降低的情況很常見。

➤ **髖關節炎的腰椎、骨盆排列異常導致對髖關節活動度的影響**

　　許多隨著髖臼發育不全引發的次發性髖關節炎患者，由於骨盆前傾使得髖臼蓋對股骨的相對覆蓋率增加而使髖關節穩定，在腰椎前彎、骨盆前傾時呈現站立姿勢[5]。這種腰椎、骨盆錯位經常引發髖關節屈曲攣縮，為髖關節伸展活動度降低的原因。

　　另一方面，由於在腰椎後彎、骨盆後傾時的站立姿勢引起髖臼蓋前方的覆蓋不全，造成構造上髖關節不穩定，有時因此引發髖關節炎[5]。這種腰椎、骨盆錯位是在髖關節伸展的最末端，有時會造成髖關節正面的疼痛。

➤股骨的前旋角與髖關節的活動度

　　股骨的前旋角為頸部軸線與股骨髁部橫軸的交叉角，健康成人約15°為關節合適的角度（關於前旋角，請參考「Ⅰ章-2　髖關節的功能解剖與生物力學」第14～15頁）。另一方面，過度的前旋角不適合關節，同時導致關節應力增加，有可能引發髖關節炎。由於過度的前旋角相對使得髖關節外旋，因此讓外旋活動度降低、內旋活動度增加。

FAI：
femoroacetabular
impingement

➤股骨髖臼撞擊綜合症（FAI）與髖關節的活動度

　　所謂FAI，指髖臼及股骨近端的骨頭形態異常，以及兩者的骨頭形態異常，導致髖臼邊緣與股骨（主要為股骨頸部交接處）反覆衝撞，使得關節盂唇損傷及軟骨損傷的病狀。這種障礙會在移動狀態下發作，分類為骨頭多為非球型的cam type、多為髖臼被覆過度（髖臼的前旋角大）的pincer type和混合型的combined（mixed）type（關於FAI的病狀及分類，請參考「Ⅱ章-1瞭解病情」第24頁）。研究指出，在髖關節盂唇損傷，有髖關節屈曲、內旋運動的活動度降低，或伴隨這些運動而引發的疼痛[6-8]。

➤THA後的髖關節活動度
●THA後髖關節活動度的相關因子

　　由於THA替換關節，改善術前股骨與髖臼蓋之間的活動性，這種疼痛伴隨的活動性障礙消失。另一方面在THA早期，由於手術時對肌肉侵入、創部的疼痛及伴隨腳延長之肌肉伸展痛，使得髖、膝關節的活動度受限。合併這些要因，從術前的肌肉縮短使得髖關節活動度及被使用的人工關節本身的活動性，決定術後可獲得的活動度（**圖4**）。

●THA後髖關節活動度的術後恢復與原本疾病

　　THA後髖關節屈曲活動度，依原本疾病（髖關節炎或股骨頭壞死），使術後的恢復狀況不同。如**圖5**所示，這兩種疾病皆在術後6個月比起術前呈現有意義的改善。關於股骨頭壞死，在術後6個月比手術中角度更加改善，同時最終可獲得的髖關節屈曲活動度比退化性髖關節炎還大。一般認為，由於股骨頭壞死的罹患期間較短，髖關節活動度降低原因之髖關節周圍軟組織的損傷小，因此容易透過手術改善。同時，THA再置換術後，在所有時期皆呈現同等的數值。就像這樣，由於THA患者的原有疾病及手術將造成恢復上的差異，介入時必須留意這些地方。

圖4　人工關節的髖臼杯前開與髖關節屈曲活動度的關聯性

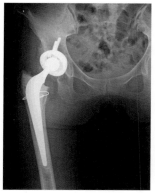

a　前開大的人工關節髖臼杯的
　　設置

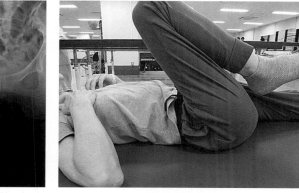

b　髖關節的最大屈曲

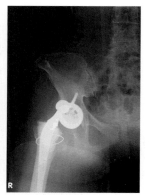

c　在髖關節伸展時脫位

若人工關節的前開角度大，髖關節屈曲活動度將比一般情況的THA還大，在髖關節伸展時容易
脫位。

Memo　THA後的腸腰肌衝撞

　　THA後腸腰肌肌腱分布在人工關節髖臼杯突出部分上方（人工關節的髖臼杯oversize）的情況
（圖4），髖關節主動屈曲及被動伸展時，有時鼠蹊部會疼痛（腸腰肌衝撞）[9]。針對這種情況
的治療，有腱鞘內注射、再置換術（矯正髖臼杯設置位置、角度而解除衝撞的情況）、腸腰肌肌
腱切離等方法。

圖5　THA後髖關節屈曲角度的經時變化

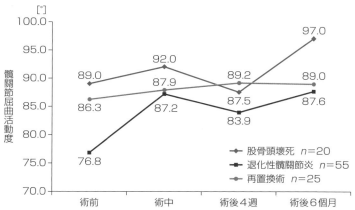

再置換術 n=25：89.0 → 87.9 → 87.5 → 97.0
股骨頭壞死 n=20：86.3 → 92.0 → 89.2 → 89.0
退化性髖關節炎 n=55：76.8 → 87.2 → 83.9 → 87.6

縱軸 髖關節屈曲活動度 [°]
橫軸 術前　術中　術後4週　術後6個月

◆ 股骨頭壞死　n=20
■ 退化性髖關節炎　n=55
● 再置換術　n=25

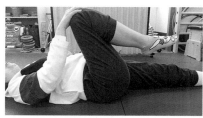

因股骨頭壞死而進行THA，術後髖關節屈
曲，活動度相對較佳的案例。

● THA後髖關節活動度與ADL動作

　　研究指出，THA後髖關節活動度與ADL動作的自力相關[10,11]。THA後髖關節活動度與相關的具體ADL動作，可舉出脫襪子、剪腳趾甲、綁鞋帶等動作，要成立這些動作，必須有髖關節屈曲、外展、外旋等多重的活動度。同時。THA後髖關節屈曲攣縮造成的髖關節伸展限制，將導致步行中骨盆的代償性運動而造成腰痛[12]，步幅減少成為步行能力降低的原因[13,14]。

表2為本院的前外側切開式THA後髖關節的活動度限制原因及隨著活動度限制被妨礙的ADL動作顯示。

表2　THA後髖關節的活動度限制原因與受影響的主要ADL動作

原因	活動度限制（原因的主要肌群）	受影響的ADL動作
手術侵入	髖關節外旋（臀小肌與臀中肌）	脫襪子 剪腳趾甲
手術時的腳延長	髖關節伸展（股直肌） 膝關節屈曲（股直肌）	步行 跪坐
術前開始的攣縮	髖關節外展（內收肌群） 髖關節外旋（內旋肌群）	進入浴缸的動作 脫襪子 剪腳趾甲
術前開始的骨盆排列異常	髖關節伸展（髂腰肌）	步行

針對髖關節活動度障礙評估的實務

　　如前所述，由於髖關節疾病的股骨及髖臼的骨頭形態異常和伴隨這些情況的軟組織損傷或手術侵入，使得疼痛及髖關節的活動度障礙，導致ADL動作能力降低。針對這些問題所展開的具有成效的物理治療，需要正確的評估。

　　首先，重要的是根據影像診斷掌握骨頭形態異常及手術影響下可能出現的髖關節活動障礙的特徵。接著必須進行實際的髖關節運動的評估，同時用衝撞及肌肉縮短等各種檢查方法，釐清成為髖關節活動度障礙及疼痛原因的要素。

➤影像診斷的評估

　　必須從CT影像及X光影像，評估與髖關節活動度相關的股骨形態（前旋角、頸部的形態）、CE角、關節縫隙、骨盆腔的高度、髖臼的前旋角等處，重新予以掌握髖關節活動度障礙的特徵（表3）。

　　必須從髖關節正面的X光影像測量骨盆腔的前後徑（連結兩側薦髂關節的下方邊緣：圖6a），掌握髖關節屈曲、伸展方向活動性的特徵。若骨盆腔的前後徑大，骨盆前傾時髖關節屈曲攣縮（髖關節伸展限制）；若骨盆腔的前後徑小，骨盆後傾時將有髖關節前向不穩定，髖關節伸展運動時出現疼痛的可能。同時在

表3　髖關節疾病的骨頭形態異常對髖關節活動度的影響

骨頭形態異常	髖關節活動度的特徵
關節縫隙變狹窄 （髖臼發育不全及股骨頭扁平化等）	隨著退化性髖關節炎病理分期進展的活動度障礙
腰椎、骨盆排列異常 （髖關節正面X光影像的骨盆腔前後徑）	髖關節屈曲、伸展方向的活動度障礙
髖臼的前旋角 股骨的形態（頸部的形態部）	股骨髖臼撞擊綜合症導致的活動度障礙
股骨的形態（前旋角）	髖關節內旋活動度的增加與外旋活動度降低

圖6　對於THA後髖關節屈曲攣縮（髖關節伸展限制）的評估

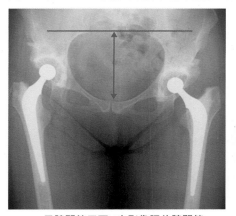
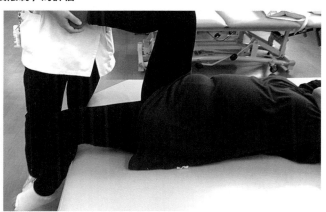

a　用髖關節正面X光影像評估髖關節　　　　b　用Thomas test變化版對髖關節屈肌群縮短來評估
　　屈曲攣縮

測量髖關節正面X光影像的骨盆腔前後徑，得以瞭解髖關節屈曲攣縮的程度。如上述X光圖所呈現，若前後徑大，骨盆前傾、髖關節屈曲攣縮的情況常見。

THA後，隨著腳延長，股直肌的伸展痛將使得髖關節伸展與膝關節屈曲的活動度受限，因此必須藉由測量連接左右側淚痕的線至小轉子前端的距離，以評估術後的腳延長長度。因手術使腳延長量大，表示股直肌呈伸展狀，因此在術後可以恢復跪坐所需的時間較多。

 Clinical Hint

Thomas test的變化版
　　無法充分使測量側與反對側髖關節屈曲的情況，由於用Thomas test無法正確評估，因此用變化版評估（圖6）。

Memo　**骨盆前傾角度的計算**
　　用以下的回歸式，可以從骨盆腔前後徑計算骨盆前傾角度[15]。
　　女性：骨盆前傾角度＝arcsin（前後徑／165）
　　男性：骨盆前傾角度＝arcsin（前後徑／157）

Ⅲ

各功能障礙的管理

➤髖關節運動的評估

用CT影像及X光影像評估骨頭形態的變化後，必須一邊讓髖關節實際移動、確認股骨頭的移動，評估最終活動度附近的end feel，尋找髖關節活動度障礙的要因。

具有關節囊沾黏及縮短情況的end feel，為在末端急遽變僵硬的末端感覺；具有肌肉、肌腱縮短情況的end feel，為隨著靠末端而阻力逐漸變大的末端感覺；具有肌肉張力增加（肌肉痙攣）情況的end feel，分為在末端急遽受限制的情況和整體肌肉張力亢進的情況，特徵是經常伴隨疼痛發生。針對被動使髖關節移動的運動方向及阻力、疼痛的症狀、喀嚓聲的出現進行評估。這些評估之中，需要做讓髖關節多重性移動時的評估。同時，由於軟組織的張力大多與活動性障礙相關，也要注意阻力太強或太弱的方向。

同時也必須加上前述被動運動的評估，在動作或主動運動時的活動性以及其伴隨疼痛發現的評估。特別需要做容易產生髖關節活動度障礙的深屈曲及髖關節屈曲、外展、外旋的評估。

➤各種檢查法的評估

一併用被動運動做的評估，也並用Ober test、Thomas test、Ely test等對肌肉縮短的評估，以及FABER test、對於前向、後向等衝撞的測試。同時，作為關節囊、韌帶的評估，可用close-packed position（不動的姿勢）。這是韌帶最緊繃的姿勢，為髖關節最大伸展、輕度內旋，而在這個姿勢的活動度受到限制的情況，可能為關節囊及韌帶損傷（圖7）。

FABER：
flexion-abduction-external rotation

圖7　髖關節的close-packed position（髖關節伸展、內旋）的評估

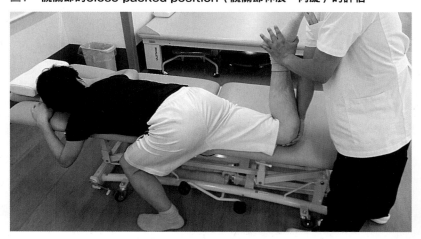

針對髖關節活動度障礙治療的實務

針對髖關節活動度障礙的基本治療方針，為針對疼痛及髖關節活動度障礙之原因的肌肉及關節囊的介入，試圖改善ADL動作。同時在THA後，從術前的關節活動度降低及人工關節本身的活動性可恢復的活動度有極限的情況，必須在充分顧慮不讓人工關節脫位的情況下，一邊擴大髖關節、膝關節的活動度，一邊在術後早期，積極恢復ADL動作。

Clinical Hint

對於髖臼發育不全案例訓練的注意事項

髖關節的活動度比健康者相對大的髖臼發育不全的案例中，關於髖關節穩定性、適合性的關節盂唇、關節囊、韌帶等軟組織皆有所損傷。為此，若試圖擴大活動度，將導致軟組織進一步損傷，引發疼痛。對於這種案例，比起試圖擴大關節活動度，必須執行能夠獲得髖關節穩定性的訓練。

➤針對肌肉、肌腱縮短引發的活動度障礙之介入

對於各運動方向的活動度障礙，原則上必須介入與其運動方向拮抗的肌群及肌腱。同時，要正確伸展髖關節周圍肌肉，亦留意骨盆排列及雙關節肌的作用也很重要。

針對髖關節伸展活動度降低，對胯腰肌與股直肌的伸展，可用**圖8**的方法執行。特別是在骨盆後傾時更容易伸展這些肌群，因此必須一邊留意骨盆的姿勢及固定骨盆，一邊執行介入治療。

圖8　對於髖關節屈曲肌群（胯腰肌、股直肌）的伸展

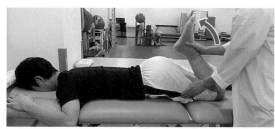

在骨盆前傾、髖關節屈曲時沒有充分使股直肌伸展的案例

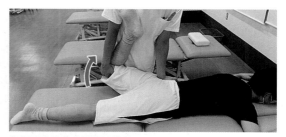

仔細固定骨盆的胯腰肌伸展

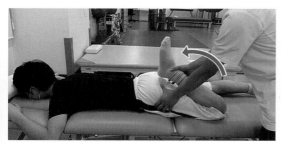

意識骨盆姿勢的股直肌伸展

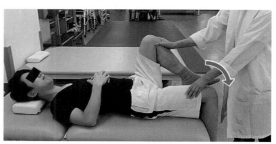

透過屈曲反對側的髖關節而讓骨盆後傾的胯腰肌伸展

對於髖關節外展活動度的降低，執行內收肌群的伸展時，在活動度受限的末端固定關節，對內收肌群的腹肌施加直接伸展的方法有所成效（圖9）。同時由於髖關節外展的活動度，在膝關節屈曲時鬆弛內側腿後肌群，內側腿後肌群的縮短及肌肉張力升高的情況，試圖在膝關節屈曲時擴大髖關節外展活動度。

➤針對關節囊的沾黏及縮短引發活動度障礙的介入

髖關節後方關節囊具有沾黏及縮短的情況，經常出現髖關節內旋受限，在如圖10般的姿勢（屈曲、內旋、外展）可以伸展。亦可同時對位於髖關節後方的外旋肌群做伸展。需注意的是，梨狀肌在髖關節屈曲60°以上的姿勢時，肌肉的分布上將變為髖關節內旋肌[16]，因此將梨狀肌視作目標的情況，要在髖關節接近伸展的姿勢下執行治療。

髖關節前方的關節囊，可能因骨盆後傾促進腹肌群的活動或髖關節伸展而伸展，加上外展與內旋，將能夠更加伸展。

圖9　髖關節內收肌群的伸展

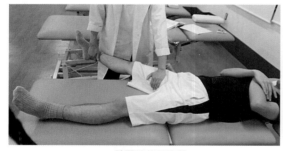 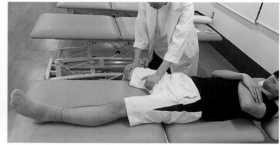

　　　　　a　膝關節伸展姿勢　　　　　　　　　　　　　　b　膝關節屈曲姿勢

在活動末端固定關節，對於限制因子的內收肌群，對肌腹做直接伸展。內側腿後肌群縮短的情況，則在膝關節屈曲姿勢執行。

圖10　對於髖關節後方關節囊及外旋肌群的伸展（髖關節屈曲、內旋、外展）

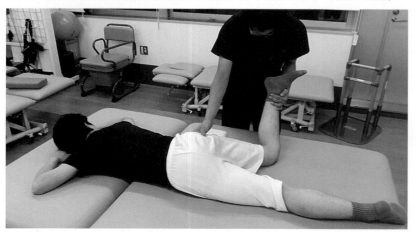

在活動末端固定關節，在外旋肌群的肌腹施加按壓，可更加伸展。

➤針對肌肉張力增加（肌肉痙攣）引發活動度障礙的介入

因疼痛使得肌肉張力增加而呈現活動度障礙的情況，若突然用被動運動進行伸展，有時將因此導致疼痛及肌肉張力更進一步惡化。針對肌肉張力的增加（肌肉痙攣）引發活動度障礙的介入，首先進行主動運動或主動輔助運動，在肌肉張力消失到一定程度之後，執行被動的伸展以擴大活動度。同時，在關節囊鬆弛的loose-packed position（不動的姿勢：髖關節30°屈曲、30°外展、輕度外旋）進行放鬆術（圖11），從肌肉張力降低到被動的伸展也都可行。

➤針對髖關節屈曲活動度障礙的介入（圖12）

髖關節屈曲時，鼠蹊部疼痛與髖關節正面有阻塞般感覺的情況，一邊按壓股骨下方一邊改善屈曲活動性（圖12a）。同時，觸診股直肌、縫匠肌、闊筋膜張肌，出現伴隨肌肉張力增加的疼痛及髖關節屈曲限制的情況，對這些肌肉進行伸展及放鬆術。同時，由於骨盆前後傾及腰椎前後彎的活動性降低使得髖關節屈曲活動度降低的情況，重要的是一邊改善這些部位的活動性，一邊擴大髖關節屈曲活動度（圖12b）。

圖11　髖關節的loose-packed position（髖關節30°屈曲、30°外展、輕度外旋）的放鬆術

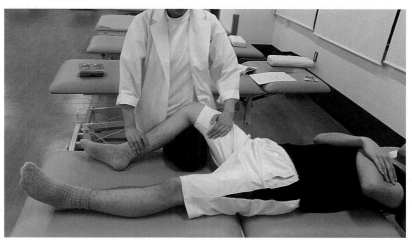

圖12　對於髖關節屈曲活動度障礙的介入

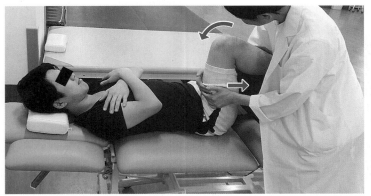

a　一邊將股骨往下方拉扯，一邊使髖關節屈曲。

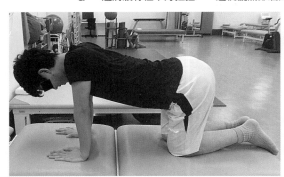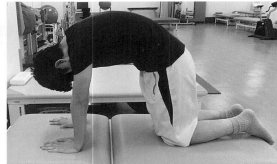

b　用主動運動恢復腰椎、骨盆的柔軟度。

> **Memo　髖關節深屈曲姿勢的疼痛**
> 　　在髖關節深屈曲姿勢的關節盂唇等軟組織的損傷使得疼痛發生的情況，要避免髖關節深屈曲姿勢及髖關節前向時引起過度壓力的運動及動作[17]。

➤對於THA後髖關節活動度障礙的介入

●對於術後恢復穿脫襪子及剪腳趾甲的介入

　　因應髖關節內收肌群的伸展，與手術侵入造成臀小肌及臀中肌的疼痛而使得髖關節外旋限制，要試圖逐漸擴大髖關節屈曲、外展、外旋的多重性活動度（**圖13**）。術前髖關節外展、外旋的活動度異常的案例中，比起嘗試單獨擴大髖關節外旋的活動度，使髖關節做屈曲、外展、外旋的多重性運動，能夠抑制骨盆造成的代償性運動，容易使活動度擴大。介入後活動度得以擴大的話，便實際進行髖關節屈曲、外展、外旋模式下穿脫襪子及剪腳趾甲的動作練習。而對於髖關節屈曲、外展、外旋的活動度不充分的案例，用別的模式練習（**圖14**）。

　　同時研究指出，關於THA後剪腳趾甲，每4人中就有1人無法自力[18]，若判斷為髖關節活動度異常而無法自力的情況，必須建議患者尋求照護。

圖13　對於THA後髖關節屈曲、外展、外旋限制的訓練

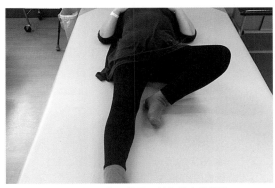 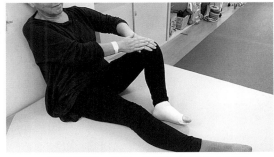

　a　髖關節屈曲、外展、外旋的主動運動　　　　b　髖關節屈曲、外展、外旋的被動及自主訓練

　　前外側切開式的THA，因手術侵入使臀小肌及臀中肌出現疼痛，容易產生肌肉痙攣，這種情況
　　是髖關節外旋受限的原因。THA後早期活動度的擴大，首先要進行主動運動，疼痛一定程度消
　　失後，便試圖擴大被動運動的活動度。

圖14　在THA後實際做穿脫鞋襪的動作練習

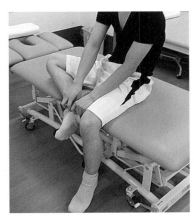 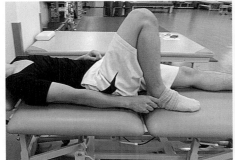 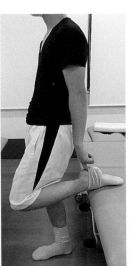

　a　髖關節屈曲、外展、外旋模式　　　　b　髖關節屈曲、外展、外旋的活動度不充分的案例

　　由於髖關節的屈曲、外展、外旋為股骨與髖臼蓋合適度良好的姿勢，首先進行髖關節屈曲、外
　　展、外旋模式下的穿脫襪子練習。

> **Memo**　**THA後剪腳趾甲**
>
> 　　判斷THA後是否可自行剪腳趾甲為髖關節屈曲活動度的重要指標，其cut off值為髖關節屈曲
> 80°[19]。

● 對於術後恢復基本動作的介入

對於出院後的生活需要做日式生活動作,且膝關節功能沒有問題的案例,從術後早期便嘗試積極改善膝關節屈曲活動度,目標為出院前能夠跪坐。由於在術後早期有股直肌等處的肌肉痙攣為起因的活動度限制,首先在俯臥姿進行主動運動,肌肉痙攣一定程度消失後便被動進行伸展。將後腳附著在臀部前,使股直肌

Clinical Hint

THA後的跪坐

THA後實際做跪坐練習時股直肌伸展痛嚴重的情況,必須在臀部下方墊枕頭等物來練習,因應伸展痛的減輕,逐漸降低枕頭的高度,目標是恢復跪坐。

充分伸展,實際執行跪坐的動作。同時,在THA後胯腰肌及股直肌縮短導致的髖關節伸展限制,如前所述將導致步行能力降低及骨盆錯位的異常,因此對於這些肌群也必須積極地介入。

● 對於THA後脫位的顧慮

人工關節脫位的原因,分為手術造成,以及手術以外因素所造成的情況。手術造成的原因,有實施多次手術及大轉子有骨折不癒合的情況。同時,具有手術以外原因的案例,有術前活動性良好的案例,失智等理解能力有問題的案例,髖關節外展肌力的降低及骨盆後傾明顯的案例。在THA後,重要的是一邊充分顧慮髖關節脫位,一邊因應髖關節的活動度而恢復動作的模式,「這個動作可以做到」、「注意這裡就不可怕了」,要點在於一邊向患者確認實際動作並練習。

Memo **THA後的脫位**

退化性髖關節炎診斷指南中,人工關節的脫位頻率雖然依手術方式及使用醫材而有所不同,但提到初次THA為1～5%,再置換術為5～15%[2]。

文獻

1) Bohannon RW, et al：Relationship of pelvic and thigh motions during unilateral and bilateral hip flexion. Phys Ther, 65(10)：1501-1504, 1985.

2) 日本整形外科学会診療ガイドライン委員会, ほか編集：変形性股関節症診療ガイドライン, 南江堂, 2008.

3) Gilles B, et al：MRI-based assessment of hip joint translations. J Biomech, 42(9)：1201-1205, 2009.

4) Akiyama K, et al：Evaluation of translation in the normal and dysplastic hip using three-dimensional magnetic resonance imaging and voxel-based registration. Osteoarthritis Cartilage, 19(6)：700-710, 2011.

5) 土井口祐一：骨盤傾斜異常と股関節症の進展メカニズム－股関節正面画像を用いた骨盤傾斜の解析から－. 関節外科, 23：484-492, 2004.

6) Hase T, et al：Acetabular labral tear：arthroscopic diagnosis and treatment. Arthroscopy, 15(2)：138-141, 1999.

7) Wang WG, et al：Clinical diagnosis and arthroscopic treatment of acetabular labral tears. Orthop Surg, 3(1)：28-34, 2011.

8) Binningsley D：Tear of the acetabular labrum in an elite athlete. Br J Sports Med, 37(1)：84-88, 2003.

9) Heaton K et al：Surgical release of iliopsoas tendon for groin pain after total hip arthroplasty. J Arthroplasty, 17(6)：779-781, 2002.

10) Davis KE, et al：The importance of range of motion after total hip arthroplasty. Clin Orthop Relat Res, 465：180-184, 2007.

11) McGrory BJ, et al：Correlation of measured range of motion following total hip arthroplasty and responses to a questionnaire. J Arthroplasty, 11(5)：565-571, 1996.

12) Mok NW, et al：Hip strategy for balance control in quiet standing is reduced in people with low back pain. Spine(Phila Pa 1976), 29(6)：E107-112, 2004.

13) Kerrigan DC, et al：Reduced hip extension during walking：Health elderly and fallers versus young adult. Arch Phys Med Rehabil, 82(1)：26-30, 2001.

14) Perron M, et al：Three-dimensional gait analysis in women with a total hip arthroplasty. Clin Biomech(Bristol, Avon), 15(7)：504-515, 2000.

15) Kitajima M, et al：A simple method to determine the pelvic inclination angle based on anteroposterior radiographs. J Orthop Sci, 11(4)：342-346, 2006.

16) Delp SL, et al：Variation of rotation moment arms with hip flexion. J Biomech, 32(5)：493-501, 1999.

17) Enseki KR, et al：The hip joint：arthroscopic procedures and postoperative rehabilitation. J Orthop Sports Phys Ther, 36(7)：516-525, 2006.

18) 神先秀人, ほか：人工股関節術後患者の退院指導の実際. 理学療法ジャーナル, 34(10)：717-723, 2000.

19) 南角　学：人工股関節置換術後の理学療法－病態把握と根拠に基づいた理学療法の展開－. 理学療法京都, (42)：22-25, 2013.

3 髖關節的不穩定

Abstract

■ 髖關節不穩定的要因分類為髖關節骨頭形成異常的構造上要因、關節盂唇損傷和關節囊鬆弛等器質性要因，以及身體排列異常和肌肉功能衰退等功能上的要因，較容易理解。

■ 對於髖關節不穩定的評估，要做髖關節骨頭形態的特徵、關節有無過度的可動性、身體排列及髖關節周圍肌肉的肌肉功能評估。

■ 對於髖關節不穩定的物理治療，並非對於構造及器質性要因來治療，而要針對功能上的要因，嘗試髖關節周圍肌肉的功能改善、身體排列的矯正。

序

　　髖關節不穩定是導致負重功能降低及髖關節異常運動的重大功能障礙。髖關節與肩關節相比，骨頭被覆蓋率較大，且由於補強關節的關節囊韌帶強韌，乃關節適合度相對較高的結構。不過，各種不同的原因將導致關節適合度降低。

　　筆者將髖關節不穩定的原因分成三種解釋。第一種為骨頭被覆蓋率降低使得負重面積減少，這是髖臼發育不全及股骨過度前旋為代表的髖關節骨頭形成異常之構造上的要因。第二種為關節鬆動性（joint laxity）及關節盂唇損傷等器質性要因。器質性要因將導致股骨頭產生異常運動。第三種為肌肉功能衰退及身體排列異常等功能上的要因。功能上的要因指髖關節內力學上不均衡狀態而導致髖關節不穩定。在臨床上，許多案例皆多重具有這三種要因。

　　這三種要因中，物理治療能夠介入的是功能上的要因。藉由改善功能上的要因而彌補構造、器質性要因，正是物理治療的目的。在髖關節不穩定中，構造、器質性要因所占的比例雖小，透過物理治療改善症狀的可能性高。另一方面，構造、器質性要因的比例雖大，只倚靠物理治療並不充分，有時必須透過外科手術使關節趨於穩定。

　　在本節，針對構造、器質性要因，用物理治療可能介入的評估方法，以及對功能性要因的評估、治療流程進行解說。

關於構造及器質性要因的基本知識

➤構造上的要因

●髖臼與股骨頭的合適度

　　即使在健康者中，髖臼及股骨會各自前旋，彼此的關節面並沒有完全吻合。髖臼及股骨兩者前旋嚴重的案例，會助長髖關節的不穩定。Buller等人[1]指出，髖

臼前旋角與股骨前旋角呈現正相關，在髖臼發育不全中除了髖臼，評估股骨前旋的程度也很重要。同時有文獻指出，髖臼發育不全的髖關節與正常髖關節相比，髖臼與股骨頭的曲率半徑差異比健康者還要大，使得髖臼與股骨旋轉中心的距離變大[2]。這種情況顯示，在髖臼發育不全髖關節中關節運動時的動態不穩定性將增加。

➤器質性要因

●關節囊韌帶的關節穩定化組織

髂股韌帶為髖關節中強度最高的韌帶。這種情況顯示，髖關節運動時股骨頭對髖臼往前向位移的力量處於容易作用的環境下。有文獻指出，如果切離髂股韌帶，髖關節的前向不穩定性將增加[3]。為此，可說髂股韌帶的鬆弛會造成股骨頭的前向不穩定。而Myers等人[6]關於關節盂唇、關節囊的相對關節穩定性之貢獻的研究指出，前方關節囊比關節盂唇對於股骨頭的前向不穩定性更有關係。

●髖關節盂唇的關節穩定化組織

髖關節盂唇的主要功能為提升關節的動態穩定性。動態穩定性的功能分為sealing effect（密閉效果）和suction effect（吸附效果）。若關節盂唇損傷使得功能缺損，將產生關節不穩定。Smith等人[4]關於sealing effect的研究提到，用屍體標本製作關節盂唇損傷模型、評估股骨頭對負重應力的不穩定性時，在切除關節盂唇的情況，股骨頭的前向不穩定性將增加。另一方面，Crawford等人[5]對關節盂唇損傷中suction effect之研究提到，即使關節盂唇的損傷相對較小，suction effect也會降低，對於牽引的關節不穩定性增加。

對於構造及器質性要因的評估

對於構造及器質性要因，一般而言使用MRI、CT、X光影像等影像診斷設備進行評估。不過，我們物理治療師有時也能夠從臨床上的理學檢查，對構造、器質性要因伴隨的髖關節不穩定性進行評估。雖然物理治療師難以對構造及器質性要因介入治療，掌握這些要因對髖關節不穩定性影響的程度，為推進物理治療的重要資訊。接著解說從理學檢查對造成髖關節不穩定性要因的評估方法。

➤髖臼的前旋

ASIS：
anterior superior iliac spine

有文獻提到，左右的髂骨前上棘（ASIS）的距離接近、髂骨翼整體呈內旋的骨盆形態，髖臼前旋角大[7]。因此，雖然此為主觀的看法，比較左右髂骨翼的距離與左右大轉子的距離，可推測左右髂骨翼的距離較小案例，髖臼的前旋較大（圖1）。

➤股骨的前旋

用Craig test可能推測股骨前旋的情況。Craig test為受檢者在俯臥姿使膝關節屈曲90°，檢者在觸碰檢查側大轉子的情況下使髖關節內旋。大轉子隨著內旋最突出表層時，髖關節內旋角度與股骨前旋角一致（**圖2a**）。同時，對於髖關節內旋、外旋角度的全旋轉活動度無左右差異的案例，評估內、外旋活動度的偏移也是推測股骨前旋角的有效方法（**圖2b**）。股骨前旋角大的情況，髖關節內旋活動度將過大，外旋活動度降低[8]。

圖1　髖臼前旋的評估

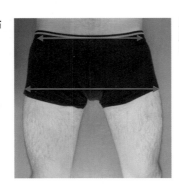

比較左右髂骨翼的距離與左右大轉子的距離，左右髂骨翼的距離顯著小的案例中，可推測髖臼的前旋較大。

圖2　股骨前旋角的評估方法

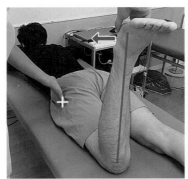 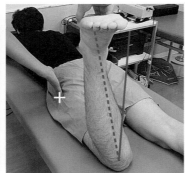

在俯臥姿使膝關節屈曲90°後內旋，大轉子最突出表層時，髖關節內旋角度與股骨前旋角一致。

a　Craig test

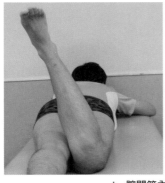 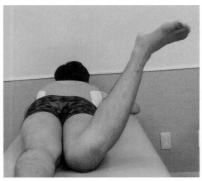

股骨前旋角大的情況，髖關節內旋活動度將比外旋活動度還大。

b　髖關節內、外旋活動度的偏移

➤髖關節前方關節囊的鬆動性

　　hip dial test是包含髂股韌帶的前方關節囊鬆動性評估方法。hip dial test是讓受檢者在仰臥姿使踝關節主動背屈，檢者握住大腿遠側部位，使小腿外旋。比較下肢全體外旋活動度的健肢、患肢差異和end feel。具有前方關節囊鬆動性的案例，外旋活動性過大，end feel也變得柔軟（**圖3a**）。同時觀察安靜仰臥姿的髖關節外旋角度，也能夠推測前方關節囊的鬆動性（**圖3b**）。此時若將髕骨的方向當作觀察的指標，除了小腿的外旋，也可能評估髖關節外旋的程度。

➤關節盂唇損傷使得suction effect降低

　　作為關節盂唇損傷造成的關節不穩定的評估，筆者在降低髖關節內壓的髖關節屈曲姿勢對檢查側的下肢往直向施加牽引應力，評估髖關節有無「脫力」感覺及疼痛等症狀（**圖4**）。此時同時評估健肢、患肢，比較症狀及牽引時的end feel。

圖3　前方關節囊的鬆動

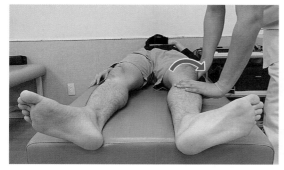

a　hip dial test　　　　　　　　　　　　　　　　b　安靜仰臥姿勢的觀察

a：在踝關節自動背屈的情況使下肢外旋，比較外旋活動度的健、患肢差異及end feel。
b：若有前方關節囊的鬆動，在安靜仰臥姿髖關節將過度外旋。將髕骨的方向當作指標觀察，除
　　了小腿外旋，也可評估髖關節外旋的程度。

圖4　髖關節的牽引應力測試

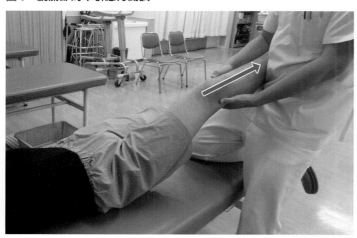

在髖關節屈曲姿勢往直向施加牽引應力，評估髖關節有無「脫力」感覺及疼痛等症狀。

為了找出功能性要因的評估

在臨床場面髖關節不穩定性成為問題的是，日本整形外科學會的退化性髖關節炎（以下稱髖關節炎）的病期分類，給人前期到初期的骨贅形成少、沒有產生關節囊肥厚的患者人數眾多的印象。這裡提到的功能性要因，定義為導致髖關節內力學上不均衡的要因，要聚焦在這一點上進行評估。在本節針對負重時的冠狀面、矢狀面找出導致關節不穩定性的評估進行解說。

➤ 冠狀面的髖關節不穩定性

● Trendelenburg徵候與Duchenne徵候的解說

負重時關節穩定性高的狀態，代表股骨頭能夠對關節窩保持中心位置（centric position）。在冠狀面單腳站立時，髖關節外展肌難以產生關節力矩的情況，將出現負重側骨盆升高的Trendelenburg徵候與下降的Duchenne徵候。有文獻指出，作為髖關節外展力矩不足以外的要因，Trendelenburg徵候與髖關節外展的活動度受限[9]相關、足壓中心的外翻傾向[10]相關，而Duchenne徵候與髖關節內收活動度受限[11]、足壓中心的內翻傾向[10]相關。

若聚焦於髖關節的穩定性，這兩者的跛腳產生相反的影響。Trendelenburg徵候為髖關節內收姿勢的負重，髖臼側的負重面積減少，股骨容易產生往外側的剪應力（圖5a）。另一方面，由於Duchenne徵候為髖關節正中姿勢或外展姿勢下的負重，髖臼的負重面積相對維持（圖5b）。在這兩者的跛腳冠狀面比較關節穩

圖5　Trendelenburg徵候與Duchenne徵候

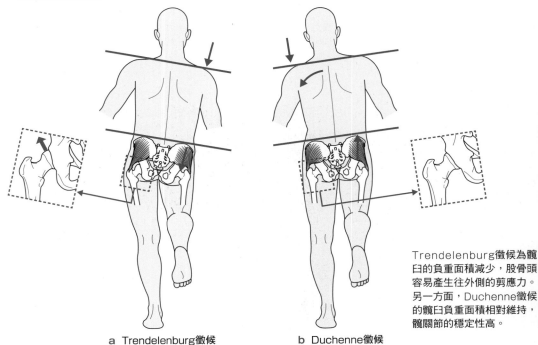

Trendelenburg徵候為髖臼的負重面積減少，股骨頭容易產生往外側的剪應力。另一方面，Duchenne徵候的髖臼負重面積相對維持，髖關節的穩定性高。

a　Trendelenburg徵候　　　　　b　Duchenne徵候

定性，Trendelenburg徵候比起Duchenne徵候，可說是更容易導致關節不穩定性的跛腳。

●排列的評估

作為區別兩種跛腳類型的評估方法，Fujita等人[12]建議用評估單腳站立側向骨盆傾斜的Trendelenburg test。方法為在單腳站立時讓下肢抬高90°，在軀幹沒有側向傾斜的情況下，評估支撐側骨盆是否能夠下降（**圖6**）。不讓軀幹側向傾斜、使患肢骨盆抬高的這個測試，由於要求髖關節外展肌更強烈地收縮，可說比起一般單腳站的難度更高。支撐側骨盆抬高的情況，和軀幹往支撐側傾斜的情況判斷為陽性。支撐側骨盆抬高的情況為支撐側骨盆抬高類型，軀幹往支撐側傾斜的情況則分類為支撐側骨盆降低類型。

圖6　Trendelenburg test

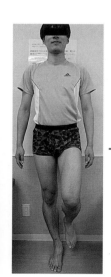

a 起始姿勢

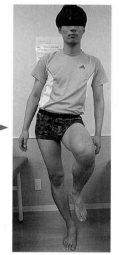

b 陽性：支撐側骨盆抬高類型

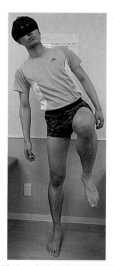

c 陽性：支撐側骨盆降低類型

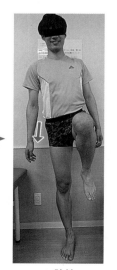

d 陰性

將髂骨前上棘當作指標，評估骨盆的側向傾斜。支撐側骨盆抬高的案例、伴隨往軀幹支撐側傾斜的案例判斷為陽性。不只在冠狀面，也要觀察水平面的旋轉情況。

如前所述，要聚焦於髖關節不穩定性，支撐側骨盆抬高類型將是個問題。同時，由於隨著臨床上骨盆的側向傾斜，骨盆的水平面上也會出現旋轉，要評估支撐側骨盆是否有前向或後向的旋轉。支撐側骨盆的前向旋轉為髖關節的相對伸展、外旋，髖關節被覆蓋率降低，變得不穩定。另一方面，後向旋轉為髖關節的相對屈曲、內旋，髖關節的被覆蓋率增加，穩定性提升。

接著舉例臨床上經常遇到的案例來解說。思考隨著右單腳站立，右髖骨抬高、出現右旋轉的情況。右髖骨抬高、右旋轉動作策略雖然在髖臼的冠狀面減少負重面積，不過在水平面就像彌補此情況般增加負重面積。排列上應該注意的是肌肉功能。在右髖骨抬高、右旋轉出現的相對右髖關節屈曲、內收、內旋姿勢，由於髖關節後方肌群（臀大肌上部纖維、臀中肌後部纖維、梨狀肌等）呈伸展，可說難以發揮肌肉出力的姿勢。這種相對的髖關節屈曲、內收、內旋下髖關節周圍肌肉的出力不足，更加容易產生Trendelenburg徵候。雖然臀中肌等處萎縮使得產生髖關節外展力矩的能力低，但由於排列異常，關節力矩的產生將更加困難，發生這種負面連鎖正是問題所在。

像這樣評估骨盆的側向傾斜及旋轉程度，除了關節適合度，也能夠推測髖關節周圍肌肉肌長變化下的肌肉出力情況。由於在臨床實務上對於肌肉出力問題的治療很重要，推測從動作分析到肌肉出力的程度，能夠讓物理治療順利推進。

●髖關節外展肌的評估

研究指出，具有關節不穩定性之髖臼發育不全的髖關節，臀中肌有明顯肌肉萎縮，以及關節力矩臂的減少[13]。研究提到，特別在臀中肌的後部纖維產生關節向心力[14]。在髖關節外展運動中，髖關節外旋的臀中肌活動降低，胯腰肌的活動增加[15]。同時，筆者遇過在臨床實務上具有Trendelenburg徵候的案例，在患肢骨盆降低的姿勢，臀中肌的肌力降低。因此，在髖關節外展的自動運動，讓患肢骨盆降低的姿勢下評估外展肌力就很重要。就像這樣，必須將髖關節及骨盆調整到適當的姿勢以評估肌力（**圖7a**）。

同時除了臀中肌，臀小肌在步行上也很重要。考慮髖關節外展肌中的作用向量，臀小肌將股骨往關節窩按壓方向作用[14]。而亦有研究指出，臀小肌在單腳站立的肌肉活動，比臀中肌還高[16]。不過，臀小肌在髖關節炎時容易肌肉萎縮，脂肪變性也很嚴重[17]。從這些情況來看，雖然臀小肌有助於髖關節穩定性，但一方面也可說是容易發生功能降低的肌肉。因此評估臀小肌的功能就很重要。研究指出，臀小肌在髖關節屈曲時的內旋運動會收縮[18]。臀小肌的功能評估，就是用髖關節內旋的主動運動評估。由於臀小肌為肌斷面面積相對較小的肌肉，比起評估肌力，觀察主動運動的拙劣及肌肉收縮到鬆弛的順暢度，更能夠評估臀小肌的肌肉功能（**圖7b**）。

●來自髖關節以外的影響

　接著思考來自其他部位對髖關節力學不均衡造成的影響。臨床上經常遇見單側髖關節炎患者的上半身重心往健肢移位的案例。筆者認為，這是為了避免往患側下肢負重，使身體重心往健側倚靠的動作策略。這類上半身重心往健側位移的案例，由於其患側下肢的負重，從髖關節中心到重心線的距離變長（力矩臂長度變長），髖關節產生的內收方向之外部力矩變大，因應這個情況，更加需要髖關節外展肌在外展方向的關節力矩（圖8）。因此，上半身重心往健側移位的案例，容易出現Trendelenburg徵候。作為上半身重心位移的評估，比較健側與患側坐姿時手臂往側向伸展的胸椎側屈活動性（圖9）。許多案例往患側伸展時，往患側突出的胸椎側屈活動度減少。同時，由於Trendelenburg徵候與足壓中心的外移及後移有關[10]，也必須確認是否有踝關節的背屈活動度受限及距骨下關節的旋前活動度受限。

圖7　髖關節外展肌的功能評估

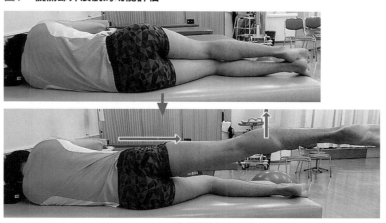

a　臀中肌後部

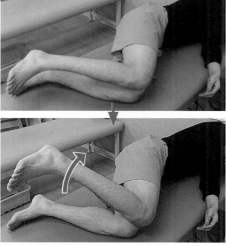

b　臀小肌

a：在患側骨盆降低的情況下評估髖關節外展肌力。
b：觀察髖關節內旋運動的拙劣，及肌肉收縮到鬆弛的順暢度。

圖8　在上半身重心的健側位移下對髖關節外展肌力矩的影響

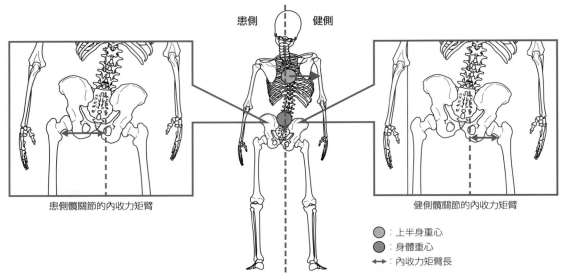

患側　　　　　　健側

患側髖關節的內收力矩臂　　　　　　　　　　　　　　　　健側髖關節的內收力矩臂

⬤：上半身重心
⬤：身體重心
↔：內收力矩臂長

上半身重心往健側位移情況下的負重，由於髖關節中心至重心線的距離變長，在髖關節產生的內收力矩變大，因應這個情況，更加需要髖關節外展肌的外展力矩。

圖9　對於冠狀面上半身重心位移的評估

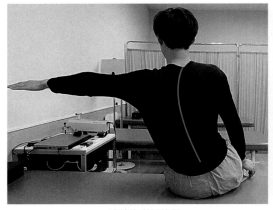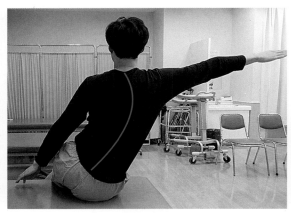

a　手臂往患側伸展　　　　　　　　　　　　b　手臂往健側伸展

在坐姿比較健側與患側手臂往側向伸展時胸椎的側屈活動性。許多案例往患側伸展時，往患側突出的胸椎側屈活動度減少。上半身重心往健側位移的案例容易出現Trendelenburg徵候。

> ➤ 矢狀面的關節不穩定性
> ● 髖關節中心與重心線的關係

在矢狀面的靜止站姿，重心線幾乎通過髖關節中心[19]。因此保持靜止站姿時，髖關節周圍的肌肉活動量可以維持在最低，同時矢狀面上對於髖關節的剪應力會變小。不過若因某些原因使得重心線位於髖關節中心的後方，髖關節屈肌群的關節力矩將增加[20]，同時髖關節強制伸展，因此股骨的前向剪應力將提升[21]。

　　同時，思考矢狀面上髖關節的合適度，若骨盆前傾，髖臼對於股骨的被覆蓋率增加；若骨盆後傾，被覆蓋率降低。因此注意矢狀面骨盆的傾斜，可認為骨盆後傾姿勢下的負重與髖關節不穩定性有關。不過建內[22] 指出，並非骨盆與股骨的相對位置關係，而是評估髖關節中心對於重心線位置的重要性。因此骨盆的前後傾除了矢狀面上的傾斜，觀察髖關節中心對重心線的位置也很重要。

　　具體而言，將呈現骨盆後傾的兩種姿勢當作例子思考。假設兩種姿勢的骨盆後傾角度相同。第一種姿勢為膝關節過度伸展、胸椎屈曲、往後向位移的搖擺背（sway back），第二種姿勢為脊椎的生理性彎曲減少的平背（flat back）（圖10）。兩種姿勢皆預測骨盆後傾、股骨的骨頭被覆蓋度降低，但施加於髖關節的前向剪應力並不同。由於搖擺背的髖關節中心在重心線前方的位置，髖關節的前向剪應力增加。另一方面，平背比起搖擺背，髖關節中心與重心線的距離較近，因此能夠推測髖關節的前向剪應力比搖擺背還小。就像這樣，只用骨盆矢狀面上的傾斜程度評估髖關節穩定性並不足夠。重要的是，必須觀察髖關節中心對於重心線的位置，甚至推測髖關節中心往前向位移的要因。

圖10　比較不同姿勢的髖關節前向剪應力

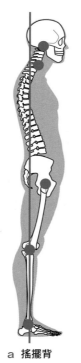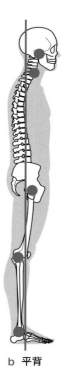

　　　　　a　搖擺背　　　　　　　　　　　b　平背

假設兩種姿勢的骨盆後傾角度相同。由於搖擺背的髖關節中心在重心線前方的位置，髖關節的前向剪應力增加。另一方面，平背比起搖擺背，髖關節中心與重心線的距離較近，因此能夠推測髖關節的前向剪應力比搖擺背還小。

Ⅲ

各功能障礙的管理

●排列的評估

　　將體表大轉子大概的位置視為髖關節中心的位置掌握，以觀察排列。用評估單腳站立時從耳廓到地面的垂線是否通過大轉子上方之單腳站立測試，評估矢狀面的排列（圖11）。從耳廓向下的垂線通過大轉子的情況為陰性，通過比大轉子更後方的情況則判斷為陽性。從耳廓向下到地面的垂線比大轉子還後方時，推測股骨對髖臼的前向剪應力容易作用。同時，透過使抬高側下肢的髖關節屈曲角度變化調整測試的難易度，配合患者的能力選擇姿勢（圖12）。陽性的情況，若髖關節中心的前向移動（髖關節伸展肌的關節力矩減少、髂腰肌離心收縮的功能降低）及上半身重心的後向移動（胸椎後彎）有問題，則提出假設、進行評估。

圖11　單腳站立測試

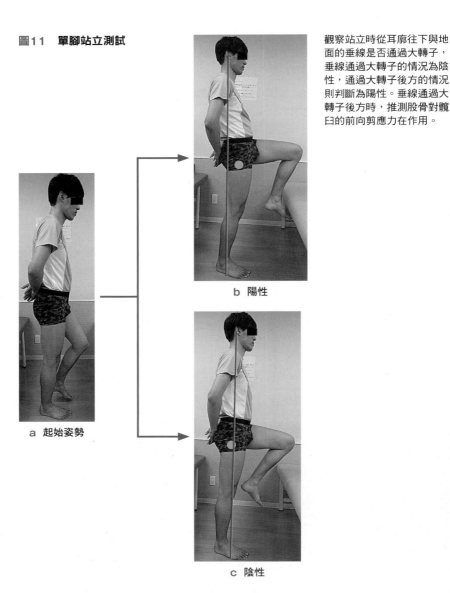

a 起始姿勢

b 陽性

c 陰性

觀察站立時從耳廓往下與地面的垂線是否通過大轉子，垂線通過大轉子的情況為陰性，通過大轉子後方的情況則判斷為陽性。垂線通過大轉子後方時，推測股骨對髖臼的前向剪應力在作用。

94

●髖關節中心的前向移動

髖關節中心出現前向移動的情況，可推測為髖關節伸展肌的肌肉出力降低，及胯腰肌的離心收縮功能降低。

對於髖關節伸展肌的肌肉出力降低，評估臀大肌與其協同肌肌肉活動的優越性。評估的方法，就是確認在俯臥姿隨著髖關節伸展運動，腿後肌群及腰部腰背肌的活動是否比臀大肌早出現（**圖13a**）。具體而言，在俯臥姿用膝屈曲及伸展姿勢做髖關節伸展運動，評估此時臀大肌對腰部腰背肌及腿後肌群收縮的順序及收縮的強度。臀大肌對腰部腰背肌的肌出力不良的情況，在膝屈曲姿勢的髖關節伸展運動會出現腰椎過度前彎及骨盆過度前傾，或腰部腰背肌的收縮比臀大肌還早出現的情況。同時，在臀大肌對腿後肌群的肌出力不良的情況，在膝伸展姿勢的髖關節伸展運動，會伴隨膝關節的屈曲運動，以及腿後肌群的收縮比臀大肌還早發生的情況（**圖13b**）。有研究指出，特別在臀大肌活動降低的情況，隨著髖關節伸展運動，股骨出現前向位移[23]）。在臀大肌的肌肉出力降低的情況，必須抑制腿後肌群及腰部腰背肌的活動，提高臀大肌的出力。

同時，對於胯腰離心收縮的功能降低，可坐在滾筒上使軀幹往後方傾斜，評估是否能夠維持腰椎及骨盆正中姿勢（**圖14**）。此時，只要胯腰肌、腰大肌皆發揮良好的離心收縮，腰椎及骨盆的正中姿勢就能維持。隨著軀幹的後方傾斜，無法維持腰椎及骨盆正中姿勢的情況則判斷為陽性。在滾筒上的坐姿，只要髖關節屈曲活動度受限並非重度，就可能進行評估。若屈曲活動度受限為重度，便坐在椅面高度高的椅子上，使髖關節屈曲角度變小，同樣可能進行評估。

圖12　單腳站立測試的難易度設定

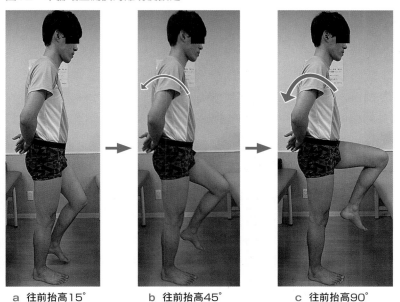

a　往前抬高15°　　b　往前抬高45°　　c　往前抬高90°

將抬高的肢體側下肢往前抬高，上半身重心後向移動。為了抵銷此情況，骨盆做出前向位移，使得耳廓往下的垂直線變得容易通過大轉子的後方。必須配合患者能力選擇單腳站立的姿勢。

III

各功能障礙的管理

圖13　臀大肌優越性的評估

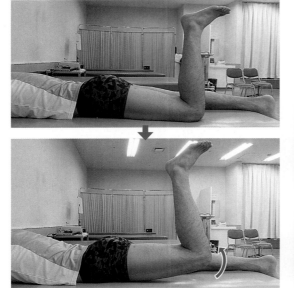

a　對於臀大肌腰部腰背肌的優越性評估

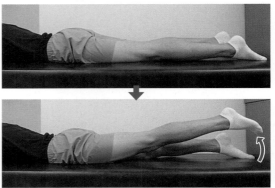

b　對於臀大肌腿後肌群的優越性評估

●上半身重心的後向移動

對於上半身重心的後向移動，用四肢著地姿勢之脊椎屈曲、伸展運動的「cat and dog」進行評估。研究指出，上半身重心後向移動的代表性姿勢搖擺背的胸椎屈曲增加[24]。因此，特別要評估胸椎的伸展活動性。臨床上經常觀察到，在搖擺背胸椎伸展活動性的代償運動而產生腰椎過度伸展，以及腰椎伸展運動比胸椎早一步出現（**圖15**）。用cat and dog確認到胸椎的伸展活動度降低的話，由於原因是上半身重心的後向移動，因此要試圖擴大胸椎伸展活動度。

髖關節不穩定的治療

接著針對前述的冠狀面及矢狀面上，導致關節不穩定性之功能性要因的治療方法來解說。

➤冠狀面的髖關節不穩定性

●肌肉功能改善

進行髖關節外展肌中臀中肌後部纖維、臀小肌的功能改善。作為臀中肌的肌力強化而常用側臥姿的hip abduction，為降低運動側骨盆，進行髖關節內旋。此時由於髖臼外側的接觸應力增加，髖關節內收時的臀中肌收縮在外展姿勢減少[25]，因此要在髖關節輕度外展時進行（**圖16a**）。關於臀小肌，在髖關節屈曲姿勢進行內旋運動（**圖16b**）。同時由於這些肌肉需要在負重姿勢做肌肉收縮，在患側

圖14　髂腰肌離心收縮的評估

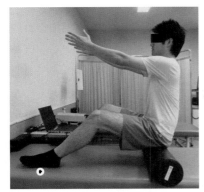

a　起始姿勢

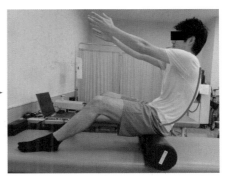

b　不良的例子

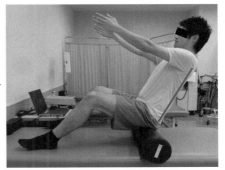

c　良好的例子

坐在滾筒上，讓軀幹往後方傾斜，評估是否能夠保持腰椎及骨盆的正中姿勢。隨著軀幹的後向傾斜而無法控制軀幹後傾的情況，以及腰椎、骨盆無法保持正中姿勢的情況則判斷為陽性。

圖15　胸椎伸展活動性的觀察

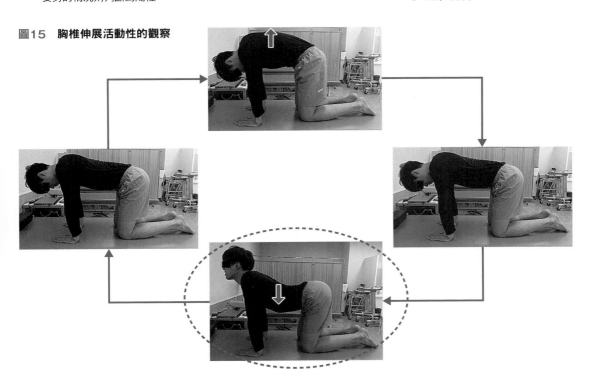

觀察脊椎的伸展運動時胸椎與腰椎伸展活動性的不同。在搖擺背的例子，胸椎的伸展活動性降低，作為這個情況的代償動作，腰椎發生過度伸展，以及腰椎比胸椎更早產生伸展運動，這點在臨床上經常觀察到。

負重姿勢時讓健側下肢進行外展運動（圖16c）。此時，使患側下肢的足壓中心內向移動，亦可一併對於Trendelenburg徵候原因的足壓中心外向移動進行矯正。

● 將上半身重心往患側引導

坐正時配合往患側臀部的負重向健側進行側屈、旋轉運動，改善患側胸椎椎間關節的活動性（圖17）。這種時候，使非側屈、旋轉側的坐骨留有體重施力，以進一步提高改善部位的伸展感。

➤ 矢狀面的髖關節不穩定性

● 髖關節中心前向移動的改善

作為臀大肌的促進法，可在側臥姿勢進行蚌殼式運動（hip clam）。依髖關節屈曲角度的變化，分成臀大肌的上部纖維、下部纖維進行訓練。上部纖維隨著增加髖關節屈曲角度，外旋作用將減弱；下部纖維雖然髖關節屈曲角度也增加，外旋作用則相對有維持[26]。因此，上部纖維要在髖關節屈曲角度小的姿勢下進行改善，下部纖維則在使髖關節屈曲角度增加的姿勢下進行改善（圖18）。

由於胯腰肌在站立、步行中需要做離心收縮，應該選擇做促進離心收縮的訓練。作為具體方法，評估時的起始姿勢同樣坐在滾筒上，在腰椎及骨盆保持正中姿勢的情況下進行軀幹後向傾斜運動。此時，將左右上肢的運動階段性改變，調整難易度（圖19）。若情況允許，執行這種方法時追加假設步行及站立狀態的髖關節屈伸正中姿勢的訓練。具體的方法為在跪姿將頭部、胸椎、骨盆保持正中姿勢的情況下，進行軀幹後向傾斜運動（圖20）。注意不要發生骨盆往前向位移的代償性運動。

● 上半身重心後向移動的改善

胸椎的後彎、後向位移嚴重的案例，要促進胸椎伸展活動性的改善（圖21）。組合胸椎屈伸與旋轉運動，吸氣時伸展，吐氣時屈曲。若胸椎的伸展活動性已改善，便改成在側臥姿四肢著地的姿勢。

同時，由於頭部前向位移將導致胸椎後彎，為了促進胸椎的伸展活動性，改善頭部前向位移便很重要。對於頭部前向位移，可嘗試改善枕下肌群的柔軟度，同時改善上部頸椎的屈曲活動性（圖22）。

圖16　髖關節外展肌的功能改善

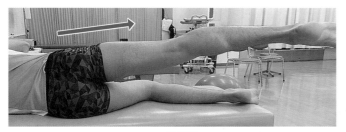

a　臀中肌

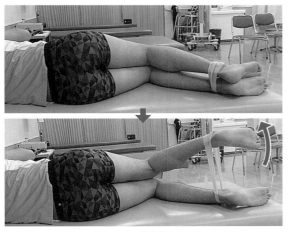

b　臀小肌

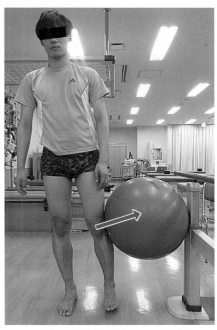

c　在負重姿做髖關節外展肌的促進法

圖17　將上半身重心往患側引導

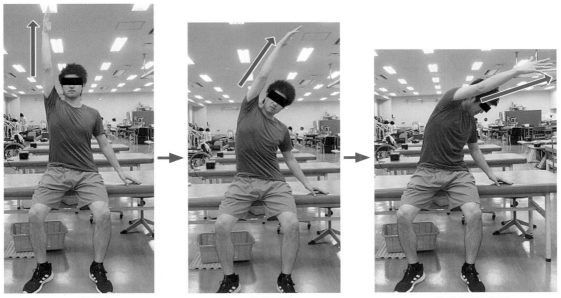

a　只延伸上肢　　　　　　　　b　胸椎側屈　　　　　　　　c　胸椎側屈＋旋轉

配合坐正時往患側臀部施加的負重，進行往健側的側屈、旋轉運動。此時，非側屈、旋轉側的
坐骨留有體重施力，以進一步增加治療部位的伸展感。

圖18　臀大肌的功能改善

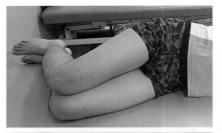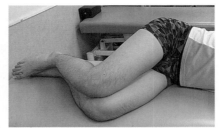

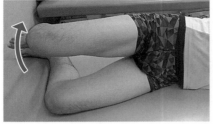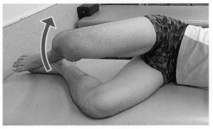

對於上部纖維，用髖關節屈曲角度小的姿勢；對於下部纖維，用髖關節屈曲角度大的姿勢進行「蚌殼式運動」。

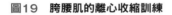

a　臀大肌上部纖維　　　　　　　b　臀大肌下部纖維

圖19　胯腰肌的離心收縮訓練

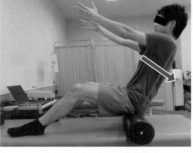

小

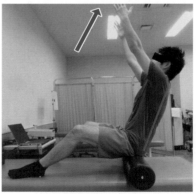

難易度

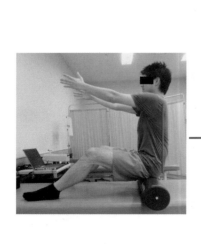

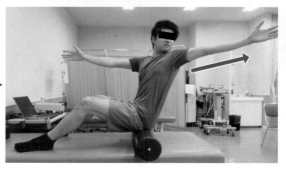

大

在滾筒上用坐姿進行軀幹後向傾斜運動。此時，將左右上肢的運動階段性改變，調整難易度。

圖20 髖關節屈伸正中姿勢的胯腰肌離心收縮訓練

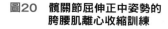

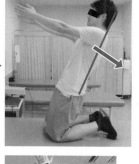

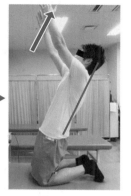

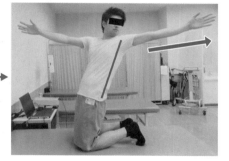

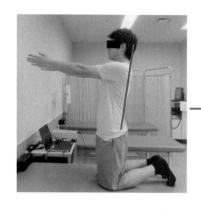

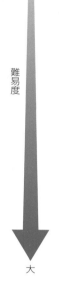

小

難易度

大

骨盆前向位移的代償性運動會助長髖關節中心的前向位移。讓脊椎沿著滾筒，意識保持頭部、胸椎到骨盆的正中姿勢，可防止代償性運動出現，容易加深運動的印象。

圖21 胸椎伸展活動性的改善

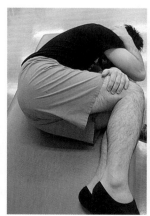

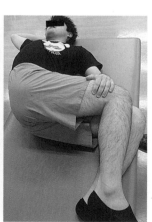

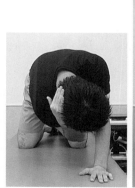

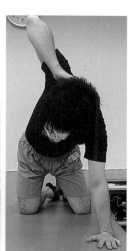

a　側臥姿

b　四肢著地

隨著胸椎屈伸，也組合做旋轉。配合呼吸使胸椎屈伸，在吸氣時伸展，在吐氣時屈曲。階段性從側臥姿改成四肢著地的姿勢。

圖22　對於頭部前向位移的治療

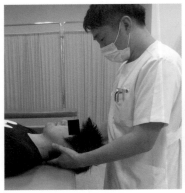
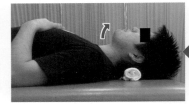
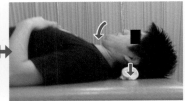

a　枕下肌群的柔軟度改善　　　　　　　　　　　　　　　　　b　上位頸椎的屈曲運動

文獻

1) Buller LT, et al：Relationship between proximal femoral and acetabular alignment in normal hip joints using 3-dimentional computed tomography. Am J Sports Med, 40(2)：367-375, 2012.
2) 星野裕信, ほか：寬骨臼形成不全における曲率と回転中心の検討. 中部整災誌, 58(5)：1017-1018, 2015.
3) Bedi A, et al：Capsular management during hip arthroscopy：from femoroacetabular impingement to instability. Arthroscopy, 27(12)：1720-1731, 2011.
4) Smith MV, et al：Effect of acetabular labrum tears on hip stability and labral strain in a joint compression model. Am J sports Med, 39：103S-110S, 2011.
5) Crawford MJ, et al：The 2007 Frank Stinchfield Award. The biomechanics of the hip labrum and the stability of the hip. Clin Orthop Relat Res, 465：16-22, 2007.
6) Myers CA, et al：Role of the acetabular labrum and the iliofemoral ligament in hip stability：an in vitro biplane fluoroscopy study. Am J Sports Med, 39：85S-91S, 2011.
7) 久米田秀光, ほか：成人臼蓋形成不全股の骨盤形態の特徴-Inward wing CT像について. 臨整外, 21(1)：67-75, 1986.
8) Cibuka MT：Determination and significance of femoral neck anteversion. Phys Ther, 84(6)：550-558, 2004.
9) 木村祐介, ほか：変形性股関節症における骨盤側方傾斜となる要因の検討. Hip Joint, 40：276S-278S, 2014.
10) Crosbie J, et al：Scapulohumeral rhythm and associated spinal motion. Clin Biomech (Bristol, Avon), 23(2)：184-192, 2007.
11) 熊谷匡晃, ほか：股関節内転制限および外転筋力がデュシャンヌ跛行に及ぼす影響について, 理学療法ジャーナル, 49(1)：87-91, 2015.
12) Fujita K, et al：Quantitative analysis of the Trendelenburg test and invention of a modified method. J Orthop Sci, 22(1)：81-88, 2017.
13) Liu R, et al：Changes of gluteus medius muscle in the adult patients with unilateral developmental dysplasia of the hip. BMC Musculoskelet Disord, 13：101, 2012.
14) Gottschalk F, et al：The functional anatomy of tensor fasciae latae and gluteus medius and minimus. J Anat, 166：179-189, 1989.
15) Philippon MJ, et al：Rehabilitation exercise progression for the gluteus medius muscle with consideration for iliopsoas tendinitis：an in vivo electromyography study. Am J Sports Med, 39(8)：1777-1785, 2011.
16) Kumagai M, et al：Functional evaluation of hip abductor muscle with use magnetic resonance imaging. J Orthop Res, 15(6)：883-893, 1997.
17) Zacharias A, et al：Hip abductor muscle volume in hip osteoarthritis and matched controls. Osteoarthritis cartilage, 24(10)：1727-1735, 2016.
18) Beck M, et al：The anatomy and function of the gluteus minimus muscle. J Bone Joint Surg Br, 82(3)：358-363, 2000.
19) Steffen JS, et al：3D postural balance with regard to gravity line：an evaluation in the transversal plane on 93 patients and 23 asymptomatic volunteers. Eur Spine J, 19(5)：760-767, 2010.
20) Lewis CL, et al：Effect of Posture on Hip Angles and Moments during Gait. Man Ther, 20(1)：176-182, 2015.
21) Lewis CL, et al：Effect of hip angle on anterior hip joint force during gait. Gait Posture, 32(4)：603-607, 2010.
22) 建内宏重：運動学(2)股関節の機能解剖と臨床応用. PTジャーナル, 46(5)：451-460, 2012.
23) Lewis CL, et al：Anterior hip joint force increases with hip extension, decreased gluteal force, or decreased iliopsoas force. J Biomech, 40(16)：3725-3731, 2007.
24) Harrison DE, et al：Lumbar coupling during lateral translations of the thoracic cage relative to a fixed pelvis. Clin Biomech(Bristol, Avon), 14(10)：704-709, 1999.
25) 金井　章：筋骨格コンピュータモデルを用いた運動時の股関節ストレスの検討. 理学療法学, 33(4)：223-225, 2006.
26) Delp SL, et al：Variation of rotation moment arms with hip flexion. J Biomech, 32(5)：493-501, 1999.

4 髖關節的肌肉功能衰退

Abstract

■ 正常的髖關節，由深髖臼蓋、骨頭周圍的韌帶、髖關節周圍肌肉維持穩定。不過肌力衰退會導致關節變得不穩定，結果引起各式各樣的動作障礙。

■ 為瞭解決髖關節的功能衰退，需要做出適當的評估。

■ 在實際的治療上，重要的是以全身性觀點查看肌肉張力的連鎖及收縮情況，提案組合表層肌肉與深層肌肉關係等協調性運動之治療計畫。

序

　　髖關節為下肢及骨盆帶連接的關節，作為負重關節達到重要的作用。作為形態學上的特徵，由於髖關節屈曲，髖臼蓋往前方傾斜，股骨頸部往前旋轉。因而在矢狀面的股骨頭被覆蓋率比冠狀面還小。因此為了補強關節的穩定性，由髂股韌帶、恥骨韌帶、坐骨股韌帶，以及股直肌的反摺頭（reflected head）補強髖關節正面，移動受到限制。同時，髖關節周圍有短外旋肌（梨狀肌、孖上肌、孖下肌、閉孔內肌、閉孔外肌、股方肌）和臀中肌、臀小肌。這些肌肉將股骨頭維持在向心位置，幫助骨盆保持穩定。而在本節，首先整理過去肌力的評估及其訓練方法的問題點。接著針對髖關節肌肉功能衰退的改善，解說具體的物理治療。

關於肌力評估的重新探討

➤何謂肌力

MMT：
manual muscle
testing

HHD：
hand held
dynamometer

　　一般在臨床實務上所用的肌力評估，有MMT及手握式測力器（HHD）的方法。這種評估是將關節中心設為軸心，以定量化旋轉力（關節力矩）的方法。肌肉為肌纖維聚集而成，由肌束膜包起成為肌束，接著多數的肌束聚集而成為一條肌肉。越末端的肌肉越細，與肌腱連接，附著在骨頭上。因此，從肌纖維程度的肌纖維張力、肌束程度的肌肉張力、肌肉程度肌腱張力到為了讓關節移動的關節力矩，這種一連串的連鎖，就是產生關節力矩的過程。因此，在理解從MMT得到的結果後，理解關於肌肉張力及肌腱張力等關聯要素便很重要（圖1）。

　　必須特別聚焦於收縮組成（Contractile Component）與串聯彈性組成（Series Elastic Component）的關係。收縮組成指肌肉在收縮時產生張力。而串聯彈性組成指肌腱，能夠累積伸展的能量。譬如，不帶有反作用的跳躍動作與帶有反作用的跳躍動作，後者能夠跳得更高。這種情況，藉由讓膝關節急遽屈曲，使膝伸展肌伸長、增強肌腱的串聯彈性組成的能量，以發揮強大的力量。這種情況顯示，力的發生源不只有肌肉張力，也與肌腱張力息息相關。

圖1　到運動、動作出現為止的過程

程度	肌肉形狀的因子
關節	力矩臂 協同肌、拮抗肌的配置
肌肉	肌橫斷面面積 肌長 肌內的肌束配置
肌束	肌束長 肌束內的肌纖維配置
肌纖維	肌纖維數 肌纖維長 肌纖維橫斷面面積 肌纖維內的肌節序列

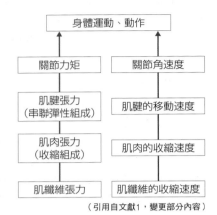

（引用自文獻1，變更部分內容）

Memo　**關節力矩（圖2）**

　　所謂關節力矩，指作用於關節中心旋轉力的意思，從肌肉張力及肌腱張力等力與地面反作用力而產生。地面反作用力，指腳底接觸地面時產生的反作用力。譬如站立時，地面反作用力（F）與從關節中心到地面反作用力向量為止垂直線的槓桿臂長（l）的乘積，就是在各關節作用的旋轉力。像這樣，承受來自身體外部的關節力矩就稱作外部關節力矩。不過為了保持姿勢平衡，必須提供與這種外部關節力矩同樣大小的反向關節力矩。此時，身體內部的肌肉張力就會產生關節力矩相衡。這種肌肉張力產生的關節力矩，稱作內部關節力矩。

圖2　關節力矩

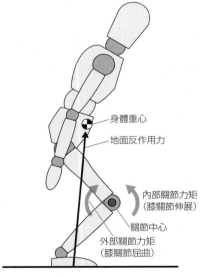

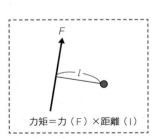

為了與地面反作用力引起的外部力矩相衡，發揮肌肉張力產生內部力矩。

（引用自文獻2，改變部分內容）

➤過去肌力訓練方法的問題點

過去常見的肌力訓練，是用沙袋負重及彈力帶進行單關節運動為主的訓練。用這種方法進行肌力訓練而改善肌力的情況，任誰都有經驗。不過儘管改善一定程度的肌力，若沒有改善難以維持單腳站立，以及步行時Trendelenburg徵候、Duchenne現象之跛腳等情況，動作時留有骨盆帶及軀幹不穩定的案例並不少見。這種狀況，顯示只用單關節運動進行肌力訓練並不充足。也就是說，即使用下肢周徑及MMT的評估得到肌肉肥大及肌力分數的改善，並不代表在實際的動作中也能夠充分發揮肌力。

EMG：
electromyogram

接下來，介紹與其相關的表面肌電圖（EMG）之研究。研究指出，針對退化性髖關節炎（以下稱髖關節炎）的患者，用單關節運動與多關節運動進行髖關節外展肌的肌力強化，接著比較單腳站立時的肌肉活動（臀大肌、臀中肌、闊筋膜張肌），雖然在單關節運動群沒有出現肌肉活動量的變化，在多關節運動群的肌肉活動量有增加[3]。而在另一個用剛體彈簧模型的研究，推測健康者單腳站立姿勢時外展肌的肌肉張力，此時臀中肌、臀大肌、臀小肌的肌肉張力發揮的比率各為46％、32％、22％[4]。這個情況顯示，要維持單腳站立，重要的並非為臀中肌單獨作用，而是外展肌群肌肉出力的均衡性。從這些研究報告可以認為，過去只用彈力帶等的單關節運動中心的肌力強化，並不足以重新恢復動作表現的平衡。

同時，由於在這幾年引入臨床路徑（clinical pathway），加快縮短患者的住院期間，關於物理治療也被要求盡快達到功能恢復。一般認為，手術治療後的髖關節外展肌力，在術後10天到4週左右可恢復到術前的肌力[5-7]。不過實際上卻有不少案例即使能夠恢復步行，仍在留有跛腳的情況下出院。我們物理治療師在這種時候需要的治療策略，是實踐一直以來進行的定量層面之肌力訓練，加上運動模式及收縮模式，以及活動的肌纖維類型和肌肉出力的均衡等定性層面的肌力訓練，以便在短內期提升動作的表現。

➤過去肌力評估方法的問題點

在臨床實務上的肌力評估方法，如前所述，經常用到MMT及HHD，這些是等長收縮時的肌力評估。再者，由於動作的關節只有一個，會變成在評估單關節運動的關節力矩。不過考量到實際的動作場面，到成立動作為止，首先要產生肌肉收縮，隨著這點引起關節運動，接著會有多數關節同時作用，進而展現身體動作。也就是說，在動作場面的肌肉收縮模式為等張收縮，移動的關節為兩個以上多關節運動的情況較為常見。

譬如起立的動作，首先從踝關節、膝關節、髖關節產生各肌肉的肌肉收縮，結果引起踝關節背屈、膝關節伸展、髖關節伸展運動。這種實際的動作中，由於許多關節同時運動而表現出動作，只用過去單關節運動的肌力評估並不足夠。同時關於坐下的動作，必須由膝關節伸展肌的離心收縮來發揮肌力。不過MMT為等長收縮時的肌力評估，已知這與在實際的動作場面需要的收縮模式並不一樣（**圖3**）。

再者，有研究指出在與健康者比較的髖關節炎案例中，臀中肌的II型肌纖維的比例降低[8]，顯示肌纖維類型的組成比率有所差異。由於疾病及老化等因素，也會像這樣使得各肌肉的肌纖維類型產生變化，一般認為肌肉的持久能力及爆發能力亦跟著改變（**表1**）。

從以上內容來看，除了過去的定量肌力評估，也必須考量單關節運動與多關節運動等運動模式的差異、收縮模式的差異，以及疾病特異性肌肉的組織學上的變化而進行評估。

圖3　日常生活動作的階段

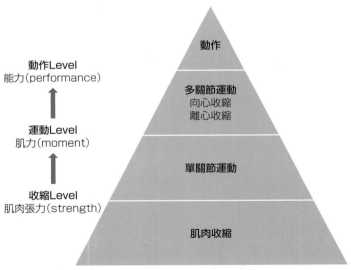

由肌肉收縮產生肌肉張力，再由肌肉張力產生關節運動。接著，透過多關節控制運動而產生動作。

（引用自文獻9，變更部分內容）

Memo **各種肌肉纖維類型的特徵（表1）**
肌肉纖維的類型大致上分為收縮速度慢的I型肌纖維與收縮速度快的II型肌纖維。

表1　肌肉纖維類型的特徵

肌肉纖維	I 型	II 型A	II 型B
運動單位	S型	FR型	FF型
收縮速度	慢	快	快
發揮張力	弱	強	強
持久力	強	中間	弱
運動神經元尺寸	小	中等	大
激發率	低	高	高
傳導速度	慢	快	快

➤過去肌肉張力評估方法的問題點

肌肉張力指肌肉在安靜時的張力狀態，評估方法為被動移動時的阻力強度及性質，以及實際觸摸時的實感。一般而言，肌肉張力的亢進來自錐體徑異常及錐體外徑異常等上運動神經元，而肌肉張力的降低為下運動神經元及小腦異常所導致。另一方面，運動器官疾病時的肌肉張力亢進，主要為疼痛、恐懼、排列異常等引起姿勢的維持及動作時全身性過度肌肉活動的情況並不少見。因此，以往進行的肌肉張力檢查為局部的單關節程度的評估，並不清楚實際上全身性多關節程度的肌肉張力能夠反映到何種程度。因此除了以往用單關節程度做移動時的評估，必須加上實際的動作、姿勢而實踐評估。

運動器官疾病中肌肉張力增加的狀態，有雙關節肌的過度活動、拮抗肌的防禦性收縮、姿勢不良引起的肌肉過度活動等。譬如，髖關節案例的臥姿，有時患側髖骨與健側相比要比地面還高。這種情況顯示髖關節屈肌的縮短，或屈肌的肌肉活動提升的可能。這種異常的肌肉活動、疼痛引發的肌肉張力亢進，將對動作、姿勢造成負面影響。因此，肌肉張力的評估意味著多關節下肌肉活動的推測，必須評估異常肌肉活動使得動作、姿勢無法控制的狀況。

為了從坐姿、站姿控制的觀點掌握肌肉張力，必須觀察支撐基底面與身體重心的關聯性，和伴隨著肌肉活動的變化。此時可用到Klein-Vogelbach理論。譬如，在髖關節案例的單腳站立姿勢，將軀幹往支撐腳方向傾斜、身體重心往髖關節中心附近位移以減少外展力矩。此時由於外展肌力降低，支撐基底面內的中心往身體重心線接近，而得以單腳站立。必須像這樣觀察支撐基底面與身體重心的位置關係，以及隨之出現的肌肉活動。

由以上得知，肌肉張力評估除了評估單關節程度下被動移動時的阻力，還必須包含相連關節在內，全身性掌握實際上姿勢的維持及動作時肌肉收縮的情況。

III

各功能障礙的管理

Memo **Klein-Vogelbach理論的概念**[10]

　　身體在運動時，分成需要活動性的部分與需要固定性的部分。運動的範圍從末梢開始傳導到中樞，而控制這種運動傳導的平衡反應分為三種。

　　①counter activity：提高該運動拮抗肌肉的肌肉張力，以控制隨著目標動作而展開的運動。

　　②counter weight：使身體一部分往相反方向移動，以控制對於隨著目標動作產生的運動。

　　③counter movement：同時進行隨著目標動作產生的運動傳導與引起相反運動傳導之別種運動，以便控制。

圖4　取得平衡的三種控制

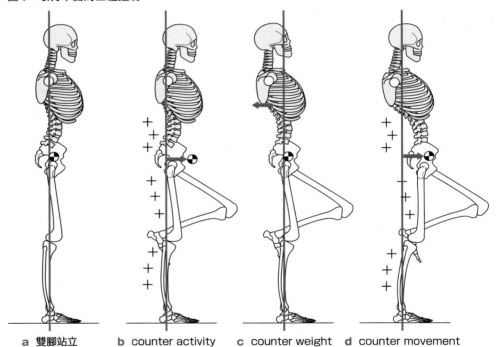

　　　　a　雙腳站立　　　b　counter activity　　　c　counter weight　　d　counter movement

＋表示肌肉張力增加。藍色箭頭為身體重心移動而引起的反應。

a的身體重心線通過耳垂、肩峰、大轉子、膝關節正面、外踝前方，為理想的肌肉張力狀態。b的左下肢抬高，使身體重心往前方移動。提高軀幹伸展肌及右下肢背面的肌肉張力，以控制這種運動的延伸。c為抬高左下肢，使得下半身重心往前方移動，而藉由伸展軀幹使上半身重心做後向位移，使力學上相衡而得以控制。d為抬高左下肢使骨盆後傾。由於可用另一側髖關節的伸展運動控制這種運動的展開，肌肉張力將提升。

（引用自文獻2，變更部分內容）

肌肉的定性功能與其評估

➤肌肉功能的三種要素[11]

肌肉功能的三種要素，分別為①強度的要素，②時間的要素，以及③空間的要素。

①強度的要素，分為肌力（muscular strength）與肌肉功率（muscle power）。肌力指關節力矩，可用MMT、HHD評估。單位用kgm及Nm表示。另一方面，肌肉功率指快速移動時發揮強大力量的能力，與肌瞬發率同義。肌肉功率可用關節力矩與關節角速度（deg/s）的乘積求得。影響肌力及肌肉功率的要因，有肌肉的組織形態、構造上要因（肌纖維徑的粗細、肌纖維數、肌纖維類型），以及神經系統的要因（運動單位）。

②時間的要素指反應時間。反應時間指接收光線等反應刺激時，主動肌產生肌肉收縮、關節運動開始、關節力矩發生為止前時間上的延遲。這種時間的要素，分為前動作時間（premotor time）和動作時間（motor time）。前動作時間指從刺激到肌肉活動開始為止的時間；動作時間指出現肌肉活動，到關節運動開始前的時間。一般認為前動作時間反映了運動姿勢、模式、運動計畫、中樞的覺醒程度等在中樞處理的過程；動作時間指收縮過程的收縮要素、串聯彈性要素等主要在末梢反映的要因。

③空間的要素指肌出力的平衡。根據姬野用剛體彈簧模型推測髖關節骨頭合力的研究，顯示單腳站立姿勢時外展肌群的肌肉張力，若骨盆的前傾角度產生變化，外展肌群的肌肉張力比率將有所差異[4]。這種情況顯示，若排列產生變化，將對各自部位的肌出力平衡帶來變化，雖然過去的肌力評估可能針對力量大小來評估，但難以對肌出力的平衡進行評估。

肌肉功能就像這樣由三種要素組成，一般認為這些要素圓滑地產生功能，可提升身體的表現。

➤髖關節的表層肌與深層肌

過去髖關節疾病中髖關節外展肌力的研究，大多著重在表層肌的臀中肌。因此髖關節外展肌的功能衰退之代表例子，將Trendelenburg徵候及Duchenne徵候引發跛腳、臀中肌的肌力降低視為主要的原因。不過為了將骨頭保持向心位置、使髖關節穩定，髖關節深層肌也擔任重要的職責。因此，我們就聚焦在深層肌中臀小肌的重要性進行研究。前人研究[12]提到，外展肌力的肌出力比率，臀中肌：臀小肌：闊筋膜張肌各為4：1：1。只看這個數據，對臀小肌外展肌力的貢獻率似乎頗低。不過臀小肌位於臀中肌深層的位置，占外展肌群的總橫斷面積約20％。再者，觀察解剖學上的外展肌群，臀小肌與股骨頸部平行分布，若用向量表示肌肉作用，則面對向心的方向（圖5）[13]。因此認為，臀小肌對關節的支撐和關節運動的引導，都具有重要的作用。而根據Kumagai等人[14]用MRI針對健康

者做單腳站立5分鐘後臀小肌、臀中肌亮度變化的調查結果，臀小肌比臀中肌的亮度更佳。再者，根據我們用wire電極對健康者測量單腳站立時髖關節外展肌的肌肉活動之結果，顯示臀小肌比臀中肌、闊筋膜張肌的肌肉活動呈現有意義的高值[15]（**圖6**）。這些情況顯示，針對髖關節外展肌的功能衰退，臀小肌的作用也很重要，必須評估表層肌與深層肌雙方。

➤肌肉的定性評估

本節針對EMG的評估方法來解說。EMG分析主要有積分肌電圖分析與功率譜密度分析。積分肌電圖分析，指將肌肉活動的總運作量定量化，稱為定量評估。另一方面，功率譜密度分析可評估正在活動的肌纖維類型，稱為定性評估。此外，本節也將多數肌肉的肌肉活動量平衡以定性評估處理。

加藤[16]指出，髖關節案例與健康者的步行相比，臀中肌的作用時機及動員的肌纖維種類不同，必須考慮到肌纖維種類而進行肌力訓練。推測肌纖維組成比率的方法，可用到功率譜密度分析。其廣為人知的代表性方法就是快速傅立葉變換（FFT）。EMG以作為約10～500Hz為止的干涉波被記錄，而FFT則是將此干涉波分解成各種不同的頻率波，調查其頻率的功率分布。FFT所獲得的平均頻率（MPF），若支配I型纖維之運動單位的活動量大就會降低[17]，低頻帶主要反映I型纖維的活動，而高頻帶主要反映II型纖維的活動。不過用FFT時，肌肉活動波形的恆定性（stationarity）為分析的前提條件，並不適用肌肉活動波形為非恆定性時的動作分析。此時加藤[13]指出，用發揮威力的wavelet變換對非恆定性的肌肉活動波形分析，可能進行動作時的肌肉定性評估。

FFT：
fast Fourier transform
MPF：
mean power frequency

圖5　臀小肌、臀中肌的肌肉作用向量

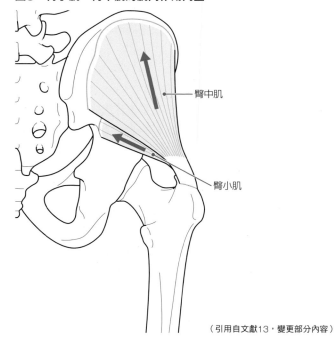

臀中肌

臀小肌

（引用自文獻13，變更部分內容）

圖6　單腳站立時髖關節外展肌的肌肉活動

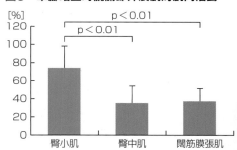

健康者保持單腳站立姿勢，顯示活動量最高值的是臀小肌，接著依序為闊筋膜張肌、臀中肌。從這情況可得知，髖關節深層肌的活動有保持骨盆水平姿勢的重要作用。

（引用自文獻15）

Memo **wavelet頻率分析**[16]

　　頻率分析的其中之一，特徵為①非恆定性的分析發揮威力，②保留失去傅立葉變換之時間領域資訊，能夠做頻率分析。從步行等動作時肌電圖波形計算出平均頻率或中間頻率，可能評估活動的肌纖維類型及肌肉疲勞。

多關節運動鏈的肌肉功能特性

III

各功能障礙的管理

OKC：
open kinetic chain

CKC：
closed kinetic chain

➤開放鏈運動（OKC）與閉鎖鏈運動（CKC）[11]

　　運動鏈（kinetic chain）指在一個關節引起運動，其運動將對相連關節產生影響的概念。譬如若骨盆前傾，腰椎就會前彎，髖關節屈曲、內旋，膝關節伸展、外翻、外旋，足部旋前。相對的若骨盆後傾，則腰椎後彎，髖關節伸展、外旋，膝關節屈曲、內翻、內旋，足部旋後。像這樣骨盆排列的變化，將對上下的方向產生運動鏈的影響。Steindler[18]將四肢遠側的關節可自由移動的情況定義為開放鏈運動（OKC），遠側被固定的情況定義為閉鎖鏈運動（CKC）。譬如坐姿時的膝關節伸展運動及SLR等為OKC，深蹲運動則相當於CKC。

SLR：
straight leg raising

　　將OKC與CKC的不同，視為單關節運動或多關節運動的不同便容易理解。不過，踮腳尖或將足部靠在牆壁上的muscle-setting exercise雖然遠側被固定，卻是單關節運動。同時，步行時擺盪的下肢及投球動作等遠側沒有被固定，卻是多關節運動。由於CKC、OKC各自有單關節運動、多關節運動，重要的是整理好必要的動作是什麼。

➤OKC-CKC的肌肉活動特徵

　　OKC與CKC中的肌肉活動，顯示單關節肌與多關節肌有不同的活動，市橋[19]表示，隨著OKC（坐在椅子上伸展膝蓋）時股內側肌與股直肌肌肉活動的膝關節角度增加，肌肉活動量減少，各自的活動量沒有差異。不過有研究指出，隨著CKC（腿部推舉）時膝關節角度增加，OKC以上減少，股內側肌比股直肌經常有更大的肌活動量。而河村[20]指出，CKC（腿部推舉）使出20%MVC以下的力時，股直肌不會出現肌肉活動。這種情況顯示主動肌是單關節肌或多關節肌而出現不同活動。關於主動肌與拮抗肌的關係，在OKC主動肌活動，而在CKC除了主動肌，也出現拮抗肌的活動。已知在深蹲動作等的CKC，隨著膝關節伸展，拮抗肌之腿後肌群的活動增加。像這樣，進行多關節運動時，主動肌與拮抗肌將共同進行運動控制。

　　同時，OKC與CKC的肌肉起始與停止相反。解剖學上將出現肌肉收縮時被固定的地方定義為起點，在肌肉附著部移動的地方定義為止點。不過，相對於OKC近側的肢體被固定、遠側的肢體出現動作，CKC具有遠側的肢體被固定、近側的肢體出現動作的特徵。因此，即使在OKC與CKC做同樣的關節運動，動作程度上的意義也有差異。譬如，用步行動作時的起始接觸到負重反應期脛骨前肌的活動來說明。脛骨前肌引起脛骨與足部接近的運動。在這個運動，OKC的情況為足部接

近脛骨的運動。不過CKC的情況由於遠側的足部為負重面而被固定在地面上，脛骨對地面呈垂直的動作。這是將完全伸展姿勢下接地的膝關節，使脛骨往前方傾斜，引導膝關節屈曲運動的重要作用。

臨床應用實務的要點

➤考量髖關節深層肌活動的肌力訓練

有許多關於髖關節深層肌訓練的研究報告。本節著重在臀小肌活動的肌力訓練上說明。

關於髖關節外展肌的肌肉纖維分布，臀中肌的前部纖維、中部纖維幾乎對水平面垂直分布，臀小肌與臀中肌後部纖維與股骨頸部平行分布。因此，以往一般進行的、著重於臀中肌的訓練，由於骨頭對髖臼的負重部施壓，力學應力恐怕會集中於負重部。不過，由於臀小肌的肌纖維分布朝向髖關節向心的方向，髖臼能夠全方位承受力量。因此，可能實施減輕對負重部應力的肌力強化，選擇性做臀小肌的訓練很重要。

關於臀小肌等長收縮的肌力訓練，可用髖關節伸展10°與外展20°的低負重運動提高臀小肌的收縮率，在髖關節伸展或外展姿勢其中之一進行訓練[21]。同時根據我們用wire電極的研究，顯示與髖關節外展0°相比，在外展20°的臀小肌肌肉活動提高[7]（圖7）。由這些報告來看，將髖關節調整在外展姿勢，優先進行臀小肌活動的訓練是可行的。不過在日常生活中，比起等長收縮，需要在等張收縮時發揮肌力的情況較多。因此就對OKC等張外展運動時的肌肉活動來探討。結果，臀小肌比臀中肌肌肉活動量還高（圖8）。同時在負重量方面，可在最為抑制臀中肌肌肉活動之最大自主收縮（Maximal voluntary contraction）的20％進行訓練最佳[22]（表2）。

接著，在臥姿進行CKC的方法，有下肢的推壓運動[23]。這種方法是物理治療師握住患側肢體的踵骨，朝中樞方向施加阻力，患者則將下肢往直向施加推擠般的力。這是此時讓患側的骨盆下降，使髖關節呈現相對外展的訓練方法。

同時，我們在臨床上進行的CKC訓練，有讓患側下肢支撐維持單腳站立姿勢，使另一側下肢呈現外展的方法。用wire電極實際記錄肌肉活動，確認就算只用單腳站立，也能有臀小肌的活動。再者，已確認將另一側下肢外展時，有更高的肌放電（圖9）。作為這個理由，若將另一側下肢外展時，由於支撐側髖關節呈外展姿勢，臀小肌的肌肉活動將提高。由上述內容可得知，單腳站立後，將另一側下肢緩慢外展的方法，作為臀小肌訓練有效果。

圖7　等長收縮的臀小肌肌肉活動特性

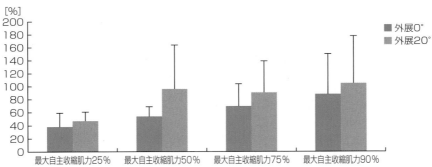

髖關節外展0°、20°的姿勢，顯示不同的收縮強度在等長收縮時臀小肌的肌活動特性。

圖8　等張外展運動時的實際波形

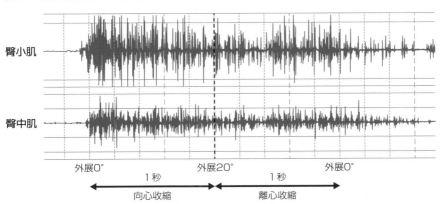

顯示等張外展運動時的肌電圖波形。在向心收縮、離心收縮時，臀小肌的肌肉活動皆比臀中肌還大。

IEMG：
integrated
electromyogram

表2　各負重量的%IEMG

負重量	臀小肌	臀中肌
最大自主收縮肌力20%	40.9±15.2	33.4±16.7*
最大自主收縮肌力40%	49.0±19.8	41.4±13.9
最大自主收縮肌力60%	54.2±27.8*	42.9±15.7†‡

＊：p＜0.05 vs 臀小肌最大自主收縮肌力20%
†：p＜0.05 vs 臀中肌最大自主收縮肌力20%
‡：p＜0.05 vs 臀小肌最大自主收縮肌力60%

➤考慮肌肉收縮模式的肌力訓練

肌肉的收縮模式大致上分為等長收縮與等張收縮。而等張收縮分為向心收縮與離心收縮。特別在步行等日常生活活動中主要為等張收縮的肌肉活動，即使為等張收縮，也需要向心收縮與離心收縮雙方收縮下的肌力發揮。

譬如在步行時，從起始接觸到負重反應期，在冠狀面上骨盆往擺盪側傾斜約5°。此時的髖關節外展肌，需要在離心收縮時發揮肌力。而矢狀面上的膝關節，由於從負重反應期到站立中期呈20°左右的屈曲，此時膝伸展肌需要在離心收縮發揮肌力。用離心收縮發揮肌力可吸收衝擊，有助於做出更加穩定的動作。因此，筆者等人便將意識離心收縮的肌力訓練列入臨床治療上。

圖9　左單腳站立時的臀小肌肌肉活動

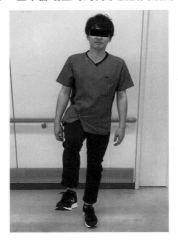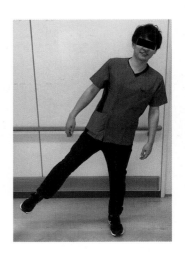

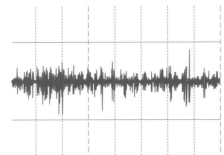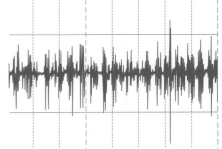

a　右側髖關節正中姿勢　　　　　　　　b　右側髖關節外展姿勢

圖為保持單腳站立姿勢時的臀小肌肌肉活動。用左單腳站立，將右側髖關節做外展姿勢時，臀小肌的肌肉活動將增加。

THA：
total hip
arthroplasty

具體的方法，首先介紹OKC的離心收縮方法。患者用雙膝夾住枕頭，保持側臥姿。接著將上側的下肢保持外展，之後從外展姿勢變為正中姿勢，緩緩將下肢往下降。由於人工髖關節置換術（THA）術後除了自身體重，負重量也增加，因此建議做主動輔助的運動。相對的，只倚靠自身體重的負重並不充分的情況，就用沙袋等輔具提升負重量。接著介紹關節保存手術後CKC的離心收縮方法。在高20cm左右的檯面上站立。接著將健側下肢緩緩從檯面上往下降。此時由於患側下肢會逐漸呈內收姿勢，外展肌將做離心收縮。再者，由於膝關節也會逐漸呈現屈曲，作為膝伸展肌離心收縮時的肌力發揮訓練也有成效。要注意的是，在手術後6～8週做肌力訓練時，由於軟組織的連續性雖然已修復，但組織強度還不充分，要考慮疼痛（圖10、11）。

圖10　意識離心收縮的OKC的外展運動

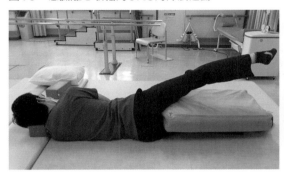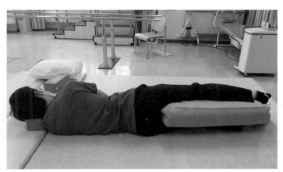

圖11　意識離心收縮的CKC的外展運動

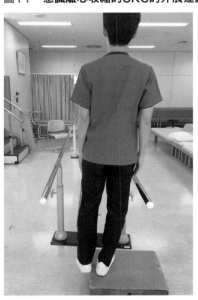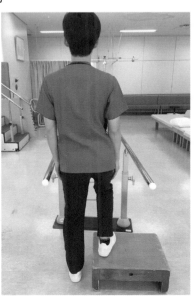

只將患側肢體站立在20cm左右的高度差上，將健側緩緩降低。若有疼痛等不穩定的情況，可手握扶手進行。
THA的情況，由於手術側髖關節呈內收，為禁忌動作。

➤考量肌肉張力連鎖的動作練習

足立[24]指出，若步行動作等CKC的狀態下足部周圍的肌肉張力提升，則股直肌、闊筋膜張肌、內側腿後肌群的肌肉張力增加，其影響顯著的主要是雙關節肌。此情況顯示，四肢遠側的肌肉張力增加，其肌肉張力將對近側的關節造成影響。

一般認為在髖關節案例中發揮外展肌力的動作，過度倚靠容易發揮大型力矩的雙關節肌，這種過度的肌肉活動在步行時也會出現，使肌肉的收縮節律失常。實際在臨床上，經常遇到在闊筋膜張肌出現壓痛，被認為是過度的肌肉活動引起的疼痛。因此，小心留意不讓站立中期以後的踝關節踏地（push off）時太大力，可抑制踝關節周圍過度的肌肉活動，緩和闊筋膜張肌的過度肌肉張力。

具體的方法，首先徒手將踝關節背屈，進行小腿三頭肌的伸展，提升踝關節的柔軟度。接著稍微抬高後腳，盡可能留意不讓小腿三頭肌使力，進行push off的練習（圖12）。

圖12　實際的動作練習

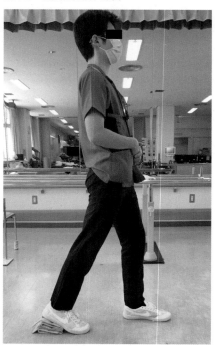

在右後腳放置沙袋之類的物品，抬高腳跟。藉由抬高腳跟，地面反作用力向量與踝關節中心的距離縮短。由於踝關節外部力矩隨著此情況減少，可讓小腿三頭肌的肌肉活動降低。

文献

1) 川上泰雄：骨格筋の形状と機能．骨格筋－運動による機能と形態の変化－（山田茂，ほか 編著），p2，NAP，1997．

2) 斎藤秀之，ほか編：筋緊張に挑む-筋緊張を深く理解し，治療技術をアップする！．p32-47，文光堂，2015．

3) 今田 健，ほか：変形性股関節症における単関節，多関節運動を重視したエクササイズが関節可動域，筋力，片脚立位及び歩行に与える影響．理学療法科学，23(4)：521-527，2008．

4) 姫野信吉：剛体バネモデルによる股関節骨頭合力の推定について．関節の外科，18：1-6，1991．

5) 島添裕史，ほか：人工股関節全置換術後早期の股関節外転筋筋力の推移．理学療法学，32(7)：423-428，2005．

6) 塚越 累，ほか：人工股関節全置換術後における股関節・膝関節周囲筋の筋力推移の比較－膝関節伸展筋力の回復は遅延する－．理学療法学，36(2)：41-48，2009．

7) 室伏祐介，ほか：変形性股関節症に対する理学療法．高知県理学療法，19：15-23，2012．

8) Sîrca A, et al：Selective type ⑯ fibre muscular atrophy in patients with osteoarthritis of the hip. J Neurol Sci, 44(2-3)：149-159, 1980.

9) 井原秀俊，ほか：多関節運動連鎖からみた変形性関節症の保存療法－刷新的理学療法－．p26-47，全日本病院出版会，2008．

10) Klein-Vogelbach S, ほか：クライン・フォーゲルバッハのリハビリテーション-機能的運動療法-基礎編，丸善出版，2009．

11) 加藤 浩：多関節運動連鎖からみた身体運動制御と筋機能評価－変形性股関節症に対する刷新的評価と治療戦略－．J Clin Phys Ther, 13：17-26, 2010.

12) Inman VT：Functional aspects of the abductor muscles of the hip. J. Bone Joint Surg Am, 29(3)：607-619, 1947.

13) Gottschalk F, et al：The functional anatomy of tensor fasciae latae and gluteus medius and minimus. J Anat. 166：179-189, 1989.

14) Kumagai M, at al：Functional evaluation of hip abductor muscles with use of magnetic resonance imaging. J Orthop Res, 15(6)：888-893, 1997.

15) 室伏祐介，ほか：ワイヤ電極による股関節外転筋の比較 外転20°，片脚立位，歩行において．Hip Joint, 39(Supple)：235-237, 2013.

16) 加藤 浩，ほか：歩行解析における股関節中殿筋の質的評価の試み －wavelet変換による動的周波数解析－．理学療法学，26(5)：179-186, 1999.

17) Wretling ML, at al：EMG：a non-invasive method for determination of fibre type proportion. Acta Physiol Scand, 131(4)：627-628, 1987.

18) Steindler A：Kinesiology of the human body under normal and pathological conditions, ed5, Charles C Thomas, Springfield(Illinois), 1955.

19) 市橋則明，ほか：脚伸展動作と膝伸展動作の運動学的分析－Closed Kinetic ChainとOpen Kinetic Chainの違い－．理学療法学，24(6)：341-346, 1997.

20) 河村顕治：大腿直筋におけるCKCサイレント現象．日臨バイオメカニクス学会誌，28：375-379, 2007.

21) 平尾利行，ほか：股関節深層筋トレーニングに関する検討－超音波画像診断装置を用いて－．Hip joint, 35：62-65. 2009.

22) 室伏祐介，ほか：等張性収縮における小臀筋筋活動と中臀筋筋活動の比較－ワイヤ電極を用いて－．理学療法科学，31(4)：597-600, 2016.

23) 川口泰彦，ほか：下肢押し出し訓練を応用したTHA後早期のリハビリテーション．臨床整形外科，52(3)：239-244, 2017.

24) 足立直之，ほか：足部の筋緊張が多関節運動連鎖により下肢近位筋・体幹筋群に及ぼす影響．理学療法学，34(suppl 2)：493. 2007.

Ⅲ

各功能障礙的管理

5　高齡者髖關節疾病的評估

Abstract

■ 關於高齡者的髖關節功能障礙的評估，若只對髖關節功能進行評估並不充分，必須對胸廓及骨盆功能的評估與下肢功能評估，並考量其他關節的功能障礙將使髖關節出現何種力學上的問題。

■ 在日常生活中，有各種不同的力學要因對髖關節功能造成影響。對姿勢、日常生活動作等高齡者的身體特性及活動性，以及精神、心理上的要因及與地區社會間的關係等各式各樣的要因評估，是維持、改善髖關節功能的要點。

序

　　預防高齡者關節疼痛及跌倒等運動障礙症候群（locomotive syndrome），與老年社會的來臨同樣被視為非常重要的課題。根據平成28年（2016年）的國民生活基礎調查[1]，成為需要支援者（譯註：指目前無照護需求，但將來可能需要照護，因此必須及早支援的狀態。）的首要原因為關節疾病，考量到因關節疾病成為需要照護者，對於高齡者關節疾病的物理治療，在今後可說越來越重要。雖然高齡者的關節疾病被視為退化性疾病，卻與對關節施加的力學因素息息相關，尋找功能障礙的力學因素，除了高齡者，也能幫助年輕人預防關節疾病及運動傷害，是非常重要的做法。再者，隨著邁入高齡社會、核心家庭增加及人口集中於都市等因素使得地方縣市人口密度降低、人口減少的影響，在地方縣市的界限集落（譯註：指日本人口稀少，50％以上的人口為65歲以上的老年人，使得難以維持社會功能的城鎮。）增加，導致照護的人手不足等，高齡者的生活環境越來越嚴峻。若高齡者的身體功能降低，生活中需要的基本動作將難以執行。在日常生活需要的動作引起的機械性應力將超過身體功能，甚至對高齡者的身體功能造成負面影響。考量到這些情況，除了髖關節功能，必須對包含社會心理性要因介入治療。

基本知識

➤髖關節的形狀與發達

　　髖關節為髖骨與股骨形成的球窩關節（ball and socket joint），形態上為穩定的關節。髖臼覆蓋股骨頭，因suction功能與sealing功能維持穩定[2]，具有適合支撐骨盆、胸廓、上肢、頸部、頭部重量的功能。同時，為了在起立動作及步行動作等移動時發揮需要的力，具有充分的肌力與活動性，是同時擁有穩定性及活動性兩種相反功能的關節。具有在各式各樣的動作時必須充分發揮關節力矩的功能，除了起立及步行等移動的動作，也在姿勢控制及平衡的功能上扮演重要的職

責。髖關節的形狀，隨著新生兒到乳幼兒期的翻身、四肢爬行、用膝蓋站、站立、步行等慢慢發育，負重成為重要的資訊源而使骨頭形態形成，隨著這個情況，韌帶及肌肉等構造得以逐漸發達。髖關節的關節囊韌帶及海綿骨，因負重使形狀變化，將變為適合具有「穩定性」與「活動性」之相反功能的形態，頸體角、前旋角、髖臼蓋也逐漸形成合適的形狀（圖1）。這種骨頭形態由靜力學上的應力或功能而決定。透過負重，為了使髖關節施加的垂直方向的力能夠橫向分散，發達的海綿骨（Gothic式構造）是能夠承受機械性應力的構造。只有功能方面也包含骨頭組織或其他組織，為決定該形態的要素[4]。

➤關於髖關節的關節囊韌帶

髖關節有髂股韌帶、坐骨股韌帶、恥骨韌帶，對髖臼蓋的股骨頭穩定性有極大的貢獻（圖2）。從髖關節的形狀來看，可說是穩定的關節，不過髖臼蓋及骨頭會產生各種不同的力學上負重，特別在髖臼蓋前上方的軟骨形狀變厚，可看出負重集中在這個部分。因此若骨盆後傾，在髖關節的股骨頭被覆蓋率降低，股骨頭的支撐將變得不穩定，對關節軟骨及關節囊韌帶施加的負重增加。若長期持續承受負重，包含髂骨韌帶在內的髖關節前方關節囊將逐漸鬆弛，對髖關節前方的主

圖1　前旋角與髖臼隨著發育而發達

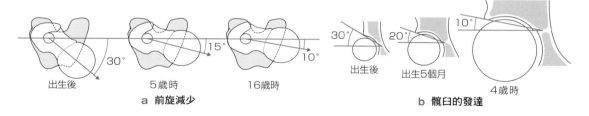

出生後　　　　　　5歲時　　　　　　16歲時
a　前旋減少

出生後　　　出生5個月　　　4歲時
b　髖臼的發達

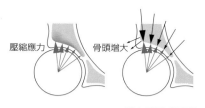

壓縮應力　　　骨頭增大

骨頭非向心位

c　髖臼發達的開始

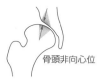

新生兒髖關節的前旋角約40°，但角度隨著發育減少，到了成人變成約15°。髖臼也隨著負重而發達，變得覆蓋住股骨頭，逐漸變穩定。髖臼成長不充分的情況，會使髖臼發育不全，髖關節變得更加不穩定，退化性髖關節炎發病的風險將提升（關於前旋角，請參考「I章-2髖關節的功能解剖與生物力學」第14～15頁）。

（引用自文獻3，變更部分內容）

> **Memo　關節的主要穩定與次要穩定**
>
> 　　對關節施加應力的情況，主要支撐關節的組織為韌帶。譬如，過度出現外部髖關節外展力矩的情況，關節組合體為了保護組織，將發揮內部的關節內收力矩。使產生內部髖關節內收力矩的主要組織為肌肉，不過對髖關節施加外力後出現肌肉收縮，到最大收縮出現為止需發揮一定的時間（時間落差）。這段期間，非收縮組織的韌帶組織發揮張力，對關節產生主要的穩定作用。就像這樣，韌帶對關節有主要穩定的貢獻，肌肉則帶來次要穩定的貢獻。

支撐組織產生影響。這種靜態穩定性降低，使股骨頭的運動學穩定性受損，生理上的關節運動將逐漸出現問題。

➤對生理學關節運動產生的影響

負重關節的生理學關節運動，因退化性髖關節炎（以下稱髖關節炎）等退化性疾病而有缺損。即使在髖關節，屈曲髖關節時旋轉中心運動軸並不會如圓周運動的中心般移動，有時大轉子一邊往前內側移動，一邊產生屈曲動作。譬如，若梨狀肌等髖關節深層旋轉肌縮短，將股骨頭往前方推擠般的力作用，成為對髖關節周圍的剪應力，有惡化成關節盂唇損傷及初期髖關節炎的可能。這種偏離運動生理學的關節運動，若超過生理上的負荷範圍，將對關節組織施加過度的力學負重，關節周圍的軟組織除了損傷，也將導致骨贅形成、引起變形。

川口[5]推測軟骨內累積過度的機械性應力而無法被吸收時，將引起軟骨的內骨化現象，於是在關節邊緣處因過度的機械性應力，可能使得滑膜及韌帶相連的部位有血管侵入，引起軟骨內骨化，出現骨贅；關於MMP及ADAMTS等蛋白質分解酵素，因軟骨細胞的肥大化，從其軟骨細胞分泌的蛋白質分解酵素將使軟骨基質產生退化（圖3）。而Murata等人[6,7]用小鼠的研究，探討有無生理學上關節運動對骨贅形成、軟骨耗損、ACL再生造成的影響，結果指出恢復生理上關節運動，長期下來有預防關節變形及退化惡化的可能。

這種生理學上運動的缺損，在關節運動時的機械性應力聚集在局部累積，有形成骨贅及軟骨耗損的可能。進行關節推移法的評估及主動運動的評估，實踐能夠成功執行生理學運動的治療極為重要。

MMP：
matrix metalloproteinase

ADAMTS：
a disintegrin and metalloprotease with thrombospondin motif

圖2　髖關節的關節囊韌帶

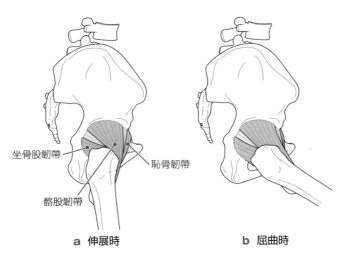

坐骨股韌帶　　　恥骨韌帶

髂股韌帶

a　伸展時　　　　　**b　屈曲時**

伸展時（a）髂股韌帶與恥骨韌帶呈螺旋狀，將股骨頭從前方壓迫，使股骨頭穩定。屈曲時（b）髂股韌帶與恥骨韌帶鬆弛，確保運動性。

圖3　退化性關節炎的發作、惡化的因子、機制

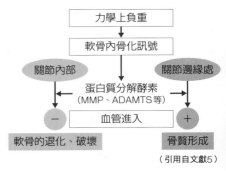

（引用自文獻5）

➤生物力學要因對髖關節造成的影響

生物在重力的環境下，經常承受物理應力。生物的組織透過適應物理應力，使結構上得以應對，邊預防組織性破損，並讓生理活動發揮功能。機械性應力因其增減，在發生及構造維持上出現大幅變化[8]。生物組織用可能預測的模式對物理應力產生明顯的反應。能夠適應的情況顯示正面的反應，無法適應的情況顯示負面的反應。這種生物對物理應力產生的反應，稱作物理應力理論[9]。對於特異性生物組織造成傷害的機制，依賴①施加於組織的物理應力的強度，②施加應力的期間，③組織的特異性特徵等三種情況[9]。

高齡者的情況，除了強度，也必須考慮物理應力施加的期間及組織隨著老化而退化的情況。在成長的過程中，對於物理應力的正面反應將產生組織適應，但隨著年齡而有習慣的姿勢、生活習慣、環境要因或心理性要因等將使得物理應力過度發生，對於外力將變得難以適應。身體組成也會出現變化，若體脂肪率增加，過度的脂肪成為負擔，若無法確保可承受的肌肉量將無法支撐身體，造成身體嚴重的負擔。結果就是脊椎及關節等處的骨頭為了確保支撐面，而出現變形（圖4）。

要控制髖關節的機械性應力，預防症狀惡化就非常重要。建內[10, 11]指出，前期到進行期的髖關節炎中，關節退化的程度與髖關節累積負重有所關聯，而在治療實務上，要點在於除了步行的評估、治療，視野必須擴展到日常生活的活動量。在冠狀面上累積負重的增加，在12個月後將使髖關節炎惡化，因此不讓髖關節累積負重增加很重要。必須適當地評估高齡者的身體功能，做好包含日常生活在內的指導，以應對機械性應力（圖5）。

圖4　機械性應力與關節障礙

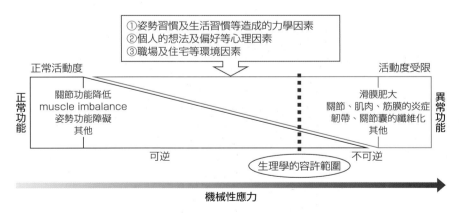

承受施加於身體的外部應力之身體功能降低，導致各種不同的關節障礙。隨著機械性應力的增加，生理性關節運動逐漸受到限制，關節比起活動性，將以穩定性為優先。為了提升關節的保護與支撐性，骨贅將試圖穩定關節合適度。

圖5　末期髖關節炎的案例

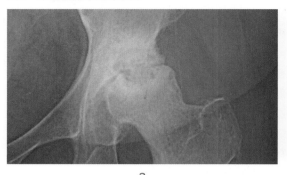

a

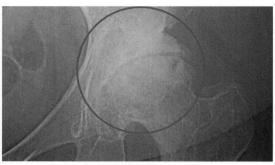

b

a為初診時的影像。可看出關節縫隙幾乎消失，關節軟骨磨損，關節下骨外露。同時髖臼蓋與股骨頭長有大型的骨囊腫，處於關節何時被破壞都不會不可思議的情況。

b為同一患者約三年後的影像。因本人強烈的意願而選擇保守治療。關節縫隙擴大、骨囊腫消失，由於髖臼蓋的骨贅形成使得股骨的被覆蓋率改善，負重分散變為良好的狀態。可藉由此案例思考骨贅在負重反應下，髖關節對於力學負重的適應反應的情況。

（取自文獻12）

➤骨盆後傾與腰大肌的功能

　　許多日本人的姿勢都會出現極具特徵的搖擺背姿勢。由於高齡者經常出現骨盆後傾的姿勢，對於髖關節正面的靜態支撐組織之機械性應力可能增加。從以前就有人指出，在髖關節沒有出現形態異常的案例中，骨盆後傾與髖關節炎及急性破壞性髖關節症可能有關[13]，物理治療師進行評估時也必須留意這一點。由於骨盆後傾使股骨相對外旋、往前方推壓，對髂股韌帶施加的應力變大，同時對於髂腰肌之次要穩定組織的負擔也增加。假設髂股韌帶過度伸長，髖關節前方的支撐功能降低，髖關節將呈現前向不穩定性。相對的若髖關節呈現伸展，引起臀大肌的功能降低或髖關節迴旋肌的功能降低，將對站立姿勢的保持及步行時髖關節的穩定性造成影響。

　　若骨盆後傾、腰椎前彎消失，腰大肌及髂腰肌的肌肉長度變長，功能會降低。髂腰肌不只讓髖關節屈曲，也是對髖關節正面的穩定性有極大貢獻的肌肉。髂腰肌的功能使骨盆保持前傾，股四頭肌充分發揮功能，使下肢的支撐性提升。而且腰方肌的功能使骨盆被固定，股四頭肌與腿後肌群作為膝關節伸展肌的功能，可更進一步提升下肢的支撐功能。考量到腿後肌群也會控制膝蓋的內外旋，髂腰肌及腰方肌作用，除了髖關節的功能，也會幫助膝關節的穩定性，為提升下肢的支撐功能不可或缺的肌肉。

　　這些功能重要的是必須提升骨盆及腰椎的活動性，和提升骨盆前傾與腰椎前彎的活動性。為了維持腰椎適當的前彎，重點在於確保胸椎的活動性，特別重要的是胸腰椎交接處的功能。野口等人[14]的研究指出，根據解剖下後鋸肌的研究結果，越接近脊椎的始點，肌腱部分越多，具有固定胸腰椎交接處的作用。第11～12肋骨被稱作浮肋，雖為缺乏穩定性的構造，但腰方肌附著於此部位。下後鋸肌也與腰方肌連結，幫助此部位的穩定。從這點看來，胸腰椎交接處的柔軟度及固定性的提升，可能對骨盆及髖關節的功能造成大幅影響。

➤高齡者身處的環境

核心家庭逐漸增加的情況中，只有高齡者的家庭及高齡者獨居家庭變多，對高齡者本身的負擔變得越來越大。由於心理負擔也增加，高齡者的髖關節功能除了生物應力及功能解剖，也必須關注心理因素及環境因素。分為改善可能的要素與改善不可能的要素，而關於改善不可能的要素，必須是全面的照護。若不考慮到圍繞在高齡者身邊的人及物理性環境等各種不同的因素，功能就無法獲得改善。譬如從榻榻米起立的動作，若沒有充分改善髖關節的功能，就無法順利執行（圖6）。

高齡者有憂鬱的傾向，也有人提出針對憂鬱做運動的治療效果的可能性，除了身體功能，包含心理要素也一併評估為要點[16]。

肌肉量降低及體脂肪率等身體組成的問題也是重要的要素。如代表性的肌肉減少症（sarcopenia），大多為高齡者的肌肉量不足。若肌肉量降低，由於肌肉出力也降低，變得難以支撐體重，引起關節的變形，可能為跌倒的要因。慢性疼痛患者與健康者相比，顯示有肌肉量的肌肉出力降低的傾向，為了防止肌肉量降低，必須進行飲食療法及改善肌肉出力的運動治療（圖7）。

圖6　掌握運動器官疾病的概念

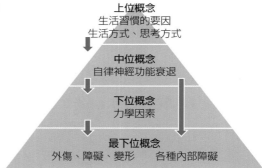

高齡者除了運動器官疾病，也一併具有內科疾病及心理要因等各種不同的問題。高齡者的活動性降低，必須考慮這些複雜地纏繞在一起的要因。不僅是髖關節，觀察關節疾病時除了運動器官的評估，也必須像這樣思考各種不同的要因。必須顧及高齡者生活過的時代背景造成的堅持點、思考方式等每個人的價值觀和生活習慣、興趣、包含社會交流在內等生活方式，進行患者教育，讓患者自己做選擇、管理。

（引用自文獻16）

圖7　慢性疼痛群體與健康群體肌肉出力的比較

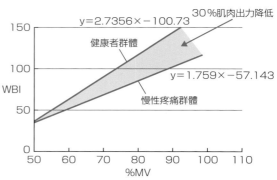

慢性疼痛患者與健康者相比，並不充分具有得以支撐體重的肌力。與健康者相比，有30%肌肉出力降低的傾向，並沒有符合其肌肉量的肌肉出力。必須合一進行肌肉量、體脂肪率等身體組成的評估，以及肌力、活動度、柔軟度等身體功能的評估。

（引用自文獻17）

針對高齡者髖關節的評估

➤對於評估結果的看法

　　雖然需要盡可能正確地評估，不過單從一種評估無法收集到各種不同的資訊。物理治療師對於患者追求的結果評估，最後獲得的資訊受到何種程度影響，要並列各自的問題點評估合適度，訂定治療的優先順序。從解決問題可能性較高的地方著手治療。特別是高齡者的情況，除了運動器官，大多尚有社會心理層面的要素、內科要素、神經學要素及社會性要素等各種不同原因複雜纏繞在一起的病狀出現。

　　圖8為評估的簡單順序。思考對於患者的症狀及目的占據最大的要因為何，決定優先順序，進行治療，從其結果確認自己的假設和計畫何處有問題，這種順序

圖8　物理治療評估的流程

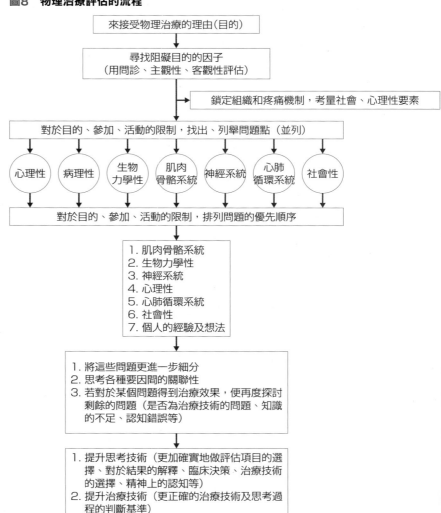

124

很重要。若只從一種評估結果便判斷何為原因，將造成臨床推論的錯誤，原本應該導向成功的思考方向將朝著錯誤的方向進展，而無法順利治療患者。物理治療師一路逐漸累積成功體驗及不成功的經驗，不倚靠原有的知識和技術的展現，一邊驅使批判性思考一邊觀察患者，正是治療的要點[18]。患者本人也帶有各種不同的資訊，物理治療師本身好好接受患者基於過去經驗累積而成的想法也很重要。要思及患者身為人類的尊嚴，並非強硬地施加想法，而是思考該怎麼做才能讓患者接受自己的想法，貼近患者的想法及心情，一同採取行動的態度便是重點。

Clinical Hint

臨床推論的重要性

　運動器官物理治療不只是對於疾病，而是對患者出現的身體功能障礙，以及其結果產生的活動上的問題進行介入。為了達成患者的目的，除了運動器官的評估，要對於出現的各種問題進行所有必要的評估。解釋出現的結果時，不可以偏向自己訂定的假設，必須盡可能排除物理治療師在思考過程發生的偏誤，經常客觀地評估。在這個過程中所有的判斷都需要證據。判斷所閱讀的研究及學問對於臨床上眼前的患者具有何種意義，正是參與其中的物理治療師本人。經常有意識地做出批判性思考，便可能對於自己的思維做風險管理，能夠引出更有效果的介入。

➤評估的實務

●軀幹功能的評估與治療

　高齡者站立姿勢排列的特徵，為胸椎後彎、骨盆後傾，下肢的大腿呈外旋，小腿呈內旋，後腳外翻（圖9）。若骨盆後傾時大腿外旋，用髖臼蓋前上方支撐股骨的可能性高，隨著髖臼蓋支撐面的負重增加，髂腰肌及股四頭肌的張力增加，以保持髖關節前方的穩定性。

圖9　高齡者站姿排列的特徵

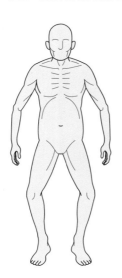

高齡者站姿排列的特徵	胸椎後彎
	骨盆後傾
	大腿外旋
	小腿內旋
	後腳外翻
高齡者肌肉活動的特徵	骨盆周圍肌肉的活動降低
	股四頭肌肌肉張力亢進
	闊筋膜張肌肌肉張力亢進
	髖關節內收肌的活動降低
	髖關節周圍肌肉的活動降低

高齡者在坐姿時，經常採取使骨盆後傾、胸椎後彎的姿勢（**圖10a**）。即使在此時促使骨盆前傾、腰椎前彎的姿勢，也有許多案例無法做出腰椎前彎的姿勢（**圖10b**）。腰椎下部到胸腰椎交接處的柔軟度降低，不僅無法做出前彎姿勢，也有許多案例是即使指示繼續保持腰椎前彎也難以實行。這種案例在坐姿做髖關節屈曲時脊椎無法保持伸展，通常藉由軀幹屈曲、使骨性支撐度提升而讓軀幹固定，以達成讓髖關節屈曲為目的的動作。軀幹肌使軀幹無法支撐骨盆，作為代償性動作而出現軀幹屈曲動作。要提升髖關節功能，要點在於軀幹的固定性，必須評估這類軀幹功能的問題並改善（**圖11**）。

圖10　坐姿的評估

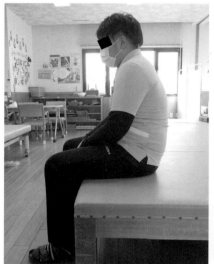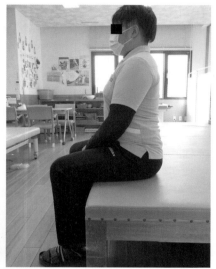

a　腰椎後彎姿勢　　　　　　　　　　b　腰椎正中姿勢

在坐姿呈腰椎後彎的高齡患者（a）中，即使指示腰椎前彎，也無法順利做出腰椎前彎姿勢（b）的案例很常見。同時，即使做出腰椎前彎姿勢，也有許多案例難以保持姿勢。因此能夠判斷骨盆到胸廓的肌肉功能降低。這種情況，軀幹無法作為下肢動作的固定源而發揮功能，骨盆將變得控制不良，下肢的肌肉功能降低。

圖11　軀幹功能的評估

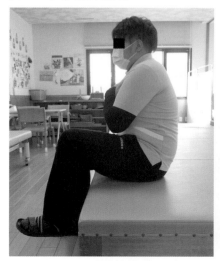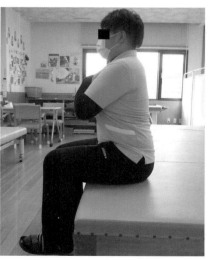

a　腰椎後彎姿勢的髖關節屈曲　　　　b　腰椎正中姿勢的髖關節屈曲

原本，如b在軀幹伸展姿勢能夠做出髖關節屈曲動作。如a的坐姿無法保持軀幹伸展，在髖關節屈曲的同時使軀幹屈曲以代償髖關節屈曲的案例，軀幹肌功能降低，在髖關節屈曲時並不具有固定軀幹的功能。這類案例，比起治療髖關節，治療軀幹更為重要。

在坐姿，骨盆前傾時髖關節同時屈曲。此時若薦骨前傾、腰椎前彎的動作獲得改善，腰大肌就得以發揮功能。同時，若改善胸腰椎交接處的伸展柔軟度，往腰椎至胸椎的彎曲將越來越順利，下後鋸肌及橫膈膜發揮功能，胸腰椎交接處的固定性改善，腰方肌變得易發揮功能。腰方肌及腰大肌為維持骨盆動態穩定時非常重要的肌肉（圖12），這些評估與治療都非常重要。具體而言，用吊環帶或徒手維持軀幹上部，在盡可能減弱外部軀幹屈曲力矩的姿勢，一邊使髖關節屈曲一邊使骨盆前傾，促進腰椎前彎的動作（圖13b）。用吊環帶或徒手使上半身重量免負重，不產生軀幹屈曲而治療。需要注意若吊環的位置太低，將無法支撐上半身重量，軀幹將呈屈曲姿勢（圖13a）。

● 髖關節的活動性評估

進行髖關節屈曲伸展的主動運動的評估。確認夾著大轉子、屈曲時運動軸有無位移。由於髖關節屈曲動作正常的情況，髖關節運動軸為旋轉軸，大轉子在一定的位置內旋轉，但若有功能障礙，大轉子將往前內方向位移[19]。此時一併進行髖關節縫隙的評估。評估前後方向與頭尾方向，確認關節有無鬆弛（圖14）。梨狀肌、閉孔內肌、閉孔外肌、孖上肌、孖下肌等出現過度張力或縮短的情況，屈曲時的運動軸將不穩定，造成髖關節的屈曲受限及屈肌肌力降低。藉由讓這些肌肉發揮功能，可期待屈肌肌力的改善及讓運動軸穩定的效果。

圖12　**腰大肌的分布**

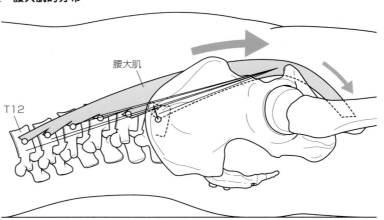

從矢狀面來看，腰大肌幾乎在腰椎兩側垂直分布，為腰椎帶來肌肉穩定性。一般認為包含腰椎到薦椎交接處之整體下軀幹到髖關節正面，對帶來穩定性有極大貢獻。由於腰大肌通過髖關節正面，在骨盆後傾姿勢，被覆蓋率降低的髖臼與股骨頭的關係中，也能達到疑似髖臼蓋的作用，具有抑制股骨頭前向移動的功能。

圖13 對軀幹功能障礙的治療

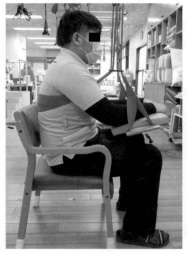

a 腰椎後彎姿勢

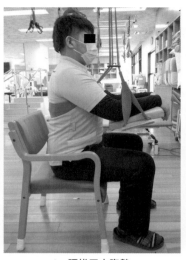

b 腰椎正中姿勢

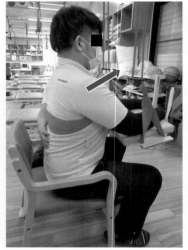

c

用吊環帶讓上肢及上肢軀幹免除重量（a）。為了讓軀幹伸展，讓患者坐在吊環帶正下方的位置便很重要。注意避免讓坐姿呈軀幹屈曲姿勢（b）。物理治療師用手指觸碰棘突間，仔細評估每個椎間的動作，以確認薦骨是否前傾，以及下腰椎是否有前傾的動作（c）。就算不用吊環帶，物理治療師也可以用上肢支撐患者的上肢實施治療（d、e）。

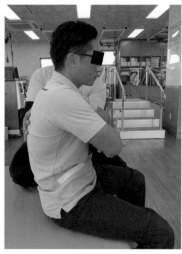

d

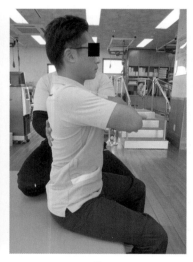

e

圖14 髖關節的縫隙評估

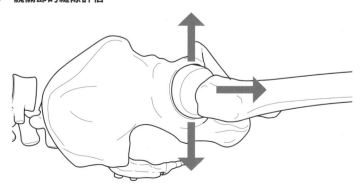

患者在仰臥姿時，支撐股骨頭的近端。必須注意若握得太緊會壓迫肌肉，而造成患者不必要的緊張，無法正確評估縫隙。緩緩移動，確認end feel。若出現如橡膠伸展般鬆弛的end feel，就必須留意。

ASIS:
anterior superior
iliac spine

● 骨盆位置的評估

　　從水平面評估仰臥姿的髂骨前上棘（ASIS）與恥骨聯合的高度（**圖15**）。若ASIS與恥骨聯合的高度相同則用前後傾正中姿勢，恥骨聯合比ASIS還高則用骨盆後傾姿勢，較低的話則用前傾姿勢評估。之後掌握大腿遠端，將髕骨朝向上方的位置調成正中姿勢，接著讓股骨內外旋。此時，確認往內旋方向容易移動或外旋方向容易移動，也就是阻力感。骨盆後傾的情況，由於大腿外旋，因此難以往內旋方向移動（**圖16**）。在臥姿的排列，有反映站立時排列的可能性，站立時骨盆後傾的案例是大腿外旋，即使在仰臥姿也有同樣動作。評估骨盆的前後傾與股骨內外旋動作的容易度，在臨床上評估骨盆與髖關節的穩定性具有意義。

圖15　骨盆的傾斜

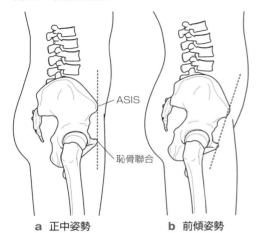
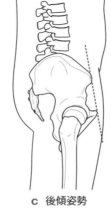

a：骨盆的正中姿勢，兩側ASIS在同一平面上，且這兩點與恥骨聯合在同一平面的姿勢。
b：骨盆前傾，通過兩側ASIS垂直面比通過恥骨聯合的垂直面還前方的姿勢。
c：骨盆後傾，兩側ASIS比通過恥骨聯合的垂直面還後方的姿勢。

ASIS

恥骨聯合

a　正中姿勢　　　　b　前傾姿勢　　　　c　後傾姿勢

圖16　髖關節內外旋的活動性評估

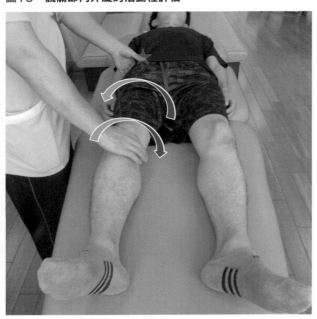

將髕骨轉向正面朝上的位置，將此作為起始姿勢讓股骨內外旋，評估往哪個方向容易移動。一邊注意不要動到ASIS，一邊移動大腿遠端。骨盆後傾的案例中，由於股骨外旋，難以往內旋方向移動。骨盆前傾，容易往內旋方向移動的案例中，雖然髖關節的骨頭容易穩定，但骨盆後傾、大腿外旋的案例中，由於難以獲得骨頭支撐，變成用肌肉支撐，而有髖關節正面的張力提升，肌肉出力降低的可能。

Ⅲ

各功能障礙的管理

●從站立時到單腳站立的骨盆穩定性評估

評估從雙腳站立到單腳站立的骨盆穩定性，在評估負重下骨盆穩定性的狀況時非常重要。從雙腳站立到單腳站立緩緩施加負重。評估左腳的情況，物理治療師在患者左側，用左手食指橈側觸碰患者的左ASIS，確認骨盆的前後傾，用右食指碰觸橈側，一邊用右食指壓迫髂骨後上棘（PSIS）一邊確認（圖17）。用來觸碰手指的位置絕對不可以移動。假設物理治療師的左食指離開ASIS，右PSIS降低、壓迫到右食指的話，骨盆就是後傾的情況。用這些評估確認骨盆的移動後，接著確認大轉子移動。假設ASIS一邊往上方移動，大轉子一邊做後向移動，就有骨盆出現後傾、股骨外旋的可能。這種情況下，髖關節將變得不穩定，髖關節的控制將呈現不良的狀態。

PSIS：

posterior superior
iliac spine

圖17　左下肢負重時骨盆位置的變化（矢狀面）

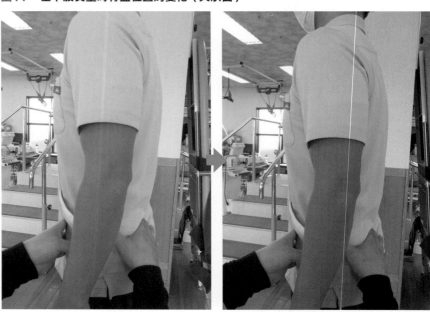

a　雙腳站立　　　　　　　　　　　　　　b　單腳站立

物理治療師用左食指碰觸ASIS，右食指碰觸PSIS。食指必須與地面平行。若食指碰觸的角度左右不同，就算只有這樣也到弄錯高度的可能，要注意這點。一度用手指碰到，就絕對不可以移動碰觸的部位。就這樣指示患者的左下肢緩慢負重。物理治療師的手指不施加壓迫，且左下肢負重時，注意避免讓碰觸的手指高度及角度有所變化。若沒有問題，碰觸手指的高度雖沒有變化，不過在骨盆後傾的情況，負重側的ASIS往上方移動，PSIS往下方移動。前傾的情況則出現相反的動作。由於皮膚容易隨之移動，因此要注意觀察。

Clinical Hint

評估要點

　　進行觸摸觀察及徒手評估時，避免認為從單一結果得到的解釋為正確。譬如圖17的評估情況，骨盆呈現前傾或後傾，終究為從觸摸觀察能思考到的可能性，因此要與其他評估結果合併，如圖18及圖19的評估、排列及步態分析的評估等，思考徒手評估的合理性很重要。

圖18　左下肢負重時骨盆的位置變化（冠狀面）

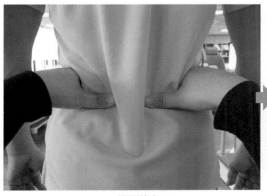 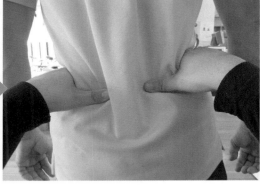

a　雙腳站立　　　　　　　　　　　　b　單腳站立

物理治療師將食指放在髂骨稜上，務必與地面平行。若手指觸碰的角度左右不同，只有這樣也有弄錯髂骨稜高度的可能性，因此要注意。絕對不要移動碰觸到的手指，就這樣指示患者緩緩將左下肢逐漸施加負重。注意物理治療師的手指不要施加壓迫，且左下肢負重時，碰觸的手指高度及角度不要改變。若沒有問題，骨盆的左右高度雖然不變，擺盪腳側高度有變化的情況，則判斷為骨盆的控制異常。

圖19　單腳負重時骨盆與股骨的穩定性評估

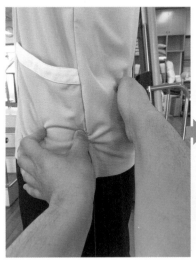 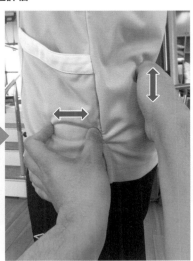

用物理治療師的右食指碰觸PSIS的下邊緣，用左拇指與食指宛如夾著大轉子般觸碰。要注意力氣太大患者會有不必要的緊張。逐漸讓左下肢負重，確認PSIS的動作。注意不要移動到右食指，由於PSIS降低時食指會被壓迫，因此判斷為骨盆後傾。相對的，PSIS離開食指的情況，則判斷可能為骨盆前傾。關於大轉子，往後方移動的情況可能為外旋，往前方移動的情況則判斷可能為內旋。

a　雙腳站立　　　　　　　　　　　　b　單腳站立

●髖關節穩定性評估與訓練

　　讓患者在仰臥姿抬高臀部，將髖關節的位置調整到連接膝關節與肩關節的線上。保持這個位置，支撐側與反對側的下肢保持屈曲直接抬高。此時，指示患者支撐側的髖關節務必為正中姿勢，且反對側的骨盆不要傾斜。注意骨盆在穩定的狀態下運動（圖20）。同時，作為髖關節穩定化訓練，患者在側臥姿採取屈曲。就這樣讓膝蓋宛如貝殼開口般，一邊讓足部與骨盆不要移動，一邊讓髖關節外展、外旋。指示患者緩慢動作，這對髖關節深層旋轉肌的訓練有用（圖21）。

圖20　骨盆、髖關節穩定化訓練

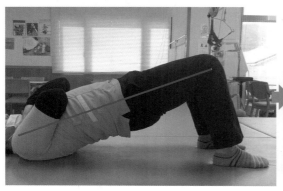 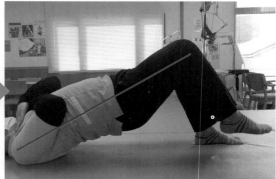

a	b
將大轉子的位置調整到肩峰與股骨外髁連結的線上。此時維持腰椎正中姿勢。膝關節呈90°屈曲。	在膝關節保持屈曲的情況下抬高單側下肢。由於此時必須維持髖關節的位置，指示患者不要使骨盆旋轉。

圖21　髖關節穩定化訓練

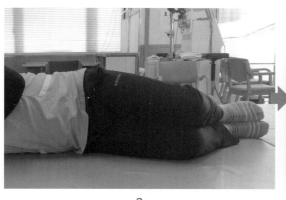 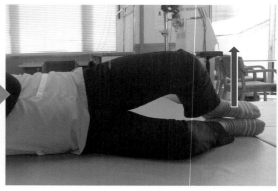

a	b
讓軀幹維持正中姿勢、不往前方及後方傾斜，使膝關節屈曲、軀幹穩定。	一邊注意不讓骨盆及軀幹出現旋轉，一邊將膝關節抬高，使膝關節外展、外旋。

結論

　　不只髖關節，下肢關節障礙只對局部關節治療將無法獲得改善。特別是對於高齡者髖關節的治療，必須做骨盆、胸廓的評估，和踝關節、膝關節等鄰近關節的評估，以及基於這些評估適當地應對。本節以軀幹方面的治療為中心來講解，從髖關節的縫隙及功能評估的結果找出髖關節的功能障礙，逐漸釐清來自相連關節的影響極為重要。甚至，明確包含危險徵候的運動功能與其他科目疾病間的關聯性，應用在包含飲食、社會間關聯在內的身體活動提升，為治療的要點。重要的是貼近患者本身的思維，理解最後想活出怎麼樣的餘生，必須包含這些事項，推進臨床推論。

文獻

1) 厚生労働省：平成28年国民生活基礎調査の概況：Ⅳ 介護の状況. http://www.mhlw.go.jp/toukei/saikin/hw/k-tyosa/k-tyosa16/index.html
2) 橋本祐介：基礎医学ー股関節唇の組織及び力学的特徴ー. 臨床スポーツ医学, 29(4)：361-365, 2012.
3) Castaing J, et al：図解 関節・運動器の機能解剖 下肢編(井原秀俊, ほか訳), p30, 32協同医書出版社, 2002.
4) 廣橋賢次：Wolffの法則についてーその概略ー. バイオメカニクスよりみた整形外科, 改訂第2版(島田　晃, ほか編集), p110-113, 金原出版, 1988.
5) 川口　浩：変形性関節症の治療標的分子へのアプローチ. 日薬理誌, 138：22-25, 2011.
6) Murata K, et al：Acute chondrocyte response to controlling joint instability in an osteoarthritis rat model. Sport Sci Health, 13(1)：113-119, 2017.
7) Murata K, et al：Controlling Abnormal Joint Movement Inhibits Response of Osteophyte Formation. cartilage, doi：10.1177/1947603517700955, 2016.
8) 宮坂恒太, ほか：メカニカルストレスと転写制御. 生化学, 81(6)：494-501, 2009.
9) Sherley Sahrmann and Associates：続 運動機能障害症候群のマネジメント 頸椎・胸椎・肘・手・膝・足(竹井　仁, ほか監訳), p41-57, 医歯薬出版, 2013.
10) 建内宏重, ほか：股関節累積負荷の増大は変形性股関節症の進行に影響を与える-前向きコホート研究による分析-. 理学療法学Supplement, 44(2), doi：10.14900/cjpt.2016.0087, 2017.
11) 建内宏重：変形性股関節症の進行過程と動作分析-臨床と研究の相互作用-. エキスパート理学療法1 バイオメカニクスと動作分析(福井　勉, ほか責任編集), p82-92, 2016.
12) 常盤直孝：理学療法評価と治療ガイドー肩甲帯・上部体幹からのアプローチー, Ⅳ末期股関節症の理学療法. 極める変形性股関節症の理学療法 病期別評価とそのアプローチ(斉藤秀之, ほか編集), p167-180, 文光堂, 2013.
13) 土井口雄一, ほか：X線学的骨盤腔形態と骨盤傾斜角. 整形外科と災害外科, 41(2)：641 - 645, 1992.
14) 野口　敦, ほか：下後鋸筋の機能解剖学的考察. コ・メディカル形態機能学会第9回学術集会プログラム抄録集, 14, 2010.
15) 新井武志, ほか：地域在住虚弱高齢者への運動介入による身体機能改善と精神心理面の関係. 理学療法学, 33(3)：118-125, 2006.
16) 尾崎　純：Spine Dynamics療法 特別講習会マイスターコース, 2016.
17) 脇元幸一, ほか：身体姿勢制御ルールの解明と展望. 理学療法学, 41(4)：243-246, 2017.
18) Mark A Jones, ほか：マニュアルセラピーに対するクリニカルリーズニングのすべて(藤縄　理, ほか監訳), p3-26, 協同医書出版, 2010.
19) Shirley A Sahrmann：運動機能障害症候群のマネジメントー理学療法評価・MSIアプローチ・ADL指導ー(竹井　仁, ほか監訳), p121-191, 医歯薬出版, 2005.

1 來自足部、踝關節功能影響的評估與物理治療

Abstract

■ 改善退化性髖關節炎患者的疼痛，必須改善步態。因此讓髖關節「疼痛出現的位置」、「機械性應力」、「疼痛出現的步行時期」與足部及踝關節的動作和時機一致很重要。

■ 人的足部與身體的位移會互相影響。由於腳底的狀態及足部形狀對步行造成影響，髖關節的狀態及上半身的位移將顯示足部步行的狀態，必須觀察。

■ 從腳底板的足部治療，就算是保守治療也無法改善的功能障礙，可透過用矯正鞋墊等方式物理上改善負重方向及足部功能，做補強髖關節功能的治療。

序

　　退化性髖關節炎（以下稱髖關節炎）為呈現疼痛與跛腳的疾病之一。特別是髖關節的位置接近身體重心，且由於髖關節的自由度大，活動度受限使骨盆及上半身的位移出現，呈現跛腳的案例也不少。髖關節炎的疼痛，分為髖關節本身的關節痛與功能障礙產生的疼痛。筆者認為比起前者，後者的功能障礙容易成為物理治療的對象。後者的原因，分為①髖關節活動度受限，②髖關節功能衰退，③兩腿不等長導致。這些因素不僅造成髖關節周圍的疼痛和跛腳，也對姿勢及鄰近關節造成負面影響。

　　對髖關節炎施展的物理治療，重點為減輕疼痛與改善跛腳。髖關節炎中疼痛與跛腳的關係，具有密不可分的關聯性。因此為了減輕疼痛，必須改善跛腳，並且也需要相反的過程。物理治療師為了改善跛腳或獲得有效率的步行，便用各自得意的方法進行物理治療。筆者的專長為足部的治療。

　　本節介紹如何思考、評估足部的治療，以及對髖關節的治療。並說明髖關節炎的疼痛與跛腳的原因，足部、踝關節對髖關節的影響與關聯性，以及評估方法及物理治療。

足部、踝關節與髖關節之間的關聯

➤概要

　　筆者也與許多物理治療師一樣，雖然對髖關節疾病執行物理治療時，也會對髖關節直接治療，但主要用來自足部的間接治療。以足部治療為中心的是腳底板治療。腳底板治療的優點，在於可能在無意識中控制步行，且伴隨變形的髖關節功能難以改善的情況，用足弓墊等使物理性的負重方法及足部功能產生變化，便可

能減輕施加於髖關節的機械性應力，補強降低的髖關節功能，使疼痛及跛腳產生變化。

雖說從介入的足部與想產生影響的髖關節距離遙遠，效果絕對不低。要展現介入的效果，必須確實減輕步行時施加於髖關節的機械性應力，也要理解何種功能將降低、是否需要補強。能在步行中展現這些要素的步態評估很重要，特別是步行疼痛能夠用力學說明原因，且理解步行疼痛出現的時機。因此，讓髖關節「疼痛出現的位置」、「機械性應力」、「疼痛出現的步行時期」與足部、踝關節的動作及時機一致很重要。

➤足部與步行

髖關節雖然會受到軀幹、頸部、頭部等上半身的影響，也會強烈受到來自足部及踝關節的影響。而足部及踝關節亦受到上半身及骨盆位移的影響。呈現跛腳的髖關節炎足部，其中腳底板藏有多數展現步行形態的提示。特別容易觀察的，是胼胝與腳底板的負重部位與非負重部位。

足部為經常出現扁平足及拇趾外翻等變形及位移的部位。雖然也有來自上半身及骨盆的影響，不過也常有足部形狀親子類似的情況，具有遺傳性的要素。即使為沒有明顯足部變形的健康者足部，就像每個人的臉都不同一樣，足部也有個人差異。結果，足部形狀及足部功能細微的不同，對步行產生影響。作為從足部、踝關節對步行產生影響的案例，可提到踝關節背屈受限的步行。若出現背屈受限的影響，會有好幾種步行模式。同時每隻腳的不同及左右差異也會對步行產生影響，許多物理治療師都很清楚。足部、踝關節像這樣經常對步行造成影響。

➤髖關節炎與姿勢控制

在姿勢控制中，踝關節及髖關節對於身體重心的位移即時擔任控制的作用。身體重心位移小的情況，踝關節利用關節力矩先行控制。即使如此也無法控制身體的情況時，便藉由髖關節控制上半身。髖關節炎中，由於髖關節控制出現異常，骨盆產生位移，會對上半身的控制造成影響。高齡者隨著老化，出現姿勢變化。同時高齡者比起踝關節控制，更有優先使用髖關節控制的傾向[1]。髖關節炎中，隨著髖關節的變形與老化發生的姿勢變化，使得髖關節控制難以發揮功能。因此一般認為提升踝關節控制，在姿勢控制的觀點上也很重要。

➤髖關節功能衰退

　　髖關節變形不僅使關節功能無法正常發揮，骨頭縮短將造成兩腿不等長，使髖關節周圍肌肉的肌長改變，也會影響肌力發揮。這類髖關節變形使得髖關節周圍功能降低的狀態，稱作「髖關節功能衰退」。這些因素是髖關節炎跛腳的原因，也會對髖關節周圍的疼痛、姿勢及鄰近關節造成負面影響。接著說明在矢狀面與冠狀面髖關節功能衰退下的機械性應力。

●矢狀面

　　在矢狀面，必須分為步行時的著地前半動作與後半動作看待。從後腳著地到著地中期的前半動作大多為髖關節背面疼痛，從著地中期到腳尖離地的後半動作，大多為髖關節正面疼痛。從後腳著地到著地中期，臀部位於後方，由於地面反作用力向量通過髖關節的前方，因此髖關節伸展力矩比平時更大（**圖1a**）。在這種狀態下步行，髖關節背面肌肉將反覆過度收縮，髖關節背面產生疼痛。腳後跟著地後骨盆仍位於後方，能夠觀察臀部往下方下降般地移動。從著地中期至腳尖離地的後半動作，若骨盆出現過度的前向移動，由於地面反作用力向量通過髖關節的後方，髖關節的屈曲力矩比平時增加（**圖1b**）。在這種狀態下步行，髖關節正面肌肉將反覆過度收縮，使髖關節正面產生疼痛。也就是步行時身體重心在前方的類型，髖關節在伸展方向移動大的情況下顯現。

圖1　矢狀面上的機械性應力

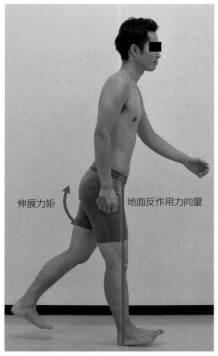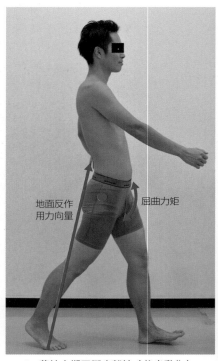

a　後腳著地至著地中期（前半動作）　　　　b　著地中期至腳尖離地（後半動作）

●冠狀面

　　髖關節內側或外側的疼痛，視為冠狀面的機械性應力便可容易理解。由於步行的單腳支撐期地面反作用力向量通過髖關節外側，髖關節的內收力矩比平時增加（圖2a）。這類步行的髖關節內收肌將反覆過度收縮，使髖關節內側產生疼痛。相對的，若地面反作用力向量通過髖關節的內側，髖關節的外展力矩比平時增加（圖2b）。這類步行的髖關節外展肌將反覆過度收縮，使髖關節外側產生疼痛。

➤髖關節活動度受限

　　髖關節炎經常因股骨頭及髖臼蓋的變形使髖關節出現活動度受限的情況。由於髖關節有很大的自由度，若罹患髖關節炎，經常出現活動度受限與呈現跛腳。活動度受限分為，①步行時髖關節被強制往受限方向移動而產生的疼痛，②由於髖關節活動度受限，受限與對反對側的移動變大而使關節力矩增加出現的疼痛。接著從以下三個方向來說明。

●矢狀面

　　在這個方向，必須分為步行時腳跟著地至著地中期，與著地中期至腳尖離地的時期。步行時需要的髖關節活動度為屈曲30°，伸展10°[2]。這類步行需要的髖關節活動度以上的限制，在屈曲時偶爾會發生伸展受限。接著以髖關節伸展受限對

圖2　在冠狀面的機械性應力

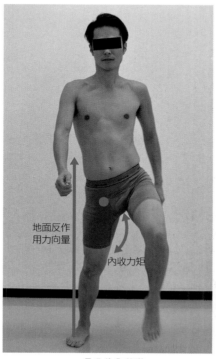

a　骨盆往內移動

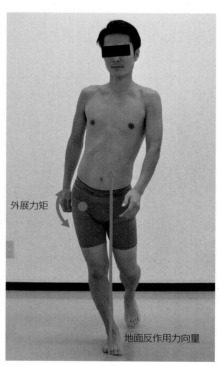

b　骨盆往外移動

步行造成的影響為中心說明。

在矢狀面上髖關節的動作，從腳後跟著地至著地中期，著地中期至腳尖離地的動作需要髖關節伸展活動度。首先在後腳著地至著地中期，髖關節伸展受限使骨盆的前向移動受到阻礙，臀部位於後方，髖關節伸展肌的關節力矩增加，反覆進行這類步行將使疼痛出現。在著地中期至腳尖離地，雖然為了將身體推向前方而需要髖關節伸展，但髖關節伸展受限使得骨盆前傾、腰椎前彎、膝關節屈曲、踝關節背屈以做補償性運動。步行時髖關節伸展受限無法用這種代償性運動補強的情況，以及骨盆過度前向移動的情況，將出現疼痛。特徵為從腳後跟著地至著地中期，疼痛出現在髖關節背面；從著地中期至腳尖離地，疼痛出現在髖關節正面。

Memo 　**骨盆移動與足壓中心的關係**

　　骨盆的前向移動，需要使足壓中心做前向移動。足壓中心做前向移動需要足部的剛性，柔軟度高的足部無法支撐骨盆的前向移動。也就是說若前腳無法穩定支撐，骨盆就無法前向移動。除了髖關節及其周圍的功能，也要確認足部功能。

● 冠狀面

　　若出現髖關節內收受限，能夠觀察到髖關節外展姿勢的步行模式；若出現髖關節外展受限，能夠觀察到髖關節內收姿勢的步行模式。由於髖關節內收、外展活動度受限，骨盆往內側或外側移位，能夠觀察到冠狀面的傾斜。疼痛出現的步行時期，大多在雙腳支撐期結束，以單腳支撐的負重量提高的著地中期前後出現。由於經常也會出現兩腿不等長，必須鑑別這是由於骨盆位移引起的活動度受限，還是兩腿不等長引起的，或同時出現的情況。

● 水平面

　　步行時水平面的移動，重要的是觀察對於股骨的骨盆旋轉。髖關節炎會出現非對稱的骨盆旋轉，能夠觀察到旋轉不足的步行與過度旋轉的步行。這是由於疼痛使旋轉出現限制，或髖關節活動度不足造成用骨盆後向旋轉蹬地而對步行的推進力做的補償。

➤ 兩腿不等長

　　髖關節變形使得兩腿不等長出現，有非常多呈現跛腳的案例，正是髖關節的特徵。由於步行的兩腿不等長會妨礙流暢的步行，左右腳長吻合很重要。在臨床上光矯正數公釐的兩腿不等長，就得以改善兩腿不等長導致的功能障礙。

　　兩腿不等長的概念分為實際上下肢長度出現差異的構造性兩腿不等長，與下肢受到某種影響使得其中一隻下肢變短的功能性兩腿不等長。掌握步行的狀況時，重點並非兩腿不等長的距離，而是在站立及步行中骨盆高度並無左右差異。修補兩腿不等長可用負重率的均等化[3]。出現兩腿不等長的髖關節炎，透過矯正兩腿不等長可改善疼痛及步態。兩腿不等長一般用鞋墊、足跟墊、鞋子底部調整高度。除了這類物理上的調整，也能夠使身體變化而矯正兩腿不等長。同時，若讓身體變化能夠修補兩腿不等長，物理上調整的高度能抑制在最小限度，從鞋子的重量與美觀上來看都很推薦。

評估與物理治療

　　藉由使用拐杖等步行輔具，可改善疼痛、平衡、步行能力[4]。腳底板治療中，透過調整足部能夠改變負重位置及施加於髖關節之地面反作用力向量通過的位置。而對於髖關節周圍肌肉的功能衰退，能夠透過加強踝關節改善策略以修補髖關節功能。因此用拐杖等步行輔具同樣能改善疼痛、平衡、步行能力。

　　髖關節炎的疼痛及跛腳的評估雖以步態分析為中心，不擅長步態分析的物理治療師，可用在靜止的站姿確認骨盆活動性的可動測試（**圖3**）較容易理解。筆者的骨盆活動測試，是讓受檢者在靜止的站姿主動往前向、後向、內側、外側進行前向旋轉、後向旋轉，確認此時出現疼痛的移動、活動範圍、不穩定性。檢者觸

圖3　骨盆可動測試

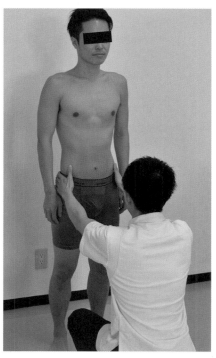

受檢者在靜止的站姿主動移動骨盆，檢者確認移動及反應。

摸受檢者的骨盆，重點在於感覺移動方式及阻力感。同時髖關節炎為長年間髖關節變形導致髖關節周圍的肌肉功能降低的狀態，即使進行人工髖關節置換術（THA）也難以早日改善髖關節功能，許多患者就算在手術後也和術前一樣呈現跛腳。若疼痛部位與術前沒有出現變化，可認為術前與術後的跛腳基本上沒有變化。

THA：
total hip
arthroplasty

 Clinical Hint

步伐小的腳與步伐大的腳

　　若出現單側的髖關節障礙，步行時步伐小的腳與步伐大的腳（圖4）差異經常變大。這個現象在理解步行時的疼痛與跛腳很重要，由於在步態分析的場面也容易理解，因此也積極用於臨床實務上。下表為髖關節的動作，可視為冠狀面、矢狀面、水平面所有方向上施加於髖關節的機械性應力。

圖4　施加於髖關節的步伐小的腳與步伐大的腳之機械性應力

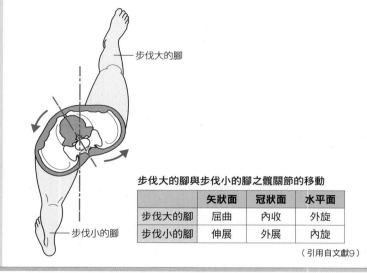

步伐大的腳

步伐小的腳

步伐大的腳與步伐小的腳之髖關節的移動

	矢狀面	冠狀面	水平面
步伐大的腳	屈曲	內收	外旋
步伐小的腳	伸展	外展	內旋

（引用自文獻9）

➤足部與步行評估

　　上半身的位置及骨盆位移影響步行。其影響傳到足部，而打算用足部控制步行。結果，特別是與地面接觸的腳底部出現各式各樣的症狀。在髖關節炎中，出現許多柔軟度高的足部及拇趾外翻等變形，足部與髖關節會相互影響。接著介紹身體對足部造成的影響，以及足部的狀態對步行造成的影響。

●身體對足部造成的影響

·胼胝

　　這是長期摩擦及負重使機械性刺激顯著的部位出現，為跛腳、鞋子不合腳、足部解剖學上異常的原因。特別是髖關節炎，可藉由觀察腳底部胼胝的位置及大小

推測步態。從前腳的胼胝位置，容易瞭解如何支撐體重、如何離地踏步。譬如，第五蹠骨頭部的部位有胼胝的案例，可推測腳底著地後反覆做負重在外側的步行。同時，若第五蹠骨頭部出現胼胝，第二蹠骨頭部具有胼胝的情況常見（圖5）。若第二蹠骨頭部有胼胝，拇趾內側有胼胝的情況常見。這類情況代表步行時身體的位移使得足壓中心移動。由於身體位移使踝關節出現強烈控制而形成胼胝。若步行的動作不順暢，其動作會反映在足部。足壓中心的方向改變的位置會出現胼胝。

・腳底部負重部分的確認

　　觀察沒有出現跛腳的患者腳底部，許多人在負重處與非負重處會出現分界線（圖6）。一般情況如圖6，可確認到負重部位的脂肪體與皮膚的厚度，以及非負重部位沒有著地般的白色皮膚與薄的皮膚。另一方面，若呈現跛腳，體重不會施加於腳前掌拇趾側，此部位呈非負重的狀態（圖7）。這種足部形態的特徵，為步行時的重心在後方，第二到第五蹠骨承受負重，但前腳底拇趾處沒有承受負重，而在踏地時力道微弱。有高弓足傾向的情況，可觀察到蹠骨外側部位為非負重部位（圖8）。高弓足傾向的特徵為從後腳著地到腳底著地為止的時間短。完全高弓足的情況（圖9），可觀察到著地的同時前腳也著地。外側負重強的情況，第五蹠骨根部附近突出，中腳外側部分的負重處幅度擴大（圖10）。像這樣確認腳底部的負重部分與非負重部分，能夠曉得過度使用腳底的部分與沒有過度使用的部分，以預測步行。

圖5 胼胝例

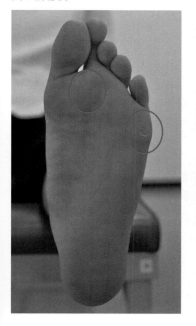

圖6 負重部位與非負重部位

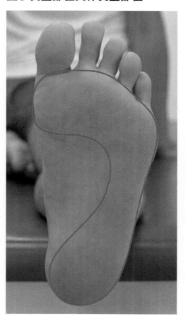

圖7 腳前掌拇趾側的非負重部位

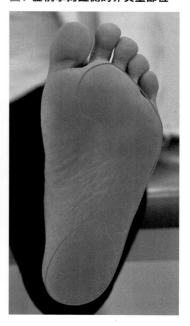

圖8 高弓足傾向

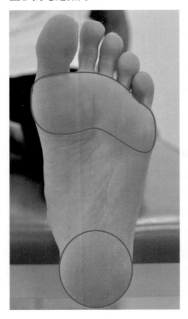

圖9 高弓足的腳底

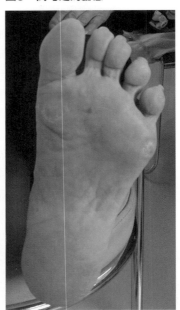

圖10 外側負重足部的特徵

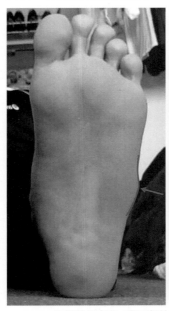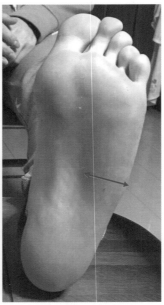

足部外側突出，與足部外側負重部位的寬度增加

● 足部對步行造成的影響

　　步行受到各式各樣的足部形狀及足部功能的影響。接著說明對髖關節炎的步行
影響強烈的足部形態。

・步行角度與步行

　步行角度為足部對於行進方向的角度[5]。這個角度經常有小腿的脛骨扭轉為起因的症狀。若步行角的外旋大，身體重心容易往前方移動；內旋大，身體重心的前向移動就會受限（圖11）。與步行角度一樣，髖關節外旋時步行角度也有外旋傾向，身體重心容易往前移動。相對的髖關節內旋的情況，步行角度也有內旋的傾向，身體重心的前向移動受到限制。

・足部柔軟度與步行

　筆者等人提出的文獻指出，站姿時骨盆的前向移動與足壓中心的前向移動距離有強烈的相關性[6]。同時，也指出足部柔軟度與足壓中心前向移動距離也有關聯性[8]。也就是說，為了骨盆的前向移動，足壓中心必須做出前向移動。前腳的柔軟度，可用跗橫關節的活動性評估[7,8]。將距骨下關節保持在正中姿勢的狀態，

圖11　步行角度與骨盆前向移動

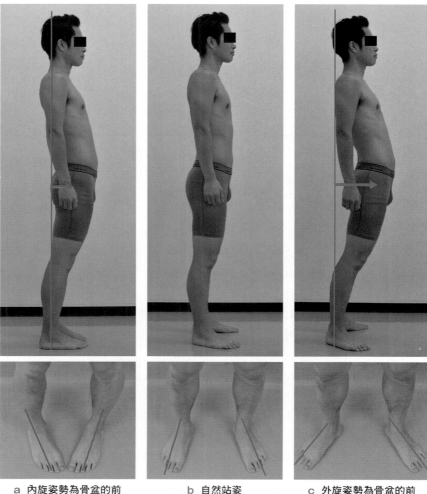

　　a　內旋姿勢為骨盆的前　　　　b　自然站姿　　　　c　外旋姿勢為骨盆的前
　　　　向移動受限制　　　　　　　　　　　　　　　　　　　向移動變大

圖12　跗橫關節的柔軟度評估

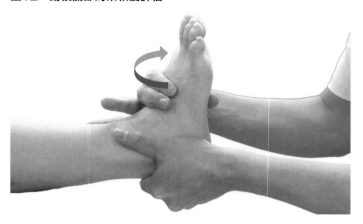

圖13　前腳內翻與前腳外翻

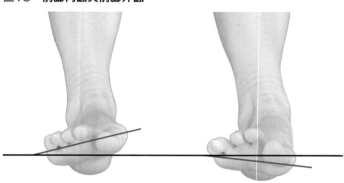

從跗橫關節徒手握住前腳的遠側，做最大程度的旋前（**圖12**）。前腳底側面對後腳底側面呈外翻，為前腳柔軟度高（**圖13**）。前腳像這樣難以支撐足壓中心的前向移動，步行時也無法踏步為特徵。由於身體的前向移動需要用前腳支撐，因此必須做提升前腳支撐性的運動及穿戴鞋墊。

· 蹠骨蹠屈角與步行

　第一蹠骨的長軸與地面交叉的角度稱作第一蹠骨蹠屈角（**圖14**）。在步行時此角度小，拇趾頭負重將增加，穩定性提升。因此從站立中期，腳尖離地的前向移動延遲。相對的，此角度大，腳前掌拇趾側的負重增加，過度的前向移動將變快，欠缺穩定性。特別為問題的是第一蹠骨蹠屈角大的情況，從站立中期的早期便可看出對拇趾（MTP）關節的負重。由於蹠骨蹠屈角大，特徵為腳趾伸展，無法用腳趾踏地。這種足部形狀，從站立中期至腳尖離地，將主動引導骨盆過度地前向移動。同時，由於這種步行對拇趾關節的負重大，經常引起前腳底側的障礙（**圖15**）。這種蹠屈角不只出現在腳拇趾，也會出現在其他腳趾頭上。同時，也有特定的蹠骨蹠屈角大的情況，特徵為應對蹠屈角大的蹠骨的腳趾頭不會發揮功能。

MTP：
metatarsophalangeal

➤髖關節功能衰退及活動度受限的評估與物理治療

除了步行評估，從靜態的自然站姿進行骨盆前後、內外側、旋轉之骨盆活動測試，能夠確認髖關節疼痛出現的移動、活動範圍、不穩定性。基本上此評估為受檢者主動移動骨盆，但物理治療師雙手扶著骨盆，除了有無疼痛，評估活動範圍及阻力感也很重要。接著將說明足部治療需要的基本思考方法。詳細的評估方法與介入方法請參考入谷式腳底板治療法[9,10]。

● 矢狀面

在矢狀面，必須將步行時後腳著地至站立中期，與站立中期至腳尖離地的時期分開思考。在問診時確認疼痛部位之後進行步行評估。瞭解疼痛部位與進行步行

圖14　第一蹠骨蹠屈角

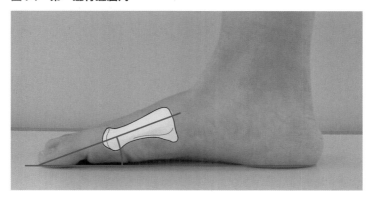

圖15　前腳底側疼痛

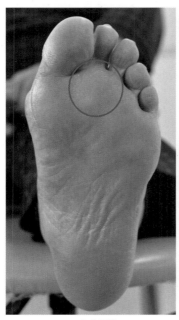
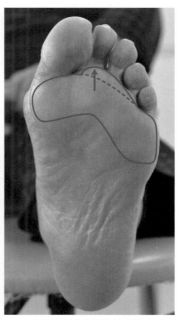

a　疼痛部位　　　　　　　　b　前腳負重部位往前方擴大

評估後，用骨盆活動測試確認骨盆前後的活動性（**圖16**）。評估此時出現的疼痛、活動範圍及阻力感。

　　基本上疼痛出現在髖關節背面的情況，從後腳著地到站立中期，會引導骨盆做前向移動。髖關節正面出現疼痛的情況，必須從站立中期至後期控制骨盆的前向移動。想在腳跟著地至站立中期引導骨盆做前向移動的情況，進行距骨下關節旋後的引導。想引導骨盆位於後方步行的情況，進行距骨下關節旋前的引導。這種

圖16　矢狀面上骨盆活動測試

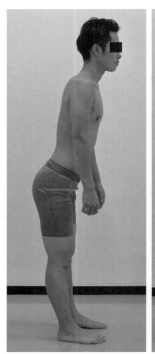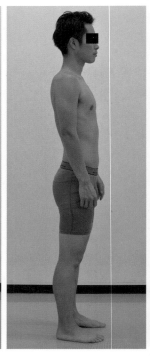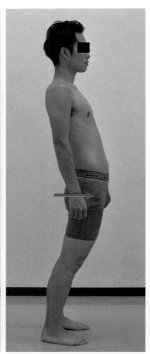

圖17　距骨下關節引導時足壓中心的軌跡

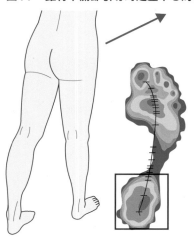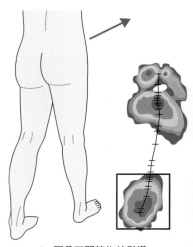

a　距骨下關節旋後引導　　　　　　　　　　b　距骨下關節旋前引導

（引用自文獻9）

做法也能夠確認後腳著地後每單位時間足壓中心的軌跡（**圖17**）。從站立中期至腳尖離地，透過引導第一蹠骨和楔骨的蹠屈，使腳前掌拇趾側負重，腳趾伸展，小腿提早出現前傾（**圖18a**）。透過引導第一蹠骨和楔骨的背屈，使拇趾承受負重，腳趾的蹠趾關節屈曲，小腿的前向移動出現延遲（**圖18b**）。

同時，在橫弓前後的四個分類中，根據步行的時期，身體的前向引導及前向移動的控制得以實行。從腳底著地到腳尖離地為止的時間因素相關，藉由將各部位抬高、降低，能夠控制步行時矢狀面上的移動（**圖19**）。這種橫弓的引導，若沒有後述調整內側縱弓及外側縱弓適當的高度，效果將難以維持。首先重要的是讓內外側足弓配合。

圖18　矢狀面上第一蹠骨和楔骨的運動鏈

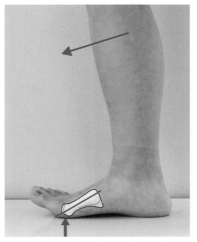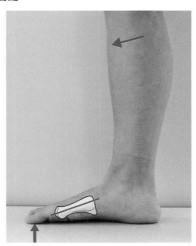

a　第一蹠骨和楔骨的蹠屈引導　　　　b　第一蹠骨和楔骨的背屈引導

圖19　橫弓程度與對步行的作用

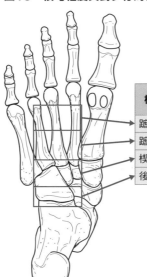

橫弓程度	作用的步行週期	橫弓高	橫弓低
蹠骨前方	腳尖離地	延遲	快
蹠骨後方	後腳離地	延遲	快
楔骨	站立中期前半	前向移動快	前向移動延遲
後腳	站立初期前半	前向移動快	前向移動延遲

後腳著地時，跟骨外翻的移動

　　由於後腳著地時的穩定性會透過整個站立期影響步行，筆者認為這是應該予以控制的重要因素之一。若無法充分控制後腳著地時跟骨些微的移動，亦會影響之後的步行時期，其他部位將難以控制受到的影響。要注意、觀察著地瞬間冠狀面的穩定性。

● 冠狀面

　　進行問診及步行觀察後，用骨盆活動測試評估骨盆內外側（**圖20**）。若骨盆往內側活動時出現疼痛，便控制往內側的移動；骨盆往外側活動時出現疼痛，便控制往外側的移動。基本上用內側縱弓抑制往內側的移動，用外側縱弓抑制往外側的移動。也就是要控制往內外側的骨盆活動，重點在於內側縱弓與外側縱弓的高度。若內側縱弓高則足部旋後，小腿往外側移動。同時若內側縱弓低則足部旋前，小腿往內側移動。由於內側縱弓與外側縱弓每個人適合的高度有個人差異，必須引導足部至合適個人的高度才行（**圖21**）。根據筆者過去的經驗，即使實際上製作矯正鞋墊，若鞋墊與鞋子不合，效果也只能維持一時。若各足弓的高度不合適，觸碰腳底時就會帶來異樣感，形成皮疹（**圖22**）以及呈現迴避其部位的步態。

　　同時筆者也遇過，臨床上隨著骨盆的內翻位移，軀幹及頭部往外側位移的跛腳。軀幹及頭部位移的時期，能夠從站立中期至腳尖離地時期觀察到（**圖23**）。這類軀幹和頭部的位移，在站立時不會只有該部位位移。具體而言，若從站立中

圖20　冠狀面上的骨盆活動測試

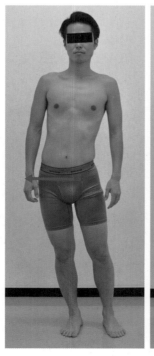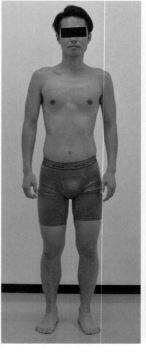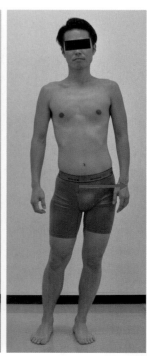

期到腳底著地腳前掌拇趾側承受負重，骨盆將往內側移動，軀幹及頭部則往外側位移。重要的是，務必理解骨盆和下肢會相互影響。

● 水平面

　　髖關節炎能夠在步行時觀察到骨盆旋轉量的不同（圖24）。可用骨盆活動測試確認疼痛及活動性。筆者的文獻指出，負重時對於股骨的骨盆旋轉量可用距骨下關節引導[9]。

圖21　足弓的高度、足部及小腿的移動

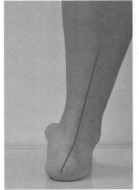 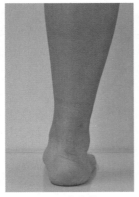 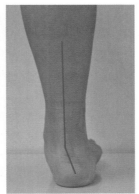

a　內側縱弓高，或外側縱弓低的情況　　　　b　正中姿勢　　　　a　內側縱弓低，或外側縱弓高的情況

圖22　鞋墊引發的皮疹

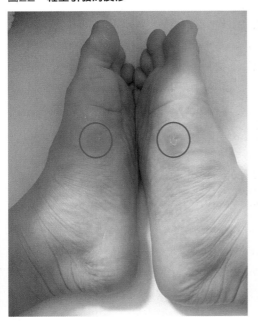

圖23　步行時頭部與軀幹的位移

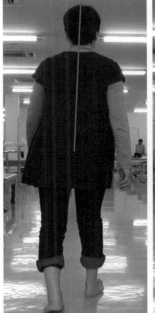 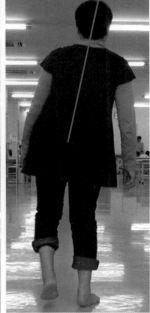

後腳著地後雖不會馬上出現頭部的位移，但腳底著地的同時，頭部與軀幹出現位移。

距骨下關節旋後引導指將骨盆往後向旋轉的方向引導，距骨下關節旋前引導指將骨盆往前向旋轉的方向引導。在臨床上的用法，因骨盆後向旋轉而疼痛及後向

圖24　水平面上的骨盆活動測試

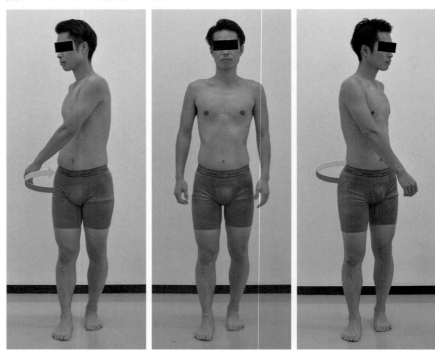

圖25　臨床上骨盆後向旋轉時的做法

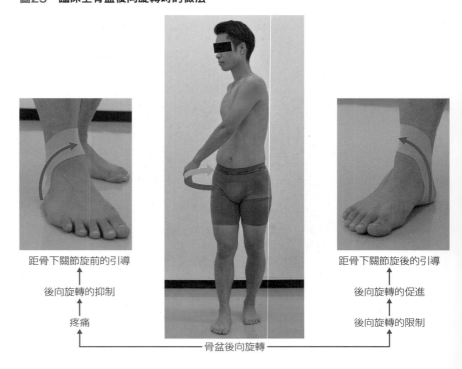

旋轉不足的情況（**圖25**），將距骨下關節做旋後引導；因骨盆前向旋轉而疼痛及前向旋轉不足的情況（**圖26**），將距骨下關節做旋前的引導可獲得成效。也就是說，對出現疼痛的旋轉方向限制移動，對旋轉不足的方向可透過距骨下關節做旋轉的引導。藉由引導距骨下關節，可能透過小腿骨、大腿骨的運動鏈而無意識遠隔操作骨盆。

➤兩腿不等長

具有兩腿不等長的步行，不僅會呈現跛腳，若用左右非對稱的骨盆高度保持站姿及反覆步行，有時將引起腰痛、髖關節周圍的次發性疼痛及功能障礙。關於具有兩腿不等長的步行特徵，可觀察到短腳側著地的延遲、同肢體側的骨盆下降、兩腿不等長越明顯而往同肢體側的側屈。在步行觀察後，確認站姿時的兩腿不等

圖27 站立時兩腿不等長的評估方法

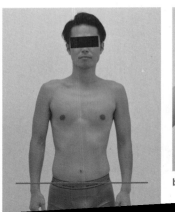

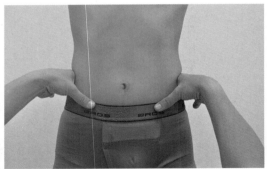

b 檢者用雙手食指確認患者伸展姿勢的髂骨稜高度。

用矯正鞋墊作步行控制的實務

　　就算用入谷式矯正鞋墊的基本思維而用部分鞋墊治療，對於髖關節功能衰退、活動度受限和兩腿不等長具有充分的效果，能夠改善步行及疼痛。隨著變形出現的這些問題，有時只倚靠運動治療也難以改善髖關節的功能，物理上用鞋墊支撐以改變負重方向，能夠補強髖關節功能。首先希望許多物理治療師為了有助於自己的物理治療，將足部治療當作一種方式積極治療。筆者認為用運動治療及矯正鞋墊治療互相補足，能夠推進更有效果的物理治療。

　　由於骨盆活動測試容易用於評估疼痛出現的動作，希望各位也能在臨床上積極使用。不過，髖關節炎為髖關節功能降低所引起的症狀，經常出現若控制及引導的力道大，另一側就會出現疼痛，呈現跛腳的情況。在實際的步行中，必須確認有無疼痛及步行的順暢度。因此要留意，引導疼痛出現的動作時避免過度矯正。用骨盆活動測試無法釐清疼痛的案例及活動初期疼痛的案例，步行時微小的晃動及偏移，患肢髖關節的站立期時間長的患者，有時僅用鞋墊難以控制。這種情況，用入谷式矯正鞋墊調整細微的步行能夠改善。

　　對於髖關節炎的足部治療，透過在無意識下控制步行，補強難以變化的髖關節功能，能夠減輕跛腳及疼痛。筆者認為像這樣多少提升步行效率，也有助於擴大步行距離、增加活動範圍。對髖關節炎進行矯正鞋墊治療後，許多患者都會持續穿戴。可說這對改善跛腳及疼痛是有效的結果吧。希望本節的解說，能夠成為沒有執行過足部治療的物理治療師的介入契機。希望有朝一日，執行足部的治療能夠成為許多物理治療師標準的方法，為提升髖關節炎患者的生活品質（QOL）做出貢獻。

QOL：
quality of life

文獻

1）髙井逸史, ほか：加齢による姿勢変化と姿勢制御. 日本生理人類学会誌, 6（2）：11-16, 2001.
2）Perry J, ほか：ペリー歩行分析：正常歩行と異常歩行（武田　功 ほか監訳）, p65-76, 医歯薬出版, 2007.
3）川端悠士, ほか：人工股関節前置換術例の自覚的脚長差に対する補高は下肢荷重率の均等化に有効か？. PTジャーナル, 50（8）：797-802, 2016
4）日本整形外科学会診療ガイドライン委員会, ほか：変形性股関節症診療ガイドライン2016. p109, 南江堂, 2016.
5）Seibel MO：Foot Function（入谷　誠 訳）, p91-102, ダイナゲイト, 1996.
6）岩永竜也, ほか：ヒールパッドが矢状面での立位骨盤前方移動に及ぼす影響. 理学療法学, 44（Suppl 2）, 2017. doi：10.14900/cjpt.2016.0329.
7）岩永竜也, ほか：足部柔軟性の違いが前方リーチ距離と足圧中心位置に与える影響. 理学療法学, 42（Suppl 2）, 2015. doi：10.14900/cjpt.2014.1849
8）入谷　誠：足底挿板療法（dynasole PC）. 整形外科理学療法の理論と技術（山嵜　勉 編集）, p62-83, メジカルビュー社, 1997.
9）入谷　誠：下肢の障害に対する理学療法の結果の出し方1 入谷式足底板. 結果の出せる整形外科理学療法, p230-260, メジカルビュー社, 2009.
10）入谷　誠：入谷式足底板 基礎編, 運動と医学の出版社, 2011.
11）岩永竜也, ほか：距骨下関節の肢位が骨盤回旋に与える影響 −入谷式足底板に用いる骨盤回旋テストの検証−. 理学療法学, 37（Suppl 2）, 2009. doi：10.14900/cjpt.2009.0.C302153.0
12）岩永竜也, ほか：距骨下関節の回内外誘導による機能的脚長差の補正について. 理学療法学, 39（Suppl 2）, 2011. doi：10.14900/cjpt.2011.0.Ca0216.0
13）岩永竜也, ほか：距骨下関節誘導が歩行時の機能的脚長に与える影響. 理学療法学, 40（Suppl 2）, 2012. doi：10.14900/cjpt.2012.0.48100839.0

Ⅲ

各功能障礙的管理

2 來自膝關節功能影響的評估與物理治療

Abstract

■ 探究各關節的功能障礙與骨頭形態異常對鄰近關節施加的力學應力。

■ 整形外科手術後的介入，要掌握矯正的骨頭形態變化，思考與其他關節的關係後訂定介入的優先順序。

序

　　請先想像無功能障礙的關節運動。為了在非自身體重的環境下正確執行膝關節運動，必須發揮比膝關節位於近側的髖關節及軀幹的功能，特別是固定度（圖1）。同樣的，在自身體重的環境下，踝關節、髖關節、軀幹的功能就很重要

圖1　非自身體重下的膝關節運動

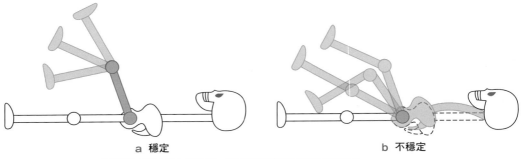

　　　　　a　穩定　　　　　　　　　　　　　　b　不穩定

a：髖關節及軀幹穩定的狀態，能夠順利進行膝關節屈伸運動。
b：髖關節及軀幹不穩定的狀態，即使進行膝關節屈伸運動也無法保持穩定。

圖2　自身體重下的膝關節運動

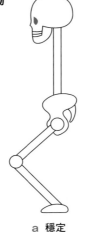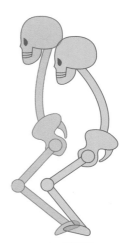

　　　　a　穩定　　　　　　　　　　　　　　　b　不穩定

a：踝關節、髖關節、軀幹穩定的狀態，能夠順利進行膝關節屈伸運動。
b：踝關節、髖關節、軀幹不穩定的狀態，即使進行膝關節屈伸運動也無法保持穩定。

（圖２）。若將此想法視為基礎，比起膝關節的影響對髖關節造成的問題，踝關節、髖關節、軀幹的影響對膝關節造成的問題更加嚴重。不過，具有功能障礙的情況，由於該障礙的代償性動作，會引起與一般情況相異的關節運動。而且透過手術矯正術前的骨頭形態異常，有時也會對其他關節造成影響。這些現象可能因膝關節、髖關節的互相影響而引起。因此本節特別著重功能障礙與手術前後的骨頭形態變化，以膝關節的影響對髖關節造成的問題，和髖關節的影響對膝關節造成的問題兩種觀點解說。這裡提到的功能障礙為固定度、活動度的障礙與疼痛出現，亦包含骨頭形態異常中的骨頭位置異常（排列異常）。

基本知識

關節的固定度、活動度與靜態穩定性、動態穩定性、有無關節攣縮等有關，而疼痛出現主要與伸展及壓縮應力有關。

➤膝關節

MCL：
medial collateral ligament

LCL：
lateral collateral ligament

ACL：
anterior cruciate ligament

PCL：
posterior cruciate ligament

膝關節由股脛關節與髕股關節兩個關節組成，股脛關節在完全伸展姿勢的側邊穩定性增加，而髕股關節在屈曲姿勢的穩定性增加。

膝關節的靜態穩定性，與內側副韌帶（MCL）、外側副韌帶（LCL）、前十字韌帶（ACL）、後十字韌帶（PCL）、髕股韌帶、半月板（位於內側及外側的纖維軟骨組織）等組織有關；動態穩定性與膝關節周圍的肌肉，特別是膕窩肌和股內側肌有關。膝關節疼痛來自於：脛骨粗隆處、髕股關節、半月板、髕下脂肪體、滑液囊、髂脛束、髕韌帶、髕支持帶、側副韌帶、鵝足（縫匠肌肌腱、股薄肌肌腱、半腱肌肌腱）、半膜肌、腓腸肌內側頭、後外側支持組織（外側副韌帶、膕肌肌腱、popliteofibular ligament）、股二頭肌等。

Clinical Hint

脛骨粗隆處的疼痛

脛骨粗隆處的疼痛經常隨著成長出現，脛骨粗隆處容易發生在只有軟骨結合的時期（11～14歲）[1]及身高急遽增加的時期。發生的原因可舉出股四頭肌的過度收縮，因此會針對引起過度收縮的原因介入。雖然能想到各種不同的原因，脊椎、薦骨、股關節、踝關節等膝關節以外的部位也經常藏有提示。

➤髖關節

髖關節為髖骨與股骨形成的杵臼關節，與球窩關節的肩關節類似。由於髖臼的被覆蓋率高，比起肩關節的活動範圍更加狹窄，但穩定性優異，具有承受負重的作用。

髖關節的靜態穩定性，與骨頭形態、關節盂唇、關節囊、韌帶（髂股韌帶、恥骨韌帶、坐骨股韌帶）有關（參考「Ⅰ章-2髖關節的功能解剖與生物力學」的圖4（p16））。動態穩定性，與髖關節周圍的肌肉，特別是深層外旋六肌（梨狀肌、股方肌、閉孔內肌、閉孔外肌、孖上肌、孖下肌）、臀中肌、臀小肌、髂腰

肌相關（圖3、4）。髖關節疼痛來自於關節盂唇、關節囊、滑液囊、股直肌、內收肌群、胯腰肌、臀中肌、臀小雞、闊筋膜張肌等處。

整形外科手術前後的骨形態變化

手術前，先天性的變形、外傷引起韌帶損傷、骨折而導致骨頭形態異常。由於關節攣縮，即使沒有骨頭形態異常，關節運動異常的情況也很常見。整形外科手術就是將這些術前的骨頭形態異常矯正成與解剖學上形態相近的狀態。

圖3　髖關節周圍的肌肉（表層）

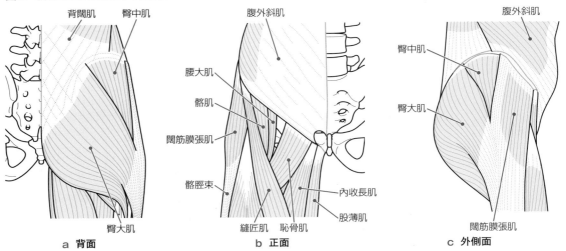

背闊肌　臀中肌　　　　　　腹外斜肌　　　　　　　　　腹外斜肌

腰大肌
髂肌
闊筋膜張肌

髂脛束　　　　　　　　　　　　　內收長肌
　　　　　　　　　　　　　　　　股薄肌

臀大肌　　　　　縫匠肌　恥骨肌　　　　　　闊筋膜張肌

臀中肌
臀大肌

a　背面　　　　　　　　b　正面　　　　　　　　c　外側面

圖4　髖關節周圍的肌肉與滑液囊（深層）

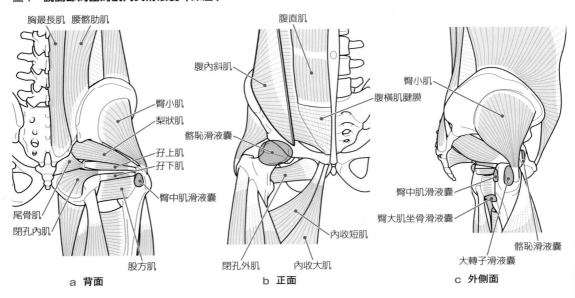

胸最長肌　腰髂肋肌　　　　　腹直肌

腹內斜肌

臀小肌　　　　　　　　　臀小肌
梨狀肌　　　　腹橫肌腱膜

孖上肌
孖下肌
髂恥滑液囊
臀中肌滑液囊

尾骨肌　　　　　　　　　　臀中肌滑液囊
閉孔內肌　　　　　　　　　臀大肌坐骨滑液囊

股方肌　　　閉孔外肌　內收短肌　　髂恥滑液囊
　　　　　　　　　內收大肌　　大轉子滑液囊

a　背面　　　　　　　　b　正面　　　　　　　　c　外側面

TKA：
total knee
arthroplasty

HTO：
high tibial
osteotomy

DDH：
developmental
dysplasia of the
hip

FAI：
femoroacetabular
impingement

THA：
total hip
arthroplasty

BHA：
bipolar hip
arthroplasty

➤膝關節

懷疑為膝關節骨頭形態異常的診斷病名，有膝骨關節炎（以下稱膝關節炎）、髕骨脫臼和骨折。對於這些診斷病名的手術，可進行人工膝關節置換術（TKA）、高位脛骨截骨手術（HTO）、內側髕股韌帶重建術、骨縫合術等（圖5）。

➤髖關節

懷疑為髖關節骨頭形態異常的診斷病名，有退化性髖關節炎（以下稱髖關節炎）、先天性髖關節脫臼（DDH）、脫臼性髖關節炎、股骨髖臼撞擊綜合症（FAI）、股骨近端部骨折。手術則有人工髖關節置換術（THA）、人工骨置換術（BHA）、切骨術及骨縫合術等（圖6）。

圖5　膝關節手術前後的排列變化

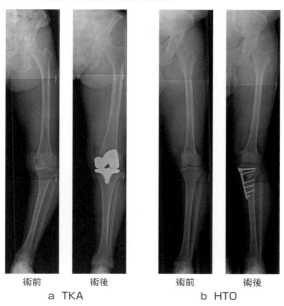

術前　　　　　術後　　　　　術前　　　　　術後
a　TKA　　　　　　　　　b　HTO

圖6　髖關節手術前後的排列變化

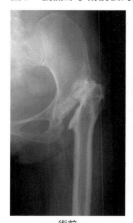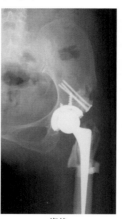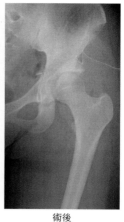

術前　　　　　　　術後　　　　　　　術前　　　　　　術後
a　THA（與股骨轉子下切骨術併用）　　　　b　髖臼旋轉切骨術

骨形態變化的評估

　　用X光影像及CT影像做理學診斷，盡可能在非自身體重與自身體重兩種條件下來評估。只用理學診斷來評估的情況，從下述評估的變化預測骨頭形態。

▶膝關節

FTA：
femorotibial angle

TMD：
trochanter
malleolar distance

　　用X光影像及CT影像評估股骨脛骨角（FTA）、下肢功能軸（Mikulicz線）及髕骨傾斜角等處（圖7）。理學診斷上，視診、觸診、關節活動度、Q-angle、膝內側髁間距離、左右內踝距離、轉子－踝長（TMD）的左右差異及手術前後差異（圖8）。

圖7　膝關節的X光、CT影像評估

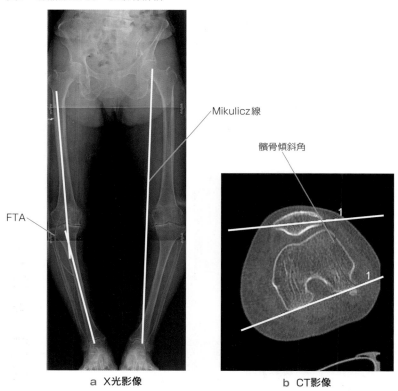

　　a　X光影像　　　　　　　　　　　b　CT影像

FTA：股骨骨軸與脛骨骨軸的交叉角度，健康值為176〜178°。
Mikulicz線：連接股骨中心與踝關節中心的線。健康者的這條線會通過膝蓋中心偏內側。從脛骨
　　　　　　平臺（tibia plateau）上，用脛骨平臺的內外寬度除以從脛骨內側端到Mikulicz線
　　　　　　通過點為止的距離的數值，經常用%MA（mechanical axis）標示。
髕骨傾斜角：股骨內外髁後方的連線與髕骨長軸連接線的交叉角度。

圖8　掌握膝關節骨頭形態變化的物理治療評估

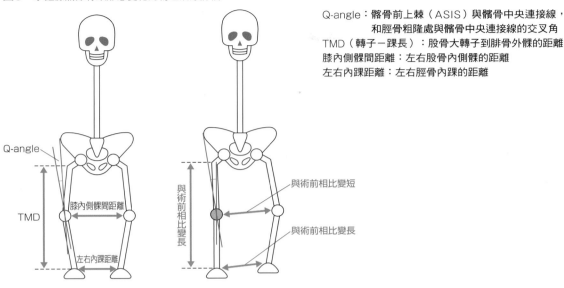

Q-angle：髂骨前上棘（ASIS）與髕骨中央連接線，
和脛骨粗隆處與髕骨中央連接線的交叉角
TMD（轉子－踝長）：股骨大轉子到腓骨外髁的距離
膝內側髁間距離：左右股骨內側髁的距離
左右內踝距離：左右脛骨內踝的距離

a　術前　　　b　右膝關節手術後

術前內翻的膝關節，在術後矯正成外翻的情況，Q-angle變大、膝內側髁間距離變短、左右內踝距離變長。TMD則依據術後的矯正角度與切骨量而變化。

Memo　**FTA與Q-angle的不同**

　　FTA為表示股骨與脛骨位置關係的指標，而Q-angle為表示髂骨前上棘（ASIS）與髕骨、髕腱的分布至骨盆和股骨、脛骨的位置關係的指標。因此，想知道髖關節（骨盆與股骨）及膝關節（股骨與脛骨）變化的情況，Q-angle的變化更適合當作參考[2,3]。Q-angle一般都從體表測量，也會用X光影像評估[4]（圖9）。

圖9　FTA與Q-angle的不同

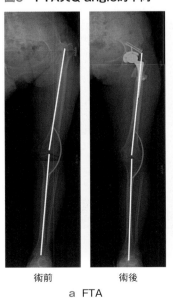
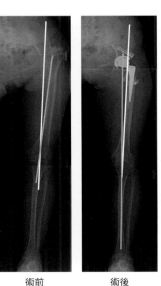

術前　　　術後　　　　術前　　　術後
a　FTA　　　　　　　b　Q-angle

雖然FTA在THA前後沒有變化（a），但Q-angle出現變化（b）。
圖9b的Q-angle，術前的負值在術後變成正值。

ASIS：anterior superior iliac spine

CE：
center edge

SMD：
spina malleolar distance

➤髖關節

用X光影像及CT影像評估骨盆傾斜角[5]、兩腿不等長、頸體角、CE角、骨頭中心位置（femoral off-set、cup off-set、cup height）、股骨前旋角、髖臼蓋前方開角、Crowe分類[6]等（**圖10～12**）。在理學檢查用視診、觸診、關節活動度、Craig test、上棘－內踝長（SMD）的左右差異與術前後差異來評估（**圖13**）。

圖10　骨盆傾斜角、兩腿不等長、CE角、頸體角的測量

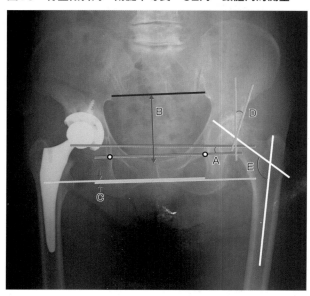

A：骨盆側向傾斜。水平線與左右淚痕連接線的交叉角度。
B：骨盆前後傾。薦髂關節下緣的連接線到恥骨聯合上緣的距離。55mm以下為後傾類型，55～100mm為一般類型，100mm以上為前傾類型[5]。
C：兩腿不等長。從左右淚痕的連接線到小轉子最頂端距離的左右差異。
D：CE角。通過雙骨頭中心線的垂直線，與骨頭中心和髖臼蓋外側緣連接線的交叉角度。
E：頸體角。股骨頸部長軸與股骨骨幹部長軸的交叉角度。

圖11　骨頭中心位置的變化

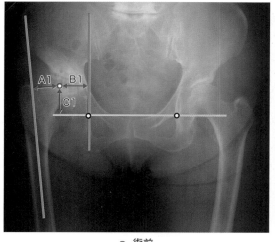
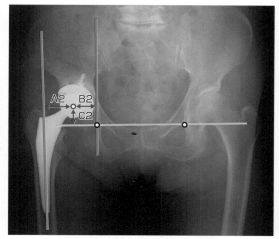

　　　　a　術前　　　　　　　　　　　　　b　右THA後

A1、A2：股骨軸到骨頭中心為止的距離。
B1、B2：從左右淚痕下端的連接線，到通過淚痕的垂直線與骨頭中心為止的距離。
C1、C2：左右淚痕下端的連接線到骨頭中心為止的距離。

可得知THA後的A（femoral off-set）稍微變大。B（cup off-set）與C（cup height）變小，骨頭中心往內側下方移動。

圖12　前旋角的變化

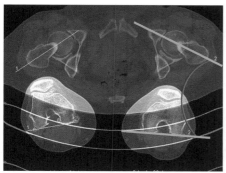
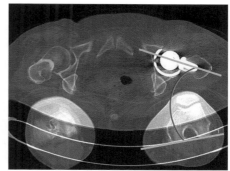

股骨前旋角 23°　　　　　　　　　　　stem前旋角 29°

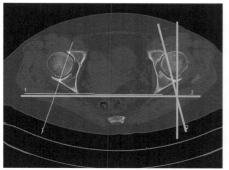
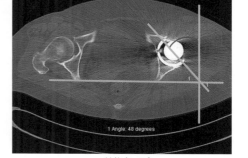

髖臼蓋前旋角 14°　　　　　　　　　　cup前旋角 42°

a　術前　　　　　　　　　　　　　　**b　左THA後**

股骨（stem）前旋角：股骨兩側髁部後緣的連線與股骨頸部軸（骨頭中心與stem的肩中心的連線）的交叉角度。

髖臼蓋（cup）前旋角：兩坐骨後緣連線的垂直線與髖臼蓋（cup）前後緣連線的交叉角。

圖13　掌握髖關節骨頭形態變化的理學評估

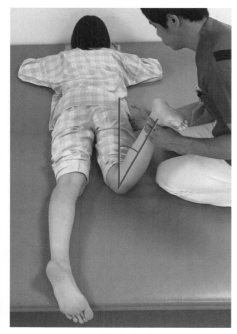

a　Craig test

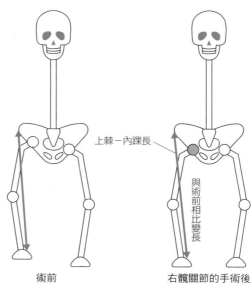

術前　　　　　　　右髖關節的手術後

b　SMD（上棘－內踝長）

a：在俯臥姿使膝關節屈曲，一邊觸診大轉子一邊將髖關節內外旋至全活動度，測量大轉子在外側最突出的位置往地面的垂直線與小腿軸的角度。正常值為15°左右。

b：ASIS（髂骨前上棘）與脛骨內踝的距離。術前往上方外側脫位的髖關節在術後矯正至原本位置的情況，SMD變長。

（圖中標示：各功能障礙的管理　III　上棘－內踝長　與術前相比變長）

從CT影像瞭解的事

只看THA前後的股骨（stem）前傾角的數值，手術前後沒有出現變化，不過確認影像後，可得知股骨對骨盆比術前更加屈曲、內旋（圖14）。在手術後不要只調查數值，也要注意骨頭的位置關係，得到物理治療評估的提示。

圖14　從THA前後的CT影像瞭解的事

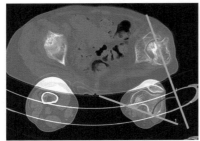

股骨前旋角 40°

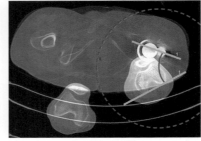

stem前旋角 40°

髖關節比手術前更加屈曲、內旋。

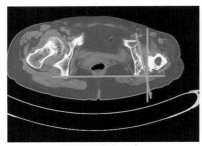

髖臼蓋前旋角 12°

a　術前

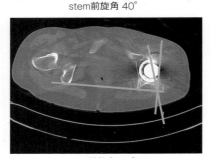

cup前旋角 16°

b　左THA後

影響發生源的評估

詢問現在有的功能障礙與到現有症狀為止的病程，預測病發時間長的部位與疼痛強烈出現的部位影響發生源的可能性高。預測後，確認該發生源的影響減輕後，其他部位的障礙將有何種變化。要充分注意THA後評估中的脫位姿勢（髖關節屈曲、內收、內旋、伸展、外旋的多重性運動）。

➤膝關節

在靜態穩定性的評估，可用外翻、內翻應力測試及tibial external rotation test評估側副韌帶（MCL、LCL），用前向、後向抽拉測試評估十字韌帶（ACL、PCL），用McMurray test評估半月板（圖15）。

動態穩定性，用MMT及手握式測力器（HHD）做粗肌力測試（參考「Ⅳ章-B-2來自膝關節功能影響的評估與物理治療」的圖6（p280））之後，進行非自身體重下的膝關節屈伸運動，以及自身體重下的深蹲、跨步動作（Lunge）、步行等動作評估。進行步行評估時，也要確認有無lateral thrust及medial thrust（圖16）。

MMT：
manual muscle testing

HHD：
hand held dynamometer

圖15　與膝關節靜態穩定性相關的組織評估

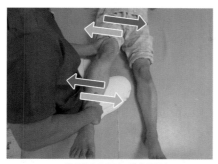

a　外翻（內翻）應力測試

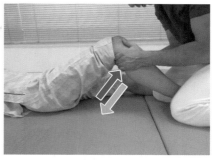

b　前向抽拉（後向抽拉）測試

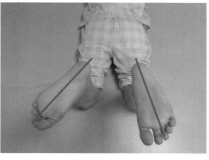

c　tibial external rotation test

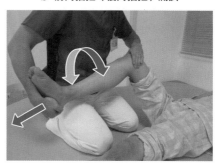

d　McMurray test

a：（外翻應力測試）強制使膝關節外翻，評估疼痛及不穩定性。陽性則懷疑為MCL損傷。（內翻應力測試）
　　手放在與照片中相反的位置，強制使膝關節內翻，評估疼痛及不穩定性。陽性則懷疑為外側支撐組織的損傷。

b：（前向抽拉測試）將脛骨對股骨往前方抽拉，評估疼痛及不穩定性。陽性則懷疑為ACL損傷。
　　（後向抽拉測試）將脛骨對股骨往後方抽拉，評估疼痛及不穩定性。陽性則懷疑為PCL損傷。

c：在仰臥姿、俯臥姿，讓膝關節屈曲30～90°使小腿外旋，評估左右差異。陽性則懷疑為MCL損傷。ACL及PCL損傷有時亦呈陽性。

d：從膝關節屈曲到伸展，引導做內外旋，評估膝關節內的疼痛及喀嚓聲。陽性則懷疑為半月板損傷。

圖16　lateral thrust 和 medial thrust

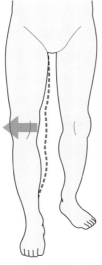

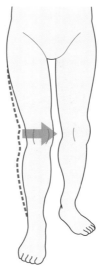

a：步行的站立中期出現往外側的橫向位移

b：步行的站立中期出現往內側的橫向位移

a　lateral thrust

b　medial thrust

膝關節疼痛的評估，用各部位的伸展、壓縮時的疼痛變化進行。疼痛誘發測試，有Hoffa test及patella compression test（**圖17**）。用上述穩定性評估時出現疼痛的情況也包含在內。

➤髖關節

髖關節靜態穩定性的評估主要用骨頭形態評估。log roll test、FADIRF test和FABERE test的結果也能當作關節盂唇、關節囊、韌帶損傷的參考（**圖18**）。動態穩定性用MMT及HHD確認粗肌力（參考「Ⅳ章-B-2來自髖關節功能影響的評估與物理治療」的**圖5**（p280）），進行非自身體重下的髖關節運動及自身體重下的Trendelenburg test、起立、步行等動作評估。步行評估時，確認脊椎的側屈、旋轉限制後，注意皆不符合「支撐側骨盆降低類型」或「支撐側骨盆抬高類型」的情況（**圖19**）。

FADIRF：
flexion-adduction-internal rotation-flexion

FABERE：
flexion-abduction-external rotation-extension

圖17　膝關節的疼痛誘發測試

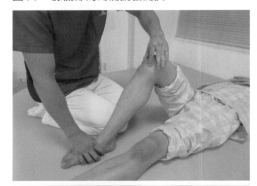

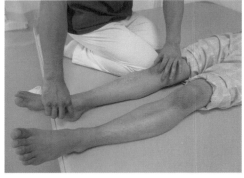

a　Hoffa test

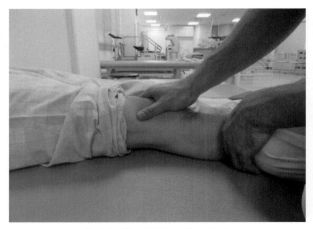

b　patella compression test

a：在膝關節30～60°屈曲姿勢壓迫髕下脂肪體，評估膝關節伸展時的疼痛。陽性則懷疑為髕下脂肪體的炎症。
b：壓迫髕骨，往內側或外側引導以評估疼痛。陽性則懷疑為髕股關節的障礙。

圖18 髖關節的關節盂唇、
關節囊、韌帶的評估

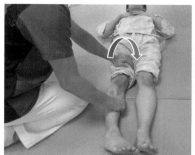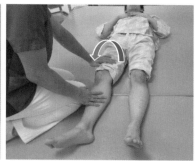

a　log roll test

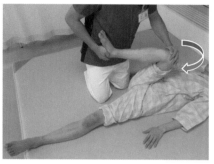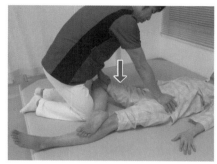

b　FADIRF test　　　　　　　　　**c　FABERE test**

a：在仰臥姿使髖關節被動內、外旋，評估左右差異及喀嚓聲。陽性懷疑為關節盂唇損傷。過
　度外旋的活動度則懷疑為髂骨韌帶的鬆弛。

b：在仰臥姿使髖關節被動屈曲、內收、內旋時評估疼痛。陽性則懷疑為前方的撞擊及薦髂關
　節障礙。

c：在仰臥姿使髖關節被動屈曲、外展、外旋時評估疼痛。陽性則懷疑為髖關節障礙及薦髂關
　節障礙。

圖19 站立時期代償姿勢的類型區分

	支撐側骨盆降低類型		支撐側骨盆抬高類型	
軀幹	患側突出，C狀側彎（構造或功能上）	腰椎患側突出，胸椎患側凹陷，S狀側彎（構造或功能上）	患側凹陷，C狀側彎（構造或功能上）	腰椎患側凹陷，胸椎患側突出，S狀側彎（構造或功能上）
下肢	髖關節正常或內收，膝關節外翻	髖關節外展，膝關節內翻	髖關節內收，膝關節外翻	髖關節正常或外展，膝關節內翻

髖關節疼痛的評估也可用伸展、壓縮各部位時的疼痛變化進行。疼痛誘發測試，有時也用Ely test、Thomas test或Ober test等各肌肉的縮短測試（圖**20**）。大轉子滑液囊的疼痛，可用Ober test的姿勢使闊筋膜張肌緊繃，讓髖關節屈曲、伸展，調查其變化。關於內收肌群，由於髖關節的屈曲及旋轉角度使得力矩臂有所不同[7]，一邊讓髖關節角度產生變化一邊評估（圖**21**）。

鎖定影響發生源後的介入

　　與其他關節關聯的情況，該現象多在自身體重下發生。因此對功能障礙的介入，要意識與自身體重下的動作有關而推進。對於骨頭形態異常及變化的介入，掌握程度，見證過程、病理分期、生活，務必將追求正常的關節運動不一定為正解一事銘記於心，進行治療。

圖20　髖關節的肌肉縮短測試

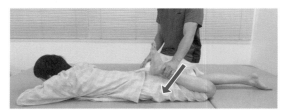

a　Ely test

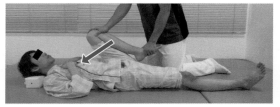

b　Thomas test

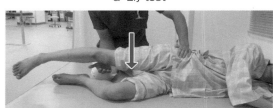

c　Ober test

a：在俯臥姿使膝關節被動屈曲，評估同側的髖關節屈曲運動。陽性（出現屈曲）則懷疑為股直肌縮短。

b：在仰臥姿使髖關節被動屈曲，評估另一側的髖關節屈曲運動。陽性（出現屈曲）則懷疑為髂腰肌縮短。

c：在側臥姿放開掌握大腿遠側的手，評估同側的髖關節內收運動。陽性（內收受限制）則懷疑為闊筋膜張肌縮短。

圖21　髖關節內收肌群的評估

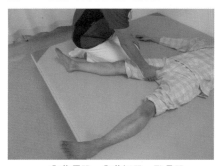

a　內收長肌、內收短肌、恥骨肌

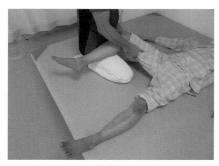

b　內收大肌

a：由於也有髖關節屈曲、內旋作用，用解剖學上的姿勢外展、外旋，對於肌腹部、股骨背面的粗線及近端後內側面（恥骨肌線）施加壓力。

b：由於也有髖關節伸展作用，在髖關節輕度屈曲姿勢使其外展，對於肌腹部、大腿遠端後內側的粗線及內收肌結節施加壓力。

➤膝關節為發生源的髖關節功能障礙

　　想像膝關節運動為上行運動鏈傳導至髖關節（圖22）。膝關節的功能障礙為發生源的情況，即使主症狀為髖關節功能障礙，也要對膝關節介入治療。

　　譬如，假設出現膝關節內翻運動的案例，髂骨前棘（AIIS）周圍的髖關節屈肌之股直肌過度收縮使得髖關節出現疼痛。一般這種情況，若認為是上行運動鏈，膝關節內翻運動為髖關節的伸展、外展、外旋，因而對屈曲、內收、內旋為主動作的軟組織施加壓力。因此，介入的目的為減輕髖關節疼痛原因的股直肌過度收縮，而對膝關節內翻運動進行治療。內翻運動的原因為韌帶損傷等固定度問題的情況，進行裝具及貼紮的指導（圖23），若為活動度及疼痛問題的情況則改善。此時要評估好膝關節功能障礙到改善為止的期間，注意避免過度長時間用裝具或使用貼紮的過度介入。

　　膝關節的骨頭形態異常為發生源的情況，預計是否進行手術的情況會改變介入方式。預計動手術的情況，預測術後恢復排列，在自身體重下進行髖關節及踝關節的功能練習。無預計動手術的情況，便思考在其環境下如何不對髖關節施加負擔，為了不讓膝關節出現內翻運動，用矯正鞋墊或增高以調整負重環境。

AIIS：
anterior inferior
iliac spine

圖22　下肢的上行運動鏈

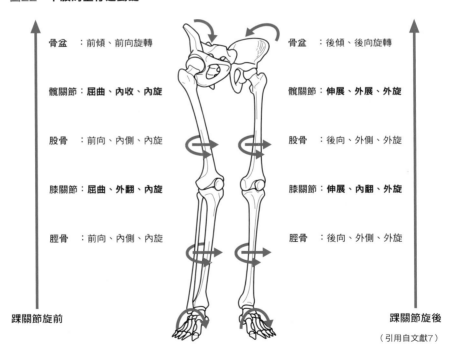

	右		左	
骨盆	：前傾、前向旋轉		骨盆	：後傾、後向旋轉
髖關節	**：屈曲、內收、內旋**		髖關節	**：伸展、外展、外旋**
股骨	：前向、內側、內旋		股骨	：後向、外側、外旋
膝關節	**：屈曲、外翻、內旋**		膝關節	**：伸展、內翻、外旋**
脛骨	：前向、內側、內旋		脛骨	：後向、外側、外旋
踝關節旋前			踝關節旋後	

（引用自文獻7）

圖23　對膝關節固定度的介入

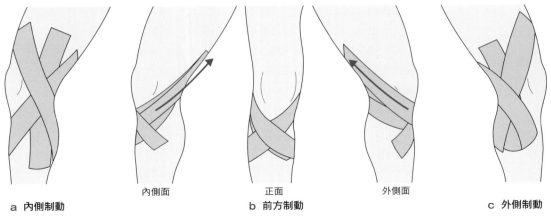

a 內側制動　　　內側面　　正面　　外側面　　b 前方制動　　　c 外側制動

如圖的貼紮組合為環狀固定貼紮法，可調整張力以提升膝關節的固定度。

圖24　下肢的下行運動鏈

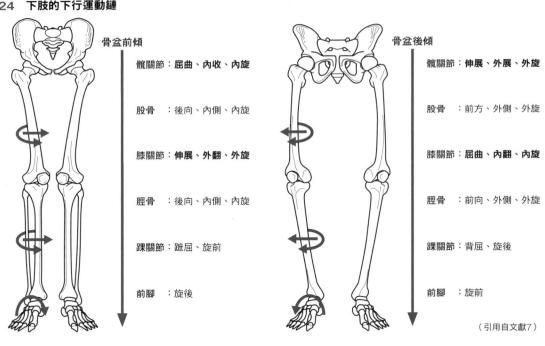

骨盆前傾

髖關節：**屈曲、內收、內旋**

股骨　：後向、內側、內旋

膝關節：**伸展、外翻、外旋**

脛骨　：後向、內側、內旋

踝關節：蹠屈、旋前

前腳　：旋後

骨盆後傾

髖關節：**伸展、外展、外旋**

股骨　：前方、外側、外旋

膝關節：**屈曲、內翻、內旋**

脛骨　：前向、外側、外旋

踝關節：背屈、旋後

前腳　：旋前

（引用自文獻7）

➤髖關節為發生源的膝關節功能障礙

　　髖關節運動為下行運動鏈傳導至膝關節（**圖24**）。髖關節的功能障礙為發生源的情況，與膝關節為發生源時一樣，即使主症狀為膝關節功能障礙，也要介入治療髖關節的問題。

　　髖關節的骨頭形態為發生源的情況，評估其代償性動作會以何種運動鏈的形式出現在膝關節。雖然有coxitis knee[8]、long leg arthropathy[9]及windswept deformity[10]等許多描述髖關節與膝關節關係的文獻，但變形的模式有許多種類（**圖25**）[11,12]。藉由手術改善骨頭形態異常的情況，重要的是符合透過修正骨

圖25　脫臼性髖關節炎的下肢排列

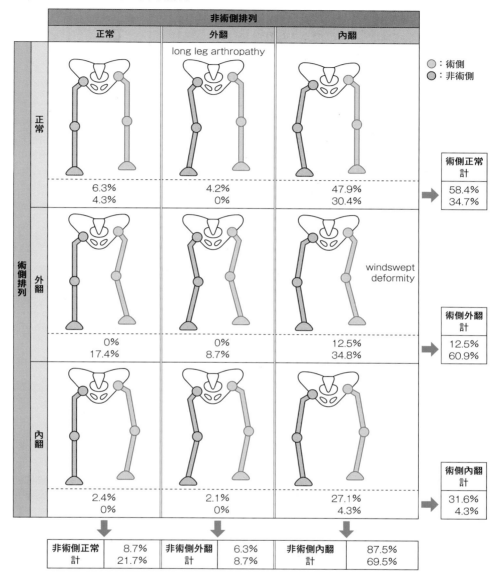

Someya S等人（n＝48）[11] 的研究結果為上方％，江頭等人（n＝23）[12] 的結果為下方％。術側正常、非術側膝關節內翻的排列相較之下較多。

頭形態異常對於髖關節周圍軟組織的介入、術前的骨頭形態異常及代償性運動的各個案例，進行適合自己的新的運動鏈練習。

　　譬如，假設THA後發生膝關節外側疼痛的案例，在術前有髖關節的高位脫位。這種情況，因手術而使得骨頭中心在解剖學位置下降而使髖關節周圍的軟組織伸展，股骨對骨盆較容易外展、內旋（**圖26**）。同時術前的髖關節在半脫臼或脫臼的情況，及術前前旋角增加的情況，由於髖關節會採取向心姿勢，髖關節將比術前更加內旋（**圖27**）。在這種狀態足部與術前同樣著地、踏地的情況，小腿對股骨將比術前更容易外旋。由於後外側支撐組織會制動小腿外旋[13,14]，施加過度的

圖26　骨頭中心位置與下肢排列的變化

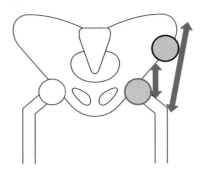

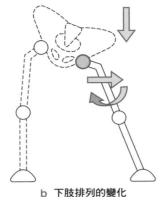

藉由將骨頭中心恢復到解剖學上位置，術前縮短的臀中肌、臀小肌等軟組織在術後伸長，髖關節變得容易外展、內旋。

⬤：THA前的骨頭中心位置
⬤：THA後的骨頭中心位置

a　骨頭中心位置的變化　　　　　　　　　　b　下肢排列的變化

圖27　THA前後的排列變化造成的足部方向

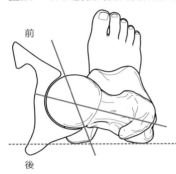

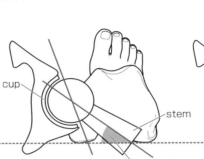

cup

stem

前旋角增加

前

後

a　術前前旋角　　　　b　THA後stem前旋角增加　　　　c　髖關節向心姿勢

　雖然是簡略的圖示，由於THA後的前旋角、cup前旋角也會變化，除了stem，cup與stem的前旋角之combined anteversion變化也要予以掌握。

 Clinical Hint

徒手介入的訣竅

　對髖關節徒手介入時，常見的方法為固定骨盆，使股骨移動。不過，這種情況對髖關節的刺激，會做上行的傳導。髖關節有功能障礙的情況，由於該障礙會往下肢做下行的傳導，要點在於考量介入時也要固定股骨，引導骨盆動作（圖28）。

圖28　徒手介入時的訣竅

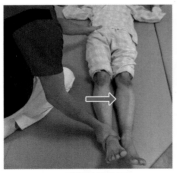

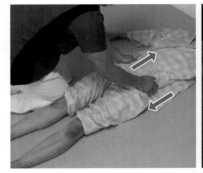

a　引導股骨伸展　　　　　　　　　　b　引導骨盆伸展與負重練習

a：固定骨盆，讓右髖關節內收的伸展。
b：固定股骨，使骨盆往右抬高、往左降低，相對的使右髖關節內收的伸展，站立時讓骨盆往右側移動，相對的在右髖關節內收姿勢做促進負重的練習。

伸展應力將成為疼痛發生的原因。這種案例的介入，要對髖關節周圍軟組織的介入與透過新的前旋角獲得踝關節功能。在改善軟組織的伸展性為止，重要的是不要勉強讓患者做類似正常的步行。

總結

其他部位有問題的情況，對該症狀部位的介入為對症治療。介入效果不佳的情況，重要的是一度檢討介入方法，重新對鄰近關節評估。雖然在本節提到髖關節與膝關節之間的關係，髖關節的相連關節有膝關節與薦髂關節。將視野從這兩個關節往全身擴展，掌握功能障礙及骨頭形態異常的變化，正是提高介入品質的捷徑。

文獻

1) 平野 篤：Osgood-Schlatter病のMRIによる画像診断. 臨床スポーツ医学, 23(9)：1021-1027, 2006.
2) 家入 章, ほか：脱臼性股関節症に対する人工股関節前後の膝関節痛について. Hip Joint supplement, 41：206-208, 2015.
3) Kilicarslan K, et al：What happens at the adjacent knee joint after total hip arthroplasty of Crowe type III and IV dysplastic hips?. J Arthroplasty, 27(2)：266-270, 2012.
4) Smith TO, et al：The reliability and validity of the Q-angle：a systematic review. Knee Surg Sports Traumatol Arthrosc, 16(12)：1068-1079, 2008.
5) Kitajima M, et al：A simple method to determine the pelvic inclination angle based on anteroposterior radiographs. J Orthop Sci, 11(4)：342-346, 2006.
6) Crowe JF, et al：Total hip replacement in congenital dislocation and dysplasia of the hip. J Bone Joint Surg Am, 61(1)：15-23, 1979.
7) 市橋則明 編：身体運動学 関節の制御機構と筋機能, メジカルビュー社, 2017.
8) Smillie IS：Angular deformity. Disease of the knee joint 2nd ed, p311-312, Churchill Livingstone, London, 1974.
9) Brattström H, et al：Long term results in knee arthrodesis in rheumatoid arthritis. Reconstr Surg Traumatol, 12：125-137, 1971.
10) Smyth EH：Windswept deformity. J Bone Joint Surg Br, 62-B(2)：166-167, 1980.
11) Someya S, et al：Lower Limbs Alignment in Patients with a Unilateral Completely Dislocated Hip. Open Orthop J, 10：448-456, 2016.
12) 江頭秀一, ほか：股関節完全脱臼症例(Crowe IV)における下肢アライメントの検討. 整形外科と災害外科, 58(4)：699-702, 2009.
13) Zeng SX, et al：Anatomic study of popliteus complex of the knee in a Chinese population. Anat Sci Int, 86(4)：213-218, 2011.
14) Lasmar RC, et al：Importance of the different posterolateral knee static stabilizers: biomechanical study. Clinics(Sao Paulo, Brazil), 65(4)：433-440, 2010.

III

各功能障礙的管理

3 來自腰部、骨盆帶功能影響的評估與物理治療

Abstract

■ 掌握退化性髖關節炎，不只針對局部的原因評估和治療，也必須將相連部位的腰部、骨盆之間的關聯性列入臨床推論。

■ 以構造上的觀點為中心，解說腰部功能衰退、骨盆功能衰退對髖關節造成的影響。

■ 做治療介入時，必須判斷髖關節的症狀來自哪個部位。因此，從活動度、穩定性、疼痛、視診的觀點來掌握、解說評估的實務，介紹具體的治療介入。

序

退化性髖關節炎（以下稱髖關節炎）為惡化性的疾病，其中許多案例都具有器質性的問題。然而，並非只要有器質性問題就一定會出現病狀，關節的不穩定性及隨之出現的代償性動作、肌肉僵硬、肥胖等作為要因，還加上引起活動性降低、肌肉過度活動、防禦性收縮等功能上的變化。這類活動性的障礙及肌肉功能衰退，也有更進一步引起關節的不穩定性、代償性動作、肌肉僵硬等問題的可能，雙方有著密切的關聯性。結果將發展成軟骨退化、關節變形惡化等器質性的變化。同時，陷入該功能性變化、器質性變化將引發疼痛，而疼痛則更進一步帶來功能性的變化之負面循環，也會產生心因性的變化（圖1）。此處所指的功能障礙並不只限於髖關節，有時也會受到其他關節（部位）的影響。筆者認為，髖關節炎在這個流程中，會逐漸出現病狀。

為了對髖關節炎這種具有複雜背景因素的疾病治療介入，必須謹慎地梳理相關原因。說到解決的關鍵，雖然以局部為中心的觀點很重要，但原因並不僅限於局部。為了涉及障礙的主因而進行治療介入，必須用宏觀的觀點評估、治療介入，接著一邊再度評估一邊推進臨床推論。在本節將解說髖關節相連部位的腰部、骨盆對髖關節造成的影響，以及評估、治療的實務。

腰部功能衰退對髖關節造成的影響

關於腰部（脊椎）與髖關節的關聯性，為1983年MacNab和Offierski[1]所提出的hip-spine syndrome之疾病概念。表1為腰痛與髖關節痛的關聯性hip-spine syndrome分類。

有這類關聯性的患者中，雖然也有保存關節的案例，不過在執行人工髖關節全置換術（THA）等術後，大多案例仍需對相連關節（部位）評估、治療介入。

THA：
total hip arthroplasty

圖1 **髖關節炎的概念圖**

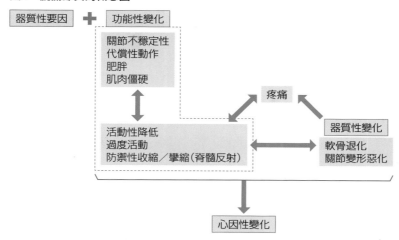

表1 **hip-spine syndrome的分類**

分類	原因
simple hip-spine syndrome	髖關節、脊椎的其中之一為疾病主因
complex hip-spine syndrome	髖關節、脊椎症狀的主因不明
secondary hip-spine syndrome	髖關節、脊椎的其中之一為主因，其病變對其他病變造成影響
misdiagnosed hip-spine syndrome	誤診髖關節、脊椎主因的情況

（變更、引用自文獻2）

　　首先，從髖關節、脊椎的其中一方對另一方造成影響之secondary hip-spine syndrome的概念之下，解說在矢狀面、冠狀面的腰部與髖關節之間的關係。

▶腰椎前彎的減少對髖關節的影響

　　文獻指出，即使沒有髖臼發育不全，執行THA的案例中，薦骨傾斜角、腰椎前彎角皆出現有意義的減少[3]。亦即腰椎前彎的減少可能引起原發性的髖關節炎。腰椎前彎減少的原因，有老化、軀幹肌力比（坐姿時的軀幹伸展最大力矩值／軀幹屈曲最大力矩值[4]），以及脊椎管狹窄、椎間孔狹窄等神經症狀下採取的迴避姿勢。亦有文獻指出，腰椎椎間盤突出及腰椎滑脫的案例中，在靜止站姿有腰椎前彎減少的情況。

　　隨著腰椎前彎的減少，使得髖關節的被覆蓋率降低，助長髖關節炎，髖關節容易呈現伸展和外旋姿勢。同時關於疼痛，由於骨盆後傾，骨頭容易往前方位移，對於髂股韌帶、恥骨韌帶、髂腰肌、股直肌、闊筋膜張肌等髖關節及大腿正面組織的依存度增加，髖關節及大腿正面有出現疼痛的可能（圖2）。

Ⅲ

各功能障礙的管理

圖2　腰椎的前後彎對髖關節造成的影響

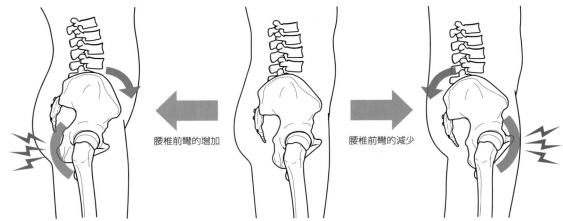

腰椎前彎的增加　　　　　　　　　　腰椎前彎的減少

若腰椎前彎減少，如右圖所示，股骨的前向位移可能使髖關節、大腿正面出現疼痛。相反的若腰椎前彎增加，如左圖所示，髖關節背面組織伸長，可能使臀部出現疼痛。

➤腰椎前彎增加對髖關節的影響

有文獻指出，髖臼發育不全引起的續發性髖關節炎的案例中，由於骨頭的被覆蓋面積增加，骨盆容易呈現前傾的姿勢[5]。一般認為，骨盆前傾姿勢為髖關節屈肌及腰椎伸展肌的縮短而引起腰椎前彎的增加。同時也有文獻提到，脊椎管狹窄的患者，具有髖關節屈肌的縮短與腰椎後彎活動度降低的可能性高[6]，呈現與髖關節炎患者類似的姿勢。也就是說，髖關節炎除了髖關節，也有引起腰椎器質性變化及功能性變化的可能。透過THA改善髖關節活動性的案例中，若沒有對腰椎的器質性或功能性變化評估、治療，姿勢將無法有所改善，這點容易想像。實際上有文獻指出，在THA術後12個月的步態分析中，確認髖關節伸展角度的減少與骨盆前傾角度的增加[7]。

腰椎前彎的增加，在助長脊椎管狹窄的同時，也容易呈現髖關節屈曲、內旋的姿勢。而關於疼痛，由於骨盆前傾，臀大肌及梨狀肌等髖關節後方組織伸長的臀部，有發生疼痛的可能（圖2）。

➤腰椎側彎對髖關節的影響

雖然數值小，不過兩腿不等長與Cobb角呈現有意義的正相關。與兩腿不等長未滿30mm相比，30mm以上的腰椎側彎頻率為有意義地增加，患側突出頻率增加[8]。這也代表，具有兩腿不等長的髖關節炎患者經常有合併腰椎側彎的情況。

同時，引起腰椎側彎的原因有腰椎椎間盤突出及椎間孔狹窄引起的迴避性側彎。椎間盤突出的情況，若為神經根向內側突出，腰椎往同側側屈，往外側突出則向另一側側屈。椎間孔狹窄的情況，大多往另一側側屈（圖3）。

圖3　腰椎的側彎對髖關節造成的影響

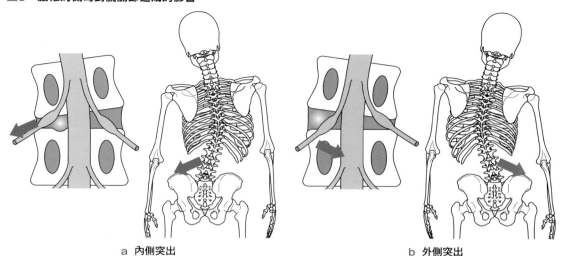

a　內側突出　　　　　　　　　　　　　　　　b　外側突出

若為內側突出，與突出同側側屈，若為外側突出，則往另一側側屈。椎間孔狹窄症的情況大多往另一側側屈。

　　如前所述，由於側彎分為兩腿不等長造成，以及腰椎疾病造成的迴避性側彎，對於THA後的案例，因術前的兩腿不等長而有側彎，只要嘗試改善即可，但源於腰椎疾病的症狀就不應該隨意改善。

　　而側彎對髖關節造成的影響，一般認為可能有下降側的臀中肌力矩臂的縮短使得外展肌力降低，抬高側的代償性髖臼蓋不全助長髖關節炎的惡化。

 Clinical Hint

源於腰椎的髖關節疼痛
①脊髓神經及神經根的損傷導致髖關節痛
　　有時腰椎椎間盤突出、脊椎管狹窄、椎間孔狹窄將造成脊髓神經及神經根損傷，而使髖關節出現疼痛。皮節（dermatomes）上，若L1損傷則在鼠蹊部，L2損傷則在大腿正面及內側，L3損傷則在膝內側，L4～S1則在臀部及大腿背面出現症狀。
②關聯疼痛
　　腰神經後枝內側分支為腰椎關節與多裂肌所分布、支配（圖4）。椎間關節有豐富的傷害受器，若對椎間關節施加機械性刺激，將引起多裂肌及椎間關節同樣程度對下肢的關聯疼痛。

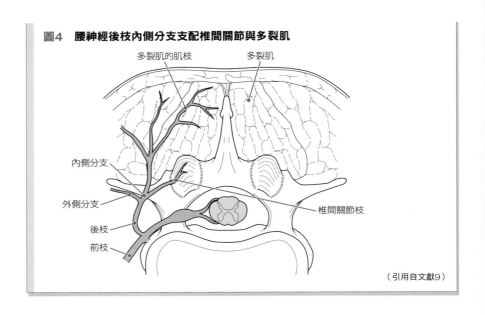

圖4　腰神經後枝內側分支支配椎間關節與多裂肌

多裂肌的肌枝

多裂肌

內側分支

外側分支

後枝

前枝

椎間關節枝

（引用自文獻9）

骨盆功能衰退對髖關節造成的影響

➤骨盆的解剖與功能（圖5）

　　骨盆由左右的髖骨與位於其中央的薦骨、尾骨所組成，在軀幹與下肢間互相進行力的傳導。骨盆的關節，有髖骨與薦骨在後方連接的薦髂關節，是為連接體軸骨骼最下方部位與下肢骨骼的關節。根據定義[10]，薦髂關節由前方的關節區域與後方的韌帶區域所構成，由於關節囊及韌帶區域有神經末梢及傷害受器的存在，排列異常引起的機械性應力將產生源於薦髂關節的疼痛，這點廣為人知。同時，由於薦髂關節具有減輕骨盆承受的負重應力，及傳達下肢間的負重[11]等功能，一般認為薦髂關節的障礙將對軀幹及下肢產生影響。

圖5　骨盆的力的傳導

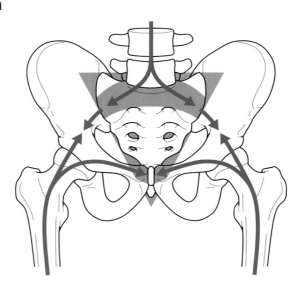

左圖表示骨盆、軀幹、下肢的力的傳導。位於骨盆中心的薦髂關節，擔任連接軀幹與下枝的重要作用。

Memo ▌**薦髂關節的運動（圖6）**

form closure與force closure的理論[12]為被動、主動的關節穩定性之概念。form closure指骨頭形態等關節構造而可獲得的關節穩定性。另一方面，force closure指由肌肉、肌腱、肌筋膜等張力而可獲得的關節穩定性。因此可說關節穩定性為雙方均衡保持、相互補強的關係。

薦髂關節在矢狀面上的旋轉運動稱作nutation與counter-nutation。nutation為薦骨的點頭運動，加上左右的髂骨稜接近，坐骨結節擴展。另一方面，counter-nutation為其反對的動作。由於nutation為關節面的壓迫與增加剪應力，是提升薦髂關節form closure的動作。同時，要獲得骨盆的穩定性，需要具有往nutation或counter-nutation移動的活動性，且動作時需要nutation。

圖6 薦髂關節的動作

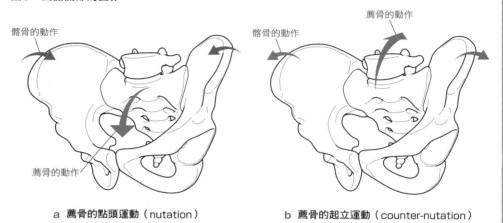

a 薦骨的點頭運動（nutation）　　　**b 薦骨的起立運動（counter-nutation）**

➤薦髂關節的功能障礙（不穩定）對髖關節的影響

薦髂關節的穩定所需的force closure的程度，認為是form closure及對薦髂關節施加負重強度所造成的變化。也就是說，一般認為薦髂關節form closure的異常以force closure做代償，與薦髂關節的穩定化相關。

增加薦髂關節壓力的肌肉之一為梨狀肌。梨狀肌附著於薦髂關節的前方關節囊，有時因薦髂關節的不穩定性及關節囊損傷而發生過度緊繃[13]。同時，梨狀肌的分布通過坐骨大孔，附著於大轉子上方，具有髖關節的外旋作用。梨狀肌的過度活動對薦髂關節的穩定化產生作用，另一方面在髖臼中使股骨頭產生前向或前內側的位移。結果，肌肉的不均衡可能產生次發性髖關節的排列異常，引起鼠蹊部及髖關節周圍疼痛及運動上的限制（圖7）。

而負重時薦髂關節有功能障礙的情況，筆者曾遇過骨盆往支撐腳側降低，使軀幹傾斜呈現如Duchenne徵候的姿勢控制之案例（圖8）。一般認為這種姿勢控制，具有薦髂關節的不穩定性、form closure的強化及剪應力，造成薦髂關節部位迴避疼痛等各式各樣的因素，而骨盆的排列異常將對髖關節的骨頭被覆蓋率及髖關節周圍肌肉的張力造成影響。

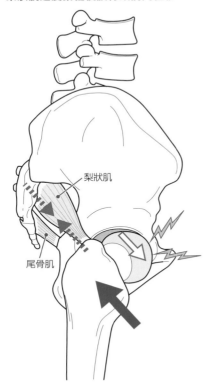

圖7 梨狀肌過度緊繃使股骨頭前向位移

髖關節旋轉軸使得附著於後方的梨狀肌將大轉子往後方拉扯的結果，股骨頭往前方位移。

梨狀肌

尾骨肌

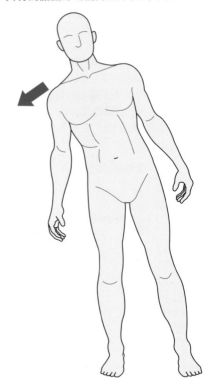

圖8 具有薦髂關節功能障礙案例的單腳站姿

有時呈現骨盆和軀幹往支撐腳側傾斜的Duchenne徵候之姿勢控制。

Clinical Hint

源於薦髂關節髖關節疼痛的判別

　　許多文獻皆提到相關薦髂關節神經支配的內容，池田[14]指出，關節前方的上部由L5神經、下部由S2神經的前枝、後方上部由L5神經的後枝、下部由複數的薦骨神經的後枝所支配。其他文獻也確認到，薦髂關節有下腰部神經根至薦骨神經根之廣範圍神經分枝。因此顯示，源於薦髂關節的疼痛可能對神經支配領域的部位產生影響。

　　村上[15]調查薦髂關節障礙的疼痛部位，指出作為特徵性疼痛區域，經常有髂骨後上棘（PSIS）附近的臀部疼痛與鼠蹊部疼痛的情況。髖關節炎等髖關節障礙中有鼠蹊部疼痛的案例常見，PSIS周圍臀部疼痛的情況，應考慮薦髂關節障礙也是原因之一。

PSIS：posterior superior iliac spine

評估的實務

➤對於腰部功能衰退的評估

●腰椎的活動性評估

　　腰椎前彎的減少或增加的原因，可想到腰椎活動性降低。首先評估腰椎整體的活動性後，逐漸釐清哪個分節的活動性特別低。

①modified Schober test

　　從髂骨後上棘的中點往上方10cm處及下方5cm處做標記，在軀幹屈曲（或伸展）時用量尺測量兩點的距離變化。一般而言距離的變化在5cm以下則判斷為活動性降低（圖9）。

PLF：
posterior lumber flexibility

②腰椎後彎活動性測試（PLF test）

　　在林等人[6]思考出的腰椎後彎活動性評估中，在左右髖關節45°屈曲的側臥姿，上方腳內外展正中姿勢的情況下使髖關節屈曲，測量其角度。屈曲側的大腿部沒有阻力、與胸部接觸的情況判斷為陰性（圖10）。

圖9　modified Schober test

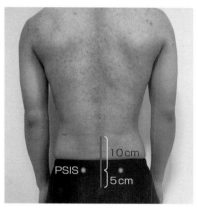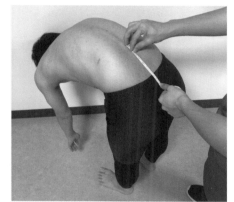

a　標記位置　　　　　　　　　　b　軀幹屈曲

在自然站姿與軀幹屈曲（或伸展）的姿勢，測量PSIS上方10cm處到下方5cm處的距離發生幾公分的變化。

圖10　PLF test

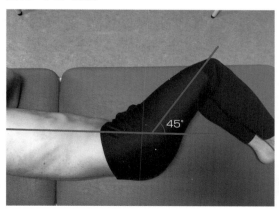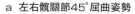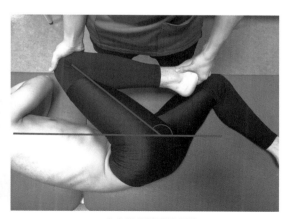

a　左右髖關節45°屈曲姿勢　　　　　　　　b　上方腳的髖關節屈曲

在側臥姿對體軸的長軸測量髖關節的屈曲角度。大腿在沒有阻力下接觸胸部的情況則判斷為陰性。

③spring test

用中指觸診棘突間,用另一側的手的小指對上椎體棘突往垂直方向施壓。此時感覺椎體間的動作、硬度。同時比較各椎體間的動作(圖11)。

④徒手評估各分節

在側臥姿一邊觸知椎體間,並用另一側的手引導髖關節屈曲、伸展。此時隨著骨盆前傾、後傾,感覺腰椎屈伸的動作,評估每個分節的活動性(圖12)。

▶腰部的肌力評估

作為評估方法,若有BIODEX或手握式測力器等儀器,希望能測量出腰部周圍的肌力。現狀為不用儀器而評估腰部周圍肌力,則少見到確實有效的案例。接著介紹筆者常用的評估腰部肌力的方法。

圖11　spring test

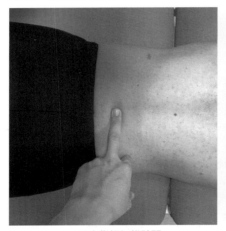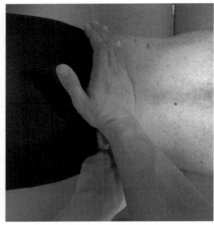

　　　　a　用中指觸知椎體間　　　　　　　　　b　按壓上方椎體的棘突
用中指觸知椎體間,同時按壓上方椎體的棘突時評估椎體間的動作。

圖12　徒手評估每個分節

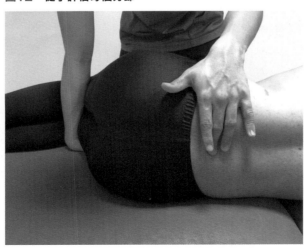

邊觸知椎體間,讓髖關節屈曲、伸展,引導腰椎屈曲、伸展,評估此時的動作。

SLR：
straight leg raising

ASIS：
anterior superior
iliac spine

①active SLR test

　　主動直膝抬腿20°左右時緩慢進行，記憶後腳離開床時的重量，主觀確認左右腳是否有差異。之後，壓迫髂骨前上棘（ASIS）、PSIS，評估下肢重量的左右差異是否解除（**表2、圖13**）。

➤源自腰椎疾病的髖關節疼痛區別的評估

　　椎間盤突出及腰部脊椎管狹窄等腰椎疾病，有時會使髖關節周圍出現疼痛。這種情況除了對髖關節治療，也必須對腰椎治療。

　　源於腰椎疾病的髖關節疼痛的區別，除了下述的物理治療測試，尚有徒手肌力測試、感覺測試、肌腱反射測試、沿著皮節的肌力降低及感覺降低、肌腱反射減弱的情況，源於腰椎的髖關節疼痛的可能性高。

表2　壓迫部位與顯示的問題

壓迫部位	顯示的問題
兩側ASIS	腹橫肌、腹內斜肌的收縮降低
兩側PSIS	多裂肌、胸腰筋膜的收縮降低

圖13　active SLR test

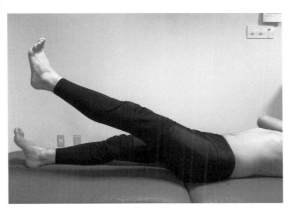

a　主動直膝抬腿

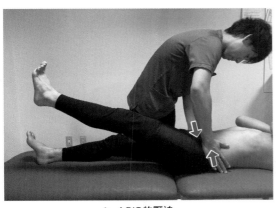

b　ASIS的壓迫

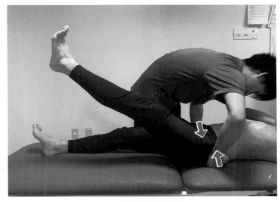

c　PSIS的壓迫

若壓迫ASIS時下肢自覺抬高容易度有所變化，表示腹橫肌及腹內斜肌的收縮降低（b），若壓迫PSIS時有所變化，則表示多裂肌及胸腰筋膜的收縮降低（c）。

III

各功能障礙的管理

①大腿神經伸展測試

在俯臥姿使膝蓋屈曲做髖關節伸展。沿著大腿神經出現刺痛時，可能為腰椎疾病使大腿神經受到刺激（**圖14**）。

②Kemp test

進行腰椎的後屈、側屈、旋轉動作。檢查側的下肢出現放射性疼痛的情況，則必須想到椎間孔的狹窄化或椎間關節的功能異常（**圖15**）。

③SLR test

在仰臥姿進行SLR。沿著坐骨神經出現刺痛時，可能為腰椎椎間盤突出等因素而刺激坐骨神經（**圖16**）。

圖14　大腿神經伸展測試

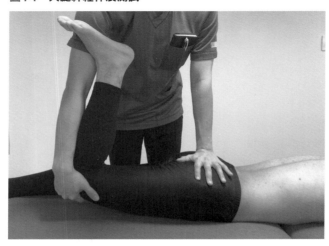

圖15　Kemp test

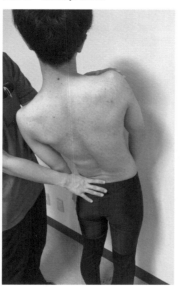

圖16　SLR test

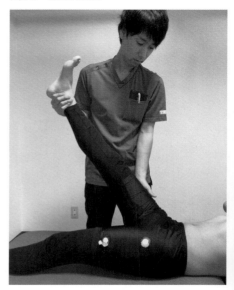

➤對於薦髂關節功能衰退的評估

●活動性評估

①前屈測試（圖17）

使軀幹屈曲時用PSIS的動向確認有無薦髂關節的活動性障礙。若確認軀幹屈曲時左右PSIS的高度不同，則為陽性。出現陽性反應顯示肢體側的薦髂關節活動性降低。

●穩定性評估

①Gillet test（圖18）

觸診PSIS，確認髖關節屈曲運動時薦髂關節的位置關係。比較檢查側（擺盪腳）的PSIS同樣高度的薦骨，若髖關節屈曲時檢查側的PSIS往後下方移動則正常，往上方位移或無活動性的情況則為陽性。陽性反應顯示薦髂關節的功能衰退。同時，筆者也用修改過的做法同樣對支撐側實施測試，確認支撐側薦髂關節是否有nutation也可作為穩定性的評估使用。

②用視診、觸診評估

夾臀為薦髂關節不穩定所產生的特徵姿勢。夾臀指薦髂關節的不穩定性使梨狀肌等髖關節外旋肌及內收短肌的過度收縮而產生的狀況[15]（圖19）。

圖17　前屈測試

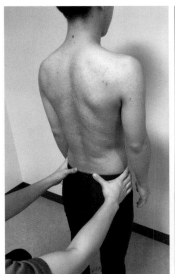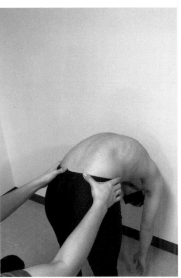

將拇指放在左右的PSIS，使軀幹做屈曲運動。此時確認左右的PSIS高度是否不同。

圖18　Gillet test

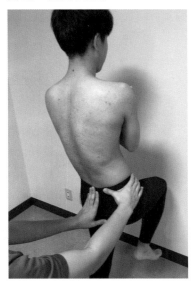

將拇指放在檢查側（擺盪腳）的PSIS，另一手的拇指放在與PSIS同樣高度的薦骨上。若檢查側的PSIS往後下方移動則表示正常。

圖19　視診、觸診的評估

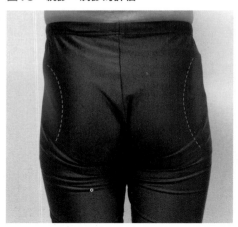

用視診確認到強調臀部夾緊狀態的情況，用觸診確認外旋肌群及內收短肌的緊繃。

● 源於薦髂關節障礙的髖關節疼痛區別的評估

研究指出，薦髂關節障礙的疼痛誘發測試中，可用Gaenslen test、Patrick test、Newton test的變化版[16]，若這些測試確認疼痛的誘發，顯示為薦髂關節的問題。

①Gaenslen test（**圖20**）。

在仰臥姿擁抱健側下肢，按壓患側的大腿部。出現薦髂關節的疼痛則為陽性。

②Patrick test（**圖21**）

在仰臥姿使患側下肢交疊，往下方按壓以觀察有無薦髂關節的疼痛。

③Newton test的變化版（**圖22**）

對患側的薦髂關節部施加壓迫，確認有無疼痛。

治療的實務

➤對於腰椎活動性降低的治療

在前述的活動性評估中，評估哪個分節有活動度受限後，進行增加該部位活動度的治療。若有軟組織受限的情況，對其部位做放鬆術以重拾柔軟度。若有骨質的限制則施行下述的操作。

● 徒手關節鬆動術

在側臥姿一邊將上部椎體棘突往頭部方向牽引，一邊在髖關節的屈曲或伸展下促進下部椎體的移動。譬如評估為L4/5間的屈曲活動度降低的情況，一邊牽引L4的棘突，在髖關節屈曲時試圖擴大椎間關節的活動度。此時往頭部方向牽引的理由，是為了對椎間關節的關節面平行施加壓力，以避免誘發疼痛（**圖23**）。

圖20　Gaenslen test

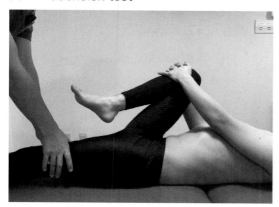

圖21　Patrick test

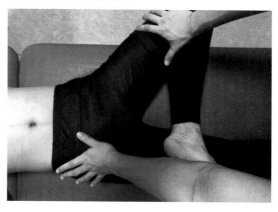

圖22　Newton test修改法

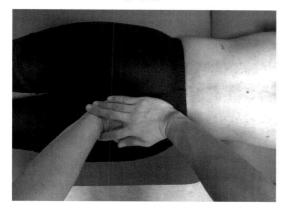

圖23　徒手關節鬆動術

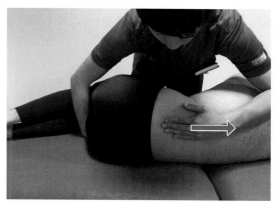

用一側的手將上部椎體往頭部方向牽引，在髖關節屈伸運動下促進下部椎體的動作。

▶對於薦髂關節活動性降低的治療[17]

在側臥姿、骨盆輕度後屈姿勢徒手引導髖骨前向與後向旋轉。由於薦髂關節對應力的防禦反射機制啟動時間快，重點在於用微弱的力量緩慢地引導（圖24）。

▶對於腰部、骨盆、薦髂關節穩定化的治療
●用髖關節運動使腰椎、骨盆、薦髂關節穩定化

在仰臥姿為了不讓腰椎過度前彎，維持腰椎的彎曲，透過使髖關節屈曲而追求腰椎、骨盆的穩定（圖25）。根據情況，物理治療師可將手放在患者腰部，按壓該部位，以讓患者更能夠意識腰椎彎曲的維持。一開始在膝關節屈曲姿勢使髖關節屈曲，提升負重時，在膝關節伸展姿勢使髖關節屈曲。同時也在坐姿等不同的姿勢下進行，或在俯臥姿、四肢著地等姿勢一邊維持腰椎彎曲一邊伸展髖關節等應用亦可嘗試進行。

●腰部多裂肌的促進法

　　由於一般認為多裂肌可對軀幹旋轉中的腰椎帶來往伸展方向的穩定性[7]，一邊在坐姿使軀幹做旋轉運動，同時物理治療師從後方用拇指觸碰腰部多裂肌，一邊做多裂肌的促進法（**圖26**）。

圖24　髖骨的徒手引導

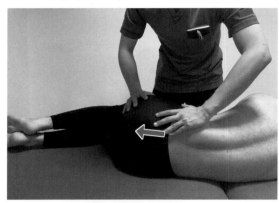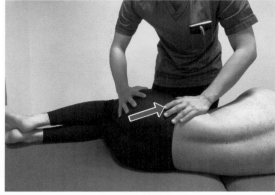

在側臥姿、髖關節屈曲姿勢，徒手引導髖骨的前向旋轉與後向旋轉。注意避免過度施加速度及力道。

圖25　腰部、骨盆的穩定化運動

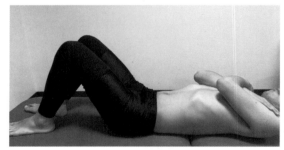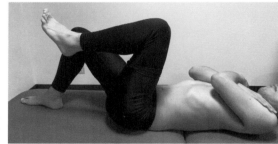

意識腹部，一邊維持腰椎的彎曲一邊進行髖關節屈曲運動。

圖26　腹部多裂肌的促進

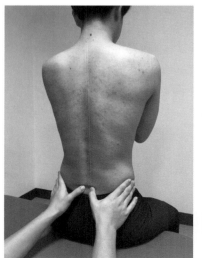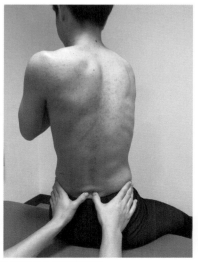

在軀幹旋轉時，邊用拇指觸碰旋轉側的多裂肌邊促進。

文獻

1）Offierski CM, et al：Hip-spine syndrome. Spine, 8(3)：316-321, 1983.

2）帖佐悦男, ほか：Hip-spine syndromeの分類における症状とX学的特徴. 関節外科, 23(4)：29, 2004.

3）古賀大介, ほか：腰椎変性後彎と変形性股関節症の進行の関係. 日本腰痛学会誌, 9(1)：142-145, 2003.

4）三谷保弘, ほか：静的立位における矢状面での腰仙椎アライメントと体幹筋力および下肢筋伸張性との関係. 理学療法科学, 23(1)：35-38, 2008.

5）土井口祐一：骨盤傾斜異常と股関節症の進展メカニズム -股関節正面像を用いた骨盤傾斜の解析から-. 関節外科, 23：484-492, 2004.

6）林　典雄, ほか：馬尾性間欠性跛行に対する運動療法の効果. 日本腰痛学会誌, 13(1)：165-170, 2007.

7）重枝利佳, ほか：人工股関節置換術後患者の歩行分析 -術後12ヵ月間の追跡調査-. 理学療法科学, 29(4)：609-613, 2014.

8）森本忠嗣, ほか：変形性股関節症の脚長差と腰椎側弯の関係：Hip-Spine Syndrome. 整形外科と災害外科, 59(3)：586-589, 2010.

9）林　典雄：腰部多裂筋. 運動療法のための機能解剖学的触診技術, 改訂第2版, p308, メジカルビュー社, 2012.

10）Bernard TN Jr ,et al：Cassidy JD：The sacroiliac joint syndrome：pathophysiology, diagnosis, and management. In：The Adult Spine：principles and practice, (Frymoyer JW ed), Raven Press, New York, p2107-2130, 1991.

11）Donald DA：体軸骨格：骨と関節構造. 筋骨格系のキネシオロジー, 原著第2版, p397-404, 医歯薬出版, 2013.

12）Diane Lee：機能的な腰椎骨盤股関節複合体. 骨盤帯：臨床の専門的技能とリサーチの統合, 第4版(石井美和子, 監訳), p43-68, 医歯薬出版, 2013.

13）Slipman CW, et al：The predictive value of provocative sacroiliac joint stress maneuvers in the diagnosis of sacroiliac joint syndrome. Arch Phys Med Rehabil, 79(3)：288-292, 1998.

14）池田龍二：仙腸関節の神経支配について -肉眼的組織学的研究-. 日医大誌, 58(5), 97-103, 1991.

15）村上栄一：仙腸関節の痛みの病態. 診断がつかない腰痛 仙腸関節の痛み, 南江堂, p25-44 ,2014.

16）村上栄一：仙腸関節由来の腰痛. 日本腰痛学会誌, 13(1)：40-47, 2007.

17）中図　健：腰椎・骨盤の可動性改善に対するアプローチ. 下肢運動器疾患の診かた・考えかた -関節機能解剖学的リハビリテーション・アプローチ-, p44-47, 医学書院, 2016.

Ⅲ

各功能障礙的管理

4 來自胸廓影響的評估與物理治療

Abstract

■ 位於胸廓的關節及肌肉，除了呼吸的作用，亦有作為姿勢穩定化作用的運動器官擔任重要職責。

■ 對於髖關節障礙，重要的是以腰椎及骨盆為中心的關聯性，加上包含胸廓部位在內的評估。

序

　　雖然現狀上關於胸廓與髖關節直接的關聯性並不明確，但把隔著間隙的腰椎及骨盆也列入考量，彼此便有重要的關聯性。因此臨床上實施對於髖關節症狀、障礙的評估、介入時，若也注意胸廓，便有獲得額外資訊的可能。

　　胸廓的運動與許多關節及肌肉有關，具有複雜的構造。本節整理基本知識，說明對功能障礙的評估。

基本知識

➤胸廓的骨骼構造

　　胸廓由胸骨、肋骨（左右12對）、胸椎（12個）所組成，呈現如圓錐形的鳥籠般包圍軀幹上方的形狀（圖1）。透過胸廓支撐肩胛骨，連接上肢。

　　被胸廓包圍的空間叫做胸腔，胸腔的上方有胸廓上口，下方有胸廓下口。胸廓上口為食道、氣管、血管、神經進入胸廓內的道路，比胸廓下口還要狹窄，俗稱的胸廓出口指胸廓上口的一部分。胸廓下口為橫膈膜的起始部，為胸腔與腹腔的分界處。形成胸廓下口下緣的第7～10肋軟骨為弓狀的線，因此叫做肋弓，由左右肋弓之間形成的角叫做胸骨下角。

　　胸廓的主要功能有①保護胸廓內的內臟（心臟、肺臟、主要血管等），②提供頸椎結構上的基礎，③提供頭部、頸部、上肢運動與穩定的肌肉附著部位，④閉孔性構造下呼吸時的換氣作用[1]。

圖1　胸廓的構造

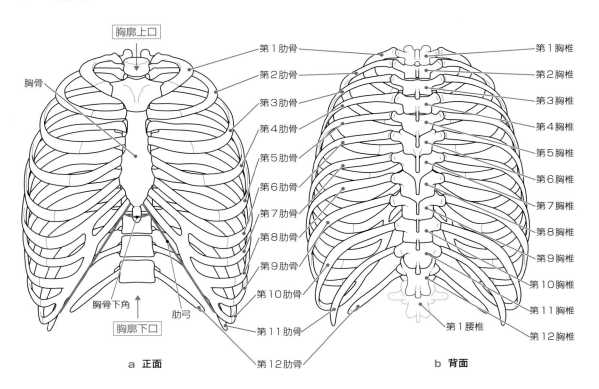

胸廓上口

第1肋骨
第2肋骨
第3肋骨
第4肋骨
第5肋骨
第6肋骨
第7肋骨
第8肋骨
第9肋骨
第10肋骨
第11肋骨
第12肋骨

胸骨

胸骨下角
肋弓
胸廓下口

a　正面

第1胸椎
第2胸椎
第3胸椎
第4胸椎
第5胸椎
第6胸椎
第7胸椎
第8胸椎
第9胸椎
第10胸椎
第11胸椎
第12胸椎

第1腰椎

b　背面

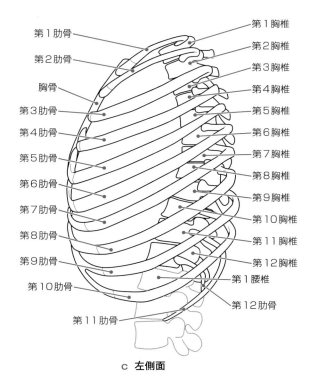

第1肋骨
第2肋骨
胸骨
第3肋骨
第4肋骨
第5肋骨
第6肋骨
第7肋骨
第8肋骨
第9肋骨
第10肋骨
第11肋骨

第1胸椎
第2胸椎
第3胸椎
第4胸椎
第5胸椎
第6胸椎
第7胸椎
第8胸椎
第9胸椎
第10胸椎
第11胸椎
第12胸椎
第1腰椎
第12肋骨

c　左側面

圖2　胸骨的構造

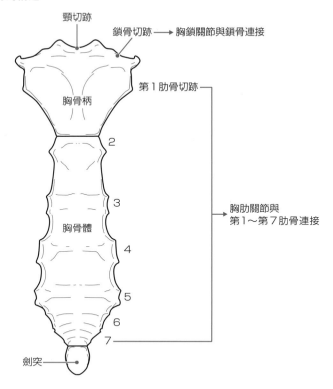

頸切跡
鎖骨切跡 ──→ 胸鎖關節與鎖骨連接
第1肋骨切跡 ──
胸骨柄
2
胸肋關節與
第1～第7肋骨連接
3
胸骨體
4
5
6
7
劍突

● **胸骨的結構特徵（圖2）**

　　胸骨指位於胸廓正面中央部位的扁平骨，由胸骨柄、胸骨體、劍突三個部分組成。胸骨柄到胸骨體的左右側面有鎖骨切跡與第1～第7肋骨切跡，每一道鎖骨與第1～第7肋骨有連接的部分。被左右的鎖骨夾著、可觸碰到凹陷處的胸骨柄上緣處叫做頸切跡。劍突為胸骨下端的突出部，即便成人時大部分停留在軟骨性質，不過在40歲左右開始骨化，老年後便完全骨化。

● **肋骨構造的特徵**

　　肋骨為左右12對弓形的扁平長骨，由肋硬骨及肋軟骨組成。占肋骨後方大部分的肋硬骨，區分為肋骨頭、肋骨頸、肋骨體，肋骨頸與肋骨體的交界處有肋骨結節（圖3）。肋骨頭與肋骨結節有關節面，每一條肋骨都與胸椎連結。

　　肋軟骨位於肋骨前方，外力發生時對胸廓有緩衝的作用，肋軟骨的彈性對呼吸時胸廓的活動性有很大的幫助。

　　肋骨每個部位的大小及形狀都有不同的特徵，上下兩端短，中央部位較長。第3～第10肋骨具有基本的結構，雖然大小、形狀皆類似，不過第7、第8肋骨最長。第1肋骨的肋骨體上面有前斜角肌附著的結節，第2肋骨在肋骨體外側面有附著前鋸肌的粗隆處。第11、12肋骨的肋骨結節及肋骨頸幾乎無法區別，是已經退化的構造。

圖3　肋骨（肋硬骨的基本構造）

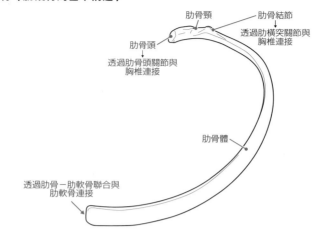

肋骨頸
肋骨結節
透過肋橫突關節與
胸椎連接
肋骨頭
透過肋骨頭關節與
胸椎連接
肋骨體
透過肋骨－肋軟骨聯合與
肋軟骨連接

圖4　肋骨的三種分類

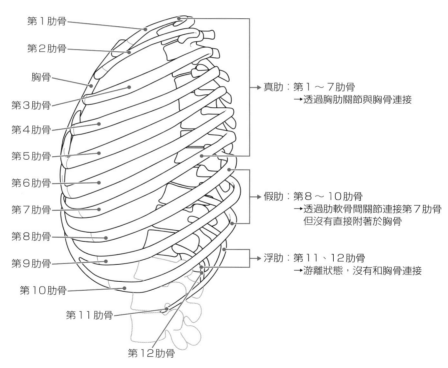

第1肋骨
第2肋骨
胸骨
第3肋骨
第4肋骨
第5肋骨
第6肋骨
第7肋骨
第8肋骨
第9肋骨
第10肋骨
第11肋骨
第12肋骨

→真肋：第1～7肋骨
　→透過胸肋關節與胸骨連接

→假肋：第8～10肋骨
　→透過肋軟骨間關節連接第7肋骨
　　但沒有直接附著於胸骨

→浮肋：第11、12肋骨
　→游離狀態，沒有和胸骨連接

　　從與胸骨連結的特徵，將肋骨分類成真肋、假肋、浮肋（在日本也稱浮游肋）三種（**圖4**）。如前所述，胸骨有第1～第7肋骨切跡（**圖2**），對於第1肋骨切跡，第1肋骨做應對，第1～第7肋骨直接連結。從此構造來看，第1～第7肋骨稱作真肋。

　　第8～第10肋骨稱作假肋，由肋軟骨肩關節連結第7肋骨，但屬於沒有直接附著於胸骨的構造。第11、第12肋骨除了連接胸椎，並沒有與上端的肋骨及胸骨連接，呈現游離的構造，因此稱作浮肋。

●胸椎的構造特徵

胸椎由12個椎骨組成，可說是椎骨的基本形態。椎骨一般而言大致分為前方的椎體與後方的椎弓，而脊椎管通過椎孔的孔洞。以椎弓為起點，有上、下關節突起、橫突、棘突（**圖5**）。

胸椎的特徵之處就是與肋骨連接的肋骨面，頸椎及腰椎並不存在。椎體後外側上方為上肋骨面，下方為下肋骨面，橫突的外側正面為橫突肋骨面。第1～第9胸椎有上、下肋骨面，但第10胸椎只有上肋骨面。第11、12胸椎左右各有一個無區別上下的肋骨面（**圖6**）。只有在第1～第10胸椎才有橫突肋骨面。

椎體的大小，依上部胸椎到下部胸椎的順序逐漸變大。第5～第8胸椎為典型的胸椎形狀，棘突往後下方傾斜，前端達到下部椎體的高度。第7胸椎往後下方的傾斜度最大。第1～第4胸椎為頸椎，而第9到～12胸椎具有與腰椎類似的特徵，棘突的突起接近水平方向。

從矢狀面來看，脊椎整體在靜止站立姿勢呈現生理上的彎曲，胸椎和薦尾椎後彎，頸椎和腰椎呈前彎的S狀弧度。頸椎前彎約30～35°，胸椎後彎約40°，腰椎前彎約45°傾斜[1]（**圖7**）。胎兒的脊椎往前凹陷（C狀彎曲）的後彎（原發性彎曲），出生後發育階段能夠坐起時頸椎出現前彎，能夠站立時腰椎前彎（次發性彎曲），但保留胸椎後彎。在冠狀面上，用X光影像仔細查看，每個人都有輕度的的彎曲，不過大致上能夠視為直線的形狀[2]。脊椎的彎曲有年齡和性別等個人差異，也會隨著姿勢出現各種不同的變化。

圖5 胸椎的基本構造

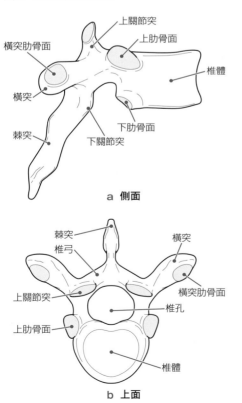

a 側面

b 上面

圖6 第1～12胸椎與肋骨面、肋骨頭關節的特徵

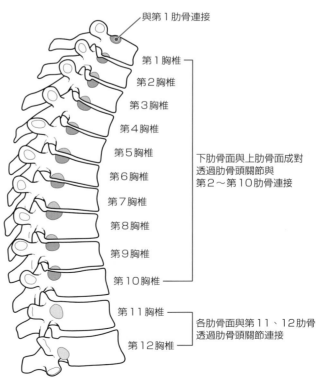

與第1肋骨連接

第1胸椎
第2胸椎
第3胸椎
第4胸椎
第5胸椎
第6胸椎
第7胸椎
第8胸椎
第9胸椎
第10胸椎

下肋骨面與上肋骨面成對透過肋骨頭關節與第2～第10肋骨連接

第11胸椎
第12胸椎

各肋骨面與第11、12肋骨透過肋骨頭關節連接

圖7 脊椎的彎曲（矢狀面）

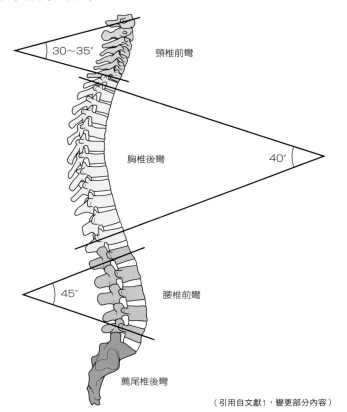

30～35° 頸椎前彎

胸椎後彎 40°

45° 腰椎前彎

薦尾椎後彎

（引用自文獻1，變更部分內容）

▶胸廓的連接與關節運動

胸廓的連接部分，由①胸肋聯合、②肋椎關節以及③椎間關節組成（**圖8**）。

①胸肋聯合（圖9、10）

連接胸骨與肋骨的部位，分為胸肋關節（胸骨－胸軟骨聯合）、胸骨聯合（胸骨柄聯合與胸骨劍突聯合）和肋軟骨間關節（**表1**）。

②肋椎關節（圖10）

連接肋骨與胸椎，支撐胸廓的部位。分為連接肋骨頭與胸椎上、下肋骨面的肋骨頭關節，和連接肋骨結節與胸椎的橫突肋骨面的肋橫突關節，兩者皆為滑膜性的平面關節（**表2**）。關於肋椎關節的構造，若已知如前所述胸椎肋骨面的特徵，則較容易理解（**圖6**）。

肋骨頭關節和肋橫突關節主要與肋骨的運動有關，並非個別作用，而是聯合起來產生功能。連接肋骨頭關節與肋橫突關節的直線作為運動軸，進行肋骨的運動[4]。由於上部肋骨（第1～6肋骨）的運動軸接近冠狀面方向，透過抬高運動，上部胸廓的前後寬度將擴大（**圖11**的右側）。同時胸骨往前上方抬高，如出現類似幫浦圖案的動作，因此叫做pump-handle motion。

圖8　胸廓的連接

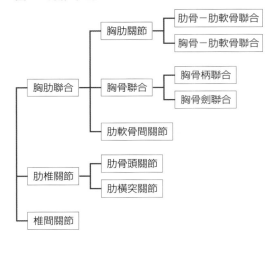

圖9　胸肋聯合（胸肋關節、胸骨聯合、肋軟骨間關節）

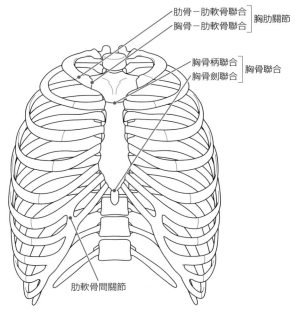

圖10　肋椎關節與胸肋關節

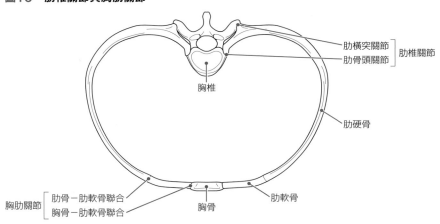

表1　胸肋聯合

胸肋關節	真肋的第1～7肋軟骨與胸骨連接，由肋骨－肋軟骨聯合和胸骨－肋軟骨聯合組成
	胸骨－肋軟骨聯合由肋軟骨的內側端與胸骨的肋骨切跡的間隙形成。第2～7胸骨－肋軟骨聯合為滑膜性的平面關節，隨著吸氣及抬高上肢，往肋骨的尾側滑動，而隨著呼氣及降低上肢，往頭部產生滑動[3]
	第1胸骨－肋軟骨聯合沒有成為關節構造，而是不動聯合[1]
	肋骨－肋軟骨聯合為肋軟骨和肋硬骨的交接處，缺乏來自關節囊及韌帶的補強，可能進行非常細微的運動[1]
胸骨聯合	結合胸骨三個部分（胸骨柄、胸骨體、劍突）的纖維軟骨性的微動關節，雖然隨著胸廓擴張而有些微的活動性，但隨著老化而骨化[1]
肋軟骨間關節	位於第5～10肋軟骨間的滑膜性半關節，藉由軟骨間韌帶補強

圖11　肋椎關節運動的特徵

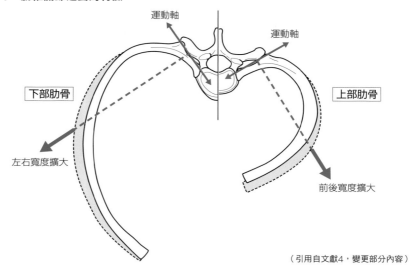

（引用自文獻4，變更部分內容）

表2　肋椎關節

肋骨頭關節	第1胸椎的上肋骨面連接第1肋骨頭。在第2～10胸椎，相連的下肋骨面和上肋骨面成對，各自與第2～10肋骨頭連接。第11、12胸椎為無上下區別的單一肋骨面，為各自與第11、12肋骨頭連接的構造。肋骨頭關節由放射狀肋骨頭韌帶補強
肋橫突關節	第1～10胸椎的橫突肋骨面與同編號的肋骨結節連接，由外側肋橫突韌帶和上肋骨韌帶補強。由於第11、12胸椎並無橫突肋骨面，第11、12肋骨不接觸肋橫突關節，只和肋骨頭關節連接

　　另一方面，下部肋骨（第7～10肋骨）的運動軸接近矢狀面方向，下部胸廓的左右寬度擴大（圖11左）。由於左右肋骨往外側抬高的模樣類似籃子，因此稱作bucket-handle motion。浮肋的第11、12肋骨與第7～第10肋骨同樣與下部胸廓的左右徑擴大有關，如圓規般的移動特徵，有時會與caliper motion區分。

　　再者，第1、2肋骨的抬高、橫膈膜的收縮及下方移動，也會使胸廓往上下方向擴大。

　　肋椎關節下的肋骨運動隨著橫膈膜收縮，呼吸時擔任擴大胸廓的重要職責。

③椎間關節（圖12）

　　這是連接上、下椎骨關節突的滑膜性平面關節。關節面的構造因脊椎的部位而相異，胸椎的上關節突朝向後方且偏外上方，下關節突朝向前方且偏內下方。

　　關節運動可能做屈曲、伸展、側屈、旋轉。表3顯示胸椎椎間關節各個運動的特徵[1,2,4]。

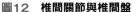

圖12　椎間關節與椎間盤

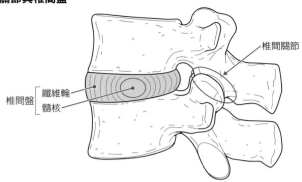

椎間關節

椎間盤 {繊維輪 / 髓核

表3　胸椎椎間關節的運動方向及特徵

屈曲（圖13a）	上部椎體的下關節面對於下部椎體的上關節面，往前上方滑動
伸展（圖13b）	上部椎體的下關節面對於下部椎體的上關節面，往後下方滑動。往後下方傾斜的長棘突的接觸，使得胸椎伸展容易受到限制
側屈（圖13c）	上部椎體的下關節面對於下部椎體的上關節面，側屈側（凹側）些微往下方滑動，另一側（突側）大幅往上方滑動。側屈時，肋骨同時在側屈側（凹側）些微下降，在另一側（突側）些微抬高
旋轉（圖13d）	上部椎體的下關節面對於下部椎體的上關節面，在旋轉側往後下方，在另一側往前上方些微滑動

　　脊椎側屈與旋轉相互牽連而引起的多重性運動，稱作耦合運動（coupled motion）。耦合運動因脊椎的部位或屈曲、伸展的姿勢而有不同的特徵[3]（**表4**）。在胸椎，正中姿勢（生理上）及屈曲姿勢在同方向（右側屈的情況為右旋轉），伸展姿勢為反對方向（右側屈的情況為左旋轉）。在頸椎與關節面方向類似的上部胸椎，往同方向的耦合運動明顯容易出現，但到了中～下部胸椎減少，運動缺少一定的特徵[1]。亦有文獻提到，胸椎全體的耦合運動模式並不固定[6]。

　　雖然每個椎間關節間的活動度小，不過各椎間關節的運動累積後，胸椎整體的活動度變大。不過，由於實際上動作的所有關節運動皆由肋椎關節固定胸廓，比起椎間關節原本的活動性更加受到限制。雖然年輕人相對保有胸廓的柔軟度，隨著年齡增長，肋軟骨逐漸骨化，胸廓整體變得幾乎無法移動的狀態，椎間關節運動的活動性也將減少[4]。

　　關於胸椎的補強韌帶，有連接上下椎骨間的黃韌帶、棘間韌帶、橫突間韌帶，以及連接全椎骨的前縱韌帶、後縱韌帶、棘上韌帶，每一條韌帶都具有椎間關節運動的制動要素。

　　上下椎體間的椎間盤，在椎間關節運動時吸收衝擊，同時具有穩定性及可動性貢獻的重要作用[2,4]。椎間盤的外緣部為纖維性軟組織層形成的纖維輪，穩定地結合上、下椎體。中心部由含有豐富水分的軟組織塊的髓核包圍。髓核因應椎體關節的運動方向而往纖維輪內移動，而使椎間盤的厚度變化，具有椎體容易傾斜的功能。

表4　脊椎的耦合運動

部位	運動的特徵
上部頸椎（後頭骨、第1～2頸椎）	在屈曲、伸展的狀態，側屈與旋轉往反對方向出現
中～下部頸椎	在屈曲、伸展的狀態，側屈與旋轉往同方向出現
胸椎	●在正中姿勢（生理上的彎曲）、屈曲，側屈與旋轉往同方向出現 ●在伸展時，側屈與旋轉往反對方向出現
腰椎	●在正中姿勢（生理上的彎曲）、伸展，側屈與旋轉往反對方向出現 ●在屈曲時，側屈與旋轉往同方向出現

（引用自文獻3，變更部分內容）

圖13　胸椎椎間關節運動

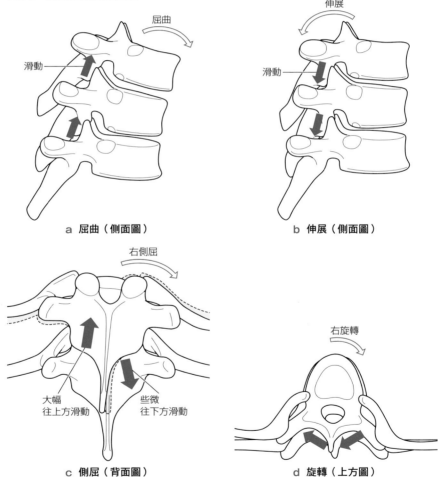

a　屈曲（側面圖）　　　　　b　伸展（側面圖）

c　側屈（背面圖）　　　　　d　旋轉（上方圖）

（引用自文獻1，變更部分內容）

▶與胸廓關聯的肌肉作用

　　許多肌肉與胸廓有關聯，功能上大致區分為與脊椎運動有關的肌肉，以及和呼吸有關的肌肉。

●關於脊椎運動的肌肉

關於整體脊椎運動的肌肉、有腰背肌群（胸、頸、頭棘肌，胸、頸、頭最長肌，腰、胸、頸髂肋肌）、橫突棘肌（胸、頸、頭半棘肌、多裂肌、迴旋短肌、迴旋長肌）、短分節肌群（棘突間肌、橫突間肌）、腹肌群（腹直肌、腹外斜肌、腹內斜肌、腹橫肌）和斜方肌、背闊肌、腰大肌、腰方肌等[1]。

表5為肌肉的主要作用，這些肌肉隔著脊椎左右對稱，若兩側同時收縮，將對屈曲或伸展產生作用。而在其他部位，除了棘間肌的所有肌肉只單側收縮，就會往同側屈曲，有隨脊椎旋轉的肌肉與不隨之旋轉、在側屈單獨作用的肌肉。腹內斜肌往同側旋轉，胸半棘肌、多裂肌、迴旋短肌、迴旋長肌、腹外斜肌往另一側旋轉。棘突間肌是相連各椎骨棘突間皆存在的尺寸小的肌肉，並無側屈及旋轉作用，只有伸展作用。胸、頸、頭棘肌為橫跨、附著多數椎骨棘突的肌肉，由一整個肌肉群在脊椎的伸展及側屈作用，而非單獨作用。腹橫肌比起引起關節運動，更對腹腔內壓上升及腰部的固定有幫助[1]。

說到腰背肌群，站姿時胸椎部位的單獨收縮並不會使腰椎隨之伸展，而可能有使胸椎伸展的特異運動控制性。在腰椎部位的單獨收縮，與腰椎伸展及下部胸椎的後向傾斜有關。從這種胸椎、腰椎部位分離做運動控制的特性來看，即使腰椎在伸展姿勢，也有使胸椎屈曲的可能[6]。

表5　與脊椎運動相關的主要肌肉作用

肌肉		屈曲	伸展	側屈	旋轉	（旋轉的方向）
斜方肌		－	中	中	中	（對側）
腰背肌	棘肌（作為肌群）	－	中	小	－	
	胸最長肌	－	大	中	－	
	頸最長肌	－	大	中	中	（同側）
	頭最長肌	－	大	中	中	（同側）
	腰髂肋肌	－	大	大	小	（同側）
	胸髂肋肌	－	大	大	－	
	頸髂肋肌	－	大	大	中	（同側）
橫突棘肌群	胸半棘肌	－	大	小	中	（對側）
	頸半棘肌	－	大	小	中	（對側）
	頭半棘肌	－	大	小	－	
	多裂肌	－	大	小	中	（對側）
	迴旋長肌、短肌	－	中	小	中	（對側）
短分節肌群	棘間肌	－	中	－	－	
	橫突間肌	－	小	中	－	
腹肌群	腹直肌	大	－	中		
	腹外斜肌	大	－	大	大	（對側）
	腹內斜肌	大	－	大	大	（同側）
	腹橫肌	①腹腔內壓升高，②透過附著於胸腰筋膜使腰部固定				
腰大肌		小	小	中	－	
腰方肌		－	中	中	－	

依據肌肉的作用程度分為「小」、「中」、「大」，不作用的運動則為「－」。

（引用自文獻1，變更部分內容）

● 與呼吸相關的肌肉

吸氣肌為附著於胸廓的肌肉，具有擴大胸廓，使胸腔內容量增加的作用。相對的，吐氣肌具有縮小胸廓，使胸腔內容量減少的作用。如上所述，呼吸時肋椎關節使肋骨運動及橫膈膜收縮為主體，為胸廓內容量帶來變化。

吸氣時，主要為肋骨抬高及橫膈膜中央部位肌腱中心下降，使得胸廓前後、左右、上下寬度擴大。加上平時安靜吐氣的主動肌，有輔助作用的肌肉活動後也會強制吸氣，吸氣量增加（預備吸氣量）。安靜吐氣時，由於胸廓及肺本身的彈性與橫膈膜的鬆弛使得胸廓縮小，因而不需要肌肉收縮。若為強力吐氣的強制呼吸，則需要肌肉活動，腹腔內壓提高使得橫膈膜上升，肋骨往下降，吐氣量增加（預備吐氣量）（**表6**）。

表6　與呼吸相關的肌肉

安靜吸氣	橫膈膜，前、中、後斜角肌，肋間外肌，肋間內肌前部作為主動肌作用
強制吸氣	安靜吸氣的主動肌，加上肋舉肌，上、下後鋸肌，長、短肋舉肌，胸鎖乳突肌，背闊肌，胸、頸髂肋肌，胸大肌，胸小肌，前鋸肌，腰方肌為補強作用
強制吐氣	腹肌群（腹直肌、腹外斜肌、腹內斜肌、腹橫肌），胸橫肌，肋間內肌橫、後方，肋下肌為主要作用

> **Memo　呼吸肌作為運動器官的作用**
>
> 　幾乎所有與呼吸有關的肌肉，也一併具有脊椎、上肢的關節運動、胸廓及骨盆的穩定化等作為運動器官的作用。代表性的呼吸肌橫膈膜，作為骨盆的安定化作用也非常重要。若胸椎後彎的增加使得胸廓往後方偏移，橫膈膜將降低功能，也會引起骨盆穩定化作用降低的情況[7,8]。

➤ 肌肉引起的胸廓、脊椎的穩定化作用[6]

肌肉活動在靜態姿勢維持及上下肢運動時，胸廓及整體脊椎作為安定化作用擔任重要的職責。為了抵抗重力、保持直立，在脊椎伸展作用的肌肉是不可或缺的。主要的抗重力肌腰背肌群，胸椎部比腰椎部的I型纖維的比率還多，一般認為與姿勢維持更有強烈的關係。

上下肢的運動使脊椎產生側屈及旋轉的力矩。特別是胸椎的旋轉容易發展成運動功能障礙，因此旋轉力矩的控制便很重要。腹內、外斜肌雖然在下肢運動中可控制骨盆的旋轉，在骨盆穩定的情況對胸椎旋轉有幫助。由於腹直肌與旋轉的控制完全無關，只強調腹直肌的肌力強化可能使得旋轉的控制性降低，必須留意。

與頸椎部位及腰椎部位相比，胸椎部位的迴旋長肌、迴旋短肌最為發達。雖然其機制尚不明瞭，也有人指出，比起關節運動發生力矩，更與姿勢感應及胸椎的運動控制有關。

因應各種不同的姿勢及上下肢運動的狀態，每一條肌肉共同發揮功能，以保持脊椎、胸廓、骨盆的穩定性。

胸廓相關功能障礙的評估

➤胸骨下角的胸廓形狀、伸展性的評估

　　正常的胸廓為球形，上部與下部相比較窄，呈左右對稱。依性別形狀的特徵不同，男性比起前後寬度，左右寬度有較寬的傾向，而女性的前後寬度和左右寬度有同等圓形的傾向[6]。

　　掌握胸廓形狀及伸展性的方法之一，就是觀察胸骨下角（圖1a）的抬高。安靜時的胸骨下角，正常的角度約70[9]～90°[6]，因腹肌群的張力降低及肥胖而擴大，相對的若腹肌群過度發達，則有變小的傾向。

　　同時，一般認為胸骨下角反映腹內斜肌與腹外斜肌的肌長平衡，胸骨下角的擴大顯示腹內斜肌的縮短及腹外斜肌的過度延長，而胸骨下角變小則顯示腹外斜肌縮短的可能性[6]。

　　呼吸也會使胸骨下角增減，在呼氣時變小，吸氣時擴大，正常情況的最大呼氣與最大吸氣間的變化量平均為5～10cm。呼吸時的變化量因腹肌群的縮短及老化而容易減少，下降到3cm以下的情況則懷疑為胸廓的伸展功能障礙[6]。一般認為若胸廓的伸展功能有所障礙，不僅呼吸將有問題，胸廓及脊椎的穩定化作用也將降低。

　　檢者用雙手沿著胸廓下口下緣的肋弓觸摸胸骨下角，觀察形狀和角度（圖14）。確認安靜時是否明顯擴大、縮小及左右的非對稱性，或最大呼氣、最大吸氣時的變化量。左右的非對稱性，顯示可能為腹內斜肌、腹外斜肌及上肢肌肉的肌長平衡有左右偏移，但有時也會出現構造上或功能性的側彎[6]。

　　由於胸骨下角有體格及身體功能等個人差異，最好將胸廓的形狀、伸展性作為基準大致掌握。

➤脊椎活動性的評估

　　表7為顯示脊椎關節運動程度的活動性[1,2]。每一種都是用X光測量的數值，但根據測量方法的不同，結果差異甚大。實際上欲測量主動運動時的最大活動度，由於會出現包含胸椎及腰椎，甚至骨盆及髖關節的多重性運動，因此難以明確分離。

　　測量方法雖然有屈曲與側屈活動度的手指地板距離（Finger-Floor Distance），但也要留意這是腰椎、骨盆、髖關節多重性運動。再者，屈曲時腿後肌群等下肢背面肌肉張力也容易造成影響，即使脊椎的活動性大，手指地板間的距離有時會變長。因此不只評估數值，也要觀察測量時的姿勢。屈曲、側屈的情況也一樣，正常時胸椎將呈現幅度小、無凹凸的弧線（圖15）。若為後彎變形的屈曲，或有側彎在側屈時，將呈現歪斜的弧度[5]，弧度有不自然凹凸的情況，顯示可能為胸椎功能出現某種異常。

圖14　胸骨下角的評估

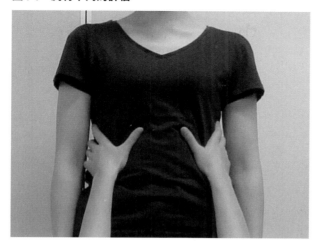

安靜時的最大吸氣及最大呼氣，檢者的雙手沿著肋弓觸碰，觀察形狀及角度。

表7　脊椎的平均活動度

	屈曲	伸展	側屈	旋轉
			（關於左右各別）	
頸椎	45〜70°	80〜85°	15〜40°	45〜50°
胸椎	30〜40°	20〜40°	25〜30°	30°
腰椎	45〜50°	15〜45°	20°	5〜10°

（參考文獻1、2製作）

　　雖然無法用手指地板距離測量伸展、旋轉，不過在主動運動時最大範圍的姿勢同樣能夠觀察。正常胸椎站姿時的伸展，後彎消失，往後方的弧度或幅度小且接近平坦的弧度，但呈現顯著後彎的情況，保留後彎的弧度[5]。

　　在站姿或坐姿將左右手在前方交叉，或雙手互相放在另一側肩膀之下旋轉，觀察左右差異[5]。旋轉亦為包含腰椎、骨盆、髖關節的多重性運動，不過一般以胸椎產生的運動為主。由於在坐姿的髖關節屈曲容易使骨盆被固定，雖然幅度不大，但比起站姿有活動度縮小的傾向，其中胸腰椎交接處及下腰椎特別容易出現此特徵[4]。

　　有研究指出，活動性降低不僅將使活動受限成為問題，不如說過度的活動性將對關節增加負擔，可能引起功能障礙及組織損傷。再者，活動性降低的部位將增加其他部位的代償性活動性，這些情況顯示只針對單一部位評估並不足夠。重要的是，要評估與運動相關的所有部位活動性的降低及增加。

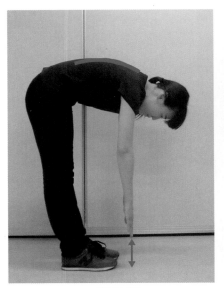

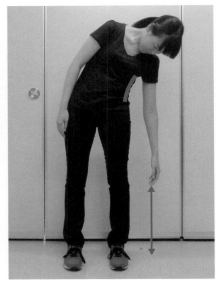

| a 脊椎屈曲 | b 脊椎側屈 |

圖15　手指地板距離與姿勢的評估

站姿時保持膝關節伸展的情況下使脊椎屈曲或側屈，測量指頭與地面的距離，觀察姿勢。正常情況胸椎呈幅度小的弧形。作為隨著側屈的連接運動，也一併確認旋轉的模式（方向及左右差異）。

➤站立姿勢的評估

●靜態站立姿勢的特徵

如圖16所示，Kendall等人[10]將從矢狀面觀察靜態的站立姿勢，可分成四種分類。

理想的排列（圖16a）顯示脊椎正常彎曲，身體的重心線通過往前後取得平衡的位置，對於關節的負重及肌肉張力為最小限度，是最有效率的姿勢。在胸廓也是將呼吸器官調整在最適合發揮功能的姿勢。重心線通過外踝偏前方（跟骰韌帶關節處）、膝關節軸偏前方、髖關節軸偏後方、腰椎的椎體、肩關節、頸椎的椎體、外耳道、冠狀縫頂點稍微後方。

其他三種不良姿勢，主要基於胸椎與腰椎的狀態分類，是由於對關節的負重及肌肉的張力而產生某種不均衡的姿勢。與理想的排列相比，出現各個肌肉的肌長縮短及伸長等偏差，在縮短時易有肌力增加，伸長時易有肌力降低的傾向。

後彎－前彎姿勢（圖16b）為胸椎的後彎及腰椎前彎增強的姿勢，隨著骨盆前傾、髖關節屈曲，頸部伸肌及髖關節屈肌縮短，頸部屈肌、胸椎部腰背肌群、腹外斜肌伸長。在平背姿勢（圖16，flat back），胸椎、腰椎皆減少彎曲，呈現平坦的姿勢，骨盆後傾，髖關節伸展，腿後肌群縮短，髖關節屈肌（主要是單關節肌）伸長。在後彎－平坦姿勢（圖16d），特徵為對於胸椎後彎增強，骨盆後傾使腰椎變平坦，胸腰部全體成為距離長的後彎，上半身往後方移動，也叫做搖擺背姿勢。髖關節隨著骨盆的前向移動而過度伸展，腿後肌群、腹內斜肌縮短，髖關節屈肌（主要是單關節肌）、腹外斜肌、胸椎伸肌、頸部屈肌伸長。

圖16　矢狀面上的站立姿勢分類

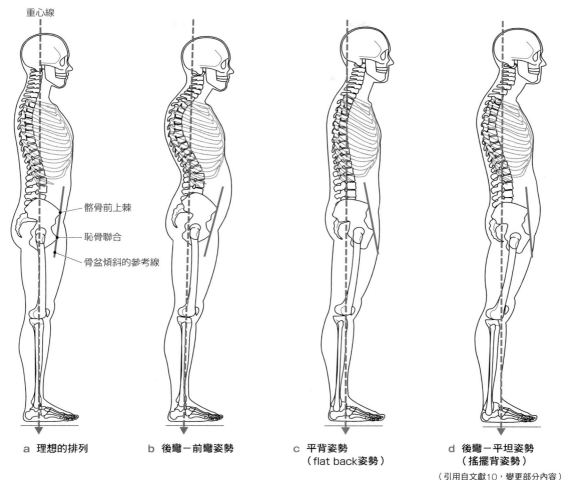

重心線

髂骨前上棘

恥骨聯合

骨盆傾斜的參考線

a　理想的排列　　　　b　後彎－前彎姿勢　　　　c　平背姿勢　　　　　　　　d　後彎－平坦姿勢
　　　　　　　　　　　　　　　　　　　　　　　　（flat back姿勢）　　　　　　（搖擺背姿勢）

（引用自文獻10，變更部分內容）

　　在冠狀面，胸腰椎呈直線排列，骨盆保持水平，重心線通過左右腳踝、骨盆、脊椎、胸骨、頭蓋中央，呈左右對稱的姿勢為理想的排列[10]。若胸腰椎側彎及骨盆側向傾斜等排列的偏移大則分類為不良姿勢，容易觀察到全身性左右非對稱且肌長及肌力的偏差。髖關節也會內收、外展，以及呈現內、外旋左右相異的姿勢。雖有程度差異，幾乎所有人都受到慣用手的影響而出現左右非對稱的排列。

　　理想的排列終究為「理想」的狀態，並非指沒有達成所有條件便視為「異常」，特別是沒有功能障礙的健康者，亦有不同程度的個人差異。

●靜止站姿的觀察

　　站立姿勢的評估，可參考上述Kendall等人做的分類。盡可能讓患者站在觀察基準的格子狀測量板等背景前，並且從高處下垂有重量的繩子，設定為垂直線，用數位相機拍攝站立姿勢。垂直線為重心線與假設的基準線，是為站姿時雙腳與地面接觸部位唯一的固定點。因此並非在頭部，而是在矢狀面的外踝偏前方（跟骰韌帶關節），且在冠狀面則將左右腳踝的中央處設定垂直線，確認其他部位偏移的程度（圖17）。格子狀的背景及有重量的繩子使得垂直線難以設定的情況，可在圖像上用繪圖工具參考。

　　從垂直線的位移程度，與其用距離及角度測量，更要掌握輕度、中度、重度等，也一併確認與理想排列及不良姿勢之間類似程度等特徵。由於現況上並沒有成為基準的明確指標，主觀的意義較強。

圖17　站立姿勢的評估

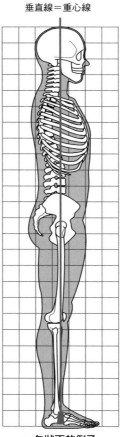

垂直線＝重心線

a　矢狀面的例子

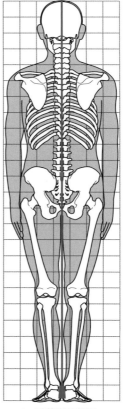

垂直線

b　冠狀面的例子　　（引用自文獻10，變更部分內容）

Clinical Hint

站立姿勢攝影的重點

　　施行某些介入治療而欲比較前後等站立姿勢的情況，重點在於留意攝影時鏡頭的高度及被拍攝者之間的距離，變焦的倍率等所有設定都要一致。

●靜態站立姿勢與髖關節障礙的關聯

脊椎與髖關節其中一方出現障礙，相互引起次發性障礙的hip-spine syndrome作為關聯性備受重視[11,12]。Jackson等人提倡的C7 plumb line（來自第7頸椎椎體中心點的垂直線）與重心線幾乎一致，作為X光影像的脊椎排列的評估指標，可用於推估作用於髖關節的應力[11]。

C7 plumb line在冠狀面與來自薦骨中心的垂直線一致為理想的排列，若出現左右偏移，代表偏移肢體側的髖關節承受更多的負重。同時，若有退化性髖關節炎為起因的兩腿不等長，容易發生脊椎側彎引起的代償性動作，促進凹側的椎間盤及椎間關節的退化，容易導致神經根的障礙。

C7 plumb line在矢狀面通過髖關節軸的後方為理想平衡的排列（圖18c）。這種理想的平衡也會造成骨盆前傾或後傾增加，通常會使脊椎彎曲的程度變化，進而取得代償性的平衡（代償性矢狀面平衡：compensate sagittal balance）。對於骨盆後傾，使胸椎後彎、腰椎前彎減少（圖18b），而骨盆前傾使胸椎後彎、腰椎前彎增強（圖18d），不過每種情況的C7 plumb line皆保持在髖關節軸的後方。若脊椎有障礙，即使骨盆傾斜也無法產生代償，將陷入非代償性矢狀面平衡（decompensate sagittal balance）的情況。即使因老化造成骨盆後傾（圖18a），或重度腰椎滑脫使得骨盆前傾（圖18e），若脊椎無法代償，C7 plumb line往前方位移，髖關節軸將通過前方。

如理想的平衡及代償性矢狀面平衡，C7 plumb line通過髖關節軸後方時，由於髖關節屈肌群將產生作用與軀幹的重量相衡，作用於髖關節的應力，可由軀幹

圖18 脊椎的矢狀面平衡

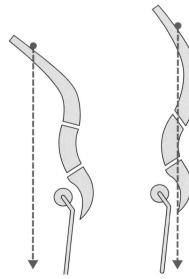
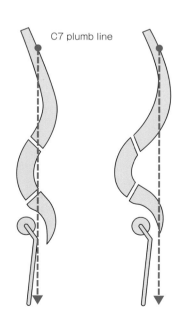
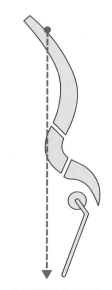

C7 plumb line

a 非代償性矢狀面平衡 （骨盆後傾）　b 代償性矢狀面平衡 （骨盆後傾）　c 理想的平衡　d 代償性矢狀面平衡 （骨盆前傾）　e 非代償性矢狀面平衡 （骨盆前傾）

（引用自文獻11，變更部分內容）

重量力矩與屈曲力矩的總和推估。在C7 plumb line通過髖關節軸前方的非代償性矢狀面平衡的狀態，除了髖關節屈肌群，也需要伸肌群的作用，應力因為軀幹重量力矩、屈曲力矩和伸展力矩的總和而將增加。**圖18a**的案例為原發性髖關節炎的誘因[11]。雖然這是X光影像的評估，即使在站立姿勢的觀察上，聚焦在C7 plumb line也能一定程度掌握髖關節應力。

Clinical Hint

站立姿勢與重心線的指標

　　由於C7 plumb line與Kendall等人所制訂、以足部為基準的垂直線並不一定一致，最好確認兩者以推測全身的平衡以及對關節的負擔。

➤動作的評估

　　雖然前面提到「脊椎活動性評估」的部分，不過邊留意動作時過度的活動性邊評估的觀點也很重要。

　　譬如，在胸椎後彎增強使得重心後向偏移的狀態，從坐姿起立時，為了彌補重心的前向移動及胸椎伸展不足，需要骨盆、髖關節等其他部位必要以上的運動，恐怕有增加關節負擔的危險。

　　步行時與胸廓的關聯，正常情況時相連的兩個椎體間的旋轉角度為第7、8胸椎間最大，不過以同部位為分界，上部胸椎與下部胸椎呈反對方向旋轉，因此從水平面來看，劍突附近經常呈現朝向前方的狀態[4,13]。因此，觀察到劍突附近有明顯旋轉的情況，胸椎本身或其他部位因代償而引起不必要的旋轉，則有發展至功能障礙的可能。

　　在思考對於髖關節障礙的影響時，雖然焦點常放在功能障礙、姿勢、動作的腰椎及骨盆之間的關係，不過評估包含胸廓在內的部位，對於物理治療而言，應該能獲得更詳細有用的資訊。

文獻

1) Neumann DA：筋骨格系のキネシオロジー．原著第2版（嶋田智明，ほか監訳），医歯薬出版，2005.
2) Castaing J, et al：図解 関節・運動器の機能解剖 上巻-上肢・脊柱編，（井原秀俊，ほか監訳），協同医書，1986.
3) 竹井 仁：体幹の骨・関節の解剖学的理解のポイント．理学療法，23(10)：1343-1350，2006.
4) Kapandji AI：カラー版 カパンジー機能解剖学 III脊椎・体幹・頭部，原著第6版（塩田悦仁訳），医歯薬出版，2008.
5) Magee DJ：運動器疾患の評価（岩倉博光，ほか監訳），医歯薬出版，1990.
6) Sahrmann SA：続 運動機能障害症候群のマネジメント―頸椎・胸椎・肘・手・膝・足（竹井 仁，ほか監訳），医歯薬出版，2013.
7) 井上 仁：講座 関節病態運動学 26 胸郭の運動学．理学療法，25(12)：1672-1677，2008.
8) 柿崎藤泰：講座 関節病態運動学 27 胸郭の病態運動学と理学療法．理学療法，26(3)：431-440，2009.
9) 林 典雄：運動療法のための機能解剖学的触診技術―下肢・体幹，改訂第2版（青木隆明監修），メジカルビュー社，2006.
10) Kendall FP, et al：筋：機能とテスト－姿勢と痛み－（栢森良二監訳），西村書店，2006.
11) 久保俊一，ほか：変形性股関節症－基本とUP TO DATE，南江堂，2010.
12) 対馬栄輝：筋骨格系理学療法を見直す－はじめに技術ありきの現状からどう新展開するか，文光堂，2011.
13) 山口光圀，ほか：結果の出せる整形外科理学療法－運動連鎖から全身をみる．メジカルビュー社，2009.

Ⅳ

各功能障礙的案例研究

A 以局部為主的評估與物理治療

B 來自其他部位影響的評估與物理治療

1 髖關節的疼痛

Abstract

■ 左右前髖關節案例在左腳負重、步行時確認左鼠蹊部及大腿正面疼痛。

■ 透過物理治療評估，認為左鼠蹊部、大腿正面疼痛主要為左腳站立時的髖關節不穩定而導致，而對髖關節直接施行治療與負重排列修正，改善髖關節周圍肌肉收縮反應性的結果，疼痛消失。

案例介紹

➤基本資訊

年齡：33歲

性別：女性

身高：157cm

體重：48kg

職業：無職（8年前為止是機場的員工，工作上常搬運重物）

運動史：籃球（中學～大學）、滑雪板（大學）

家庭：丈夫、小孩（2歲半）

主症狀：4個月前走路時，左腳鼠蹊部與腿部前方出現疼痛，夜晚睡覺有時也會痛。有時背部及腰部也會疼痛。

➤醫學資訊

病名：左右退化性髖關節炎（髖關節炎前期），左髖關節盂唇損傷

病史：6歲跌倒後，骨頭扁平化，診斷出髖骨軟骨病。之後穿戴髖關節外展輔具。15歲時在其他醫院的整形外科停止看診。

現病況：4個月前出現左鼠蹊部疼痛及大腿正面疼痛，有時也會出現夜間疼痛。腰部、背部偶爾疼痛。這次掛號來整形外科接受診察，為了治好疼痛和接受運動指導而拿到物理治療的處方、來到本科。已進行初診和1個月後2次的物理治療。

影像資訊：左骨頭的扁平化，Sharp角（右50°／左50°），骨盆有前傾傾向。左右髖關節的關節縫隙並沒有變狹窄（圖1）。

物理治療評估（左：疼痛側）

➤問診、視診、觸診

●問診

· 從懷孕時（3年前）左髖關節（鼠蹊部）偶爾會疼痛。

圖1　X光影像

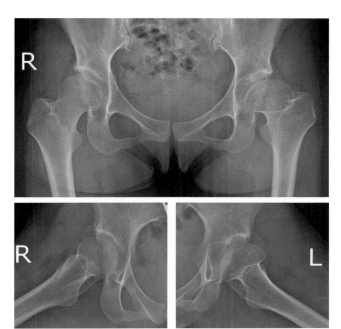

a　右髖關節　　　　　　　b　左髖關節
左骨頭扁平化，Sharp角（右50°／左50°），骨盆有前傾傾向

- 從4個月前開始出現左腳鼠蹊部疼痛、大腿正面疼痛，最近偶爾有夜間疼痛。
- 有時左下肢難以支撐。
- 因養育孩子經常一整天站立、走路，腳變重，疼痛逐漸出現。
- 在右側臥姿出現左鼠蹊部疼痛，在左側臥姿沒有疼痛，比較輕鬆。
- 有時睡覺時髖關節無意識外展、外旋。

● 視診（臥姿）
- 在仰臥姿骨盆左旋轉，左髖關節輕度內旋。
- 在俯臥姿左臀比起右臀較扁平，臀部肌肉量有左右差異。

● 觸診
　　右股直肌的stiffness到大腿上⅓為止，附著部有壓痛。左臀大肌的張力與右臀相比較低，確認梨狀肌的stiffness有壓痛。

➤ 活動性、排列評估
● 活動性評估
■ 髖關節（右／左，單位：°）
　- 屈曲：110／110，伸展：15／15，外展：40／40，內收：10／10，外旋：45／35，內旋：60／55
　　＊在左屈曲的末端，鼠蹊部出現異樣感。伸展時兩側皆感覺前向不穩定性。

●前旋角（Craig test，右／左，單位：°）

・40／40

➤肌肉功能評估（數值以MMT的基準為準）

・左右髖關節皆5

➤疼痛誘發測試（右／左）（圖2）

・FABER：－／－

・FADIR：－／＋

　＊雖然在左FABER test為（－），偶爾在屈曲、外展、外旋時也會出現疼痛。

➤步態分析（圖3）

　在整個步行週期中，軀幹前傾，從左負重反應期（LR）到站立中期（MSt）出現軀幹、骨盆往左側動搖。從左MSt到站立終期（TSt）左髖關節不充分伸展，骨盆左旋轉，軀幹前傾、腰椎前彎，髖關節內旋變大。

➤坐姿評估（圖4、5）

　用坐姿的骨盆前後傾運動評估脊椎－骨盆－髖關節的運動鏈。骨盆前傾時腰椎過度伸展且顯眼，出現腰部腰背肌的過度活動。骨盆後傾時的腰椎不充分屈曲。軀幹經常有前傾的傾向，胸椎伸展方向的活動性小。

LR：
loading response

MSt：
mid stance

TSt：
terminal stance

圖2　疼痛誘發測試

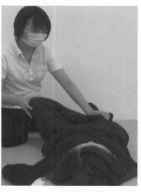

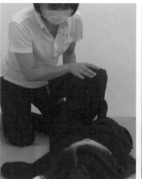
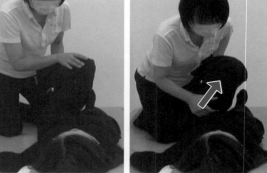

a FABER　　　　　　　　　　　　　　　　b FADIR

筆者在撞擊導致疼痛的情況，判斷主因為肌肉的滑動性、柔軟度降低或關節盂唇損傷的材料之一，會對於stiffness的肌肉一邊伸展一邊做此測試（b的右圖）。由於這種案例將股直肌往遠處拉扯並不會產生疼痛，推測股直肌的stiffness為主因。像這樣為了找出是何種組織引起疼痛，可邊觸知肌肉的張力邊評估。

圖3 初次步行

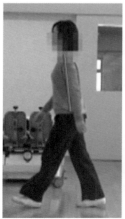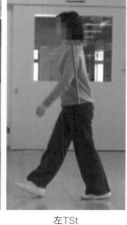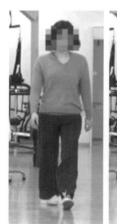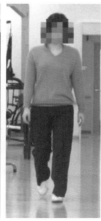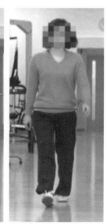

左LR　　　　　　左TSt　　　　　　　左LR　　　　　　左MSt　　　　　　左TSt

a 矢狀面　　　　　　　　　　　　　　　**b 冠狀面**

圖4 坐姿

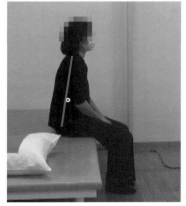

軀幹稍微前傾，肩膀有內旋傾向。當事人表示「經常駝背」，可看出在坐姿時不擅長做伸展活動。

圖5 骨盆前後傾的主動運動

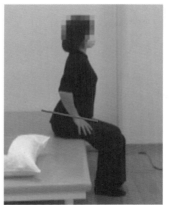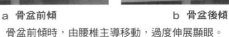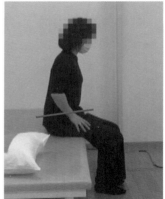

a 骨盆前傾　　　　　　　　**b 骨盆後傾**

骨盆前傾時，由腰椎主導移動，過度伸展顯眼。

圖6 重心往左右移動

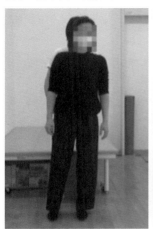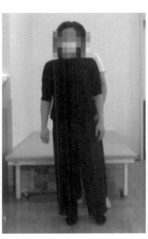

難以感覺左腳跟的反作用力。
上半身左右側皆大幅動作，看不出髖關節有積極控制。
患者本人表示，「瞭解到沒有用左腳跟支撐。之前完全沒注意到。」

➤負重姿勢的評估

●重心往左右移動（圖6）

將手放在案例的骨盆，觀察足底壓力的變化及對於左右下肢負重的反應。重心往右移動時雖用整個右腳底支撐，但重心往左移動時，骨盆往左側方向偏移，無法感覺來自左腳跟的反作用力，用左腳底的前外側支撐。往左負重時，左鼠蹊部出現疼痛。往左負重時，徒手使髖關節穩定，指示用腳跟支撐，同時促進左臀部肌肉收縮，左鼠蹊部的疼痛便消失。

●重心往前後移動（圖7）

指示患者重心往前後移動，便使軀幹前傾、移動，髖關節的移動少。往左負重時，前後方皆難以感受左腳跟的反作用力，用觸診確認臀大肌的收縮從腳跟著地後變慢，收縮力也不強。

在站姿時邊觸碰骨盆（臀大肌上部纖維、臀中肌）邊移動，較容易評估從著地初期（IC）到LR時臀部肌肉的收縮活動及姿勢反應的特徵。

IC :
initial contact

彙整與說明

透過問診得知在右側臥姿有左鼠蹊部疼痛，能夠推測左髖關節的不穩定性。同時得知，長時間站立、負重下，左髖關節疼痛有增強的傾向。

從站姿評估認為，在左腳跟負重時促進臀大肌收縮而疼痛消失來看，左負重時出現的左鼠蹊部疼痛，主要原因為左髖關節不穩定性造成的力學應力集中。

如X光影像所確認的，本案例為髖臼蓋形成不全，可預測特別是左髖關節合適度不佳而難以保持向心姿勢。從步行時出現前傾姿勢亦可推測，這是髖臼蓋

圖7　站姿時前後的重心移動（評估）

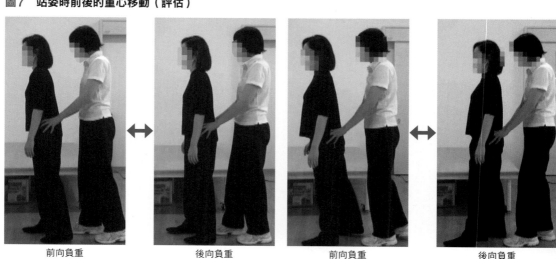

前向負重　　　　後向負重　　　　　　前向負重　　　　後向負重
a　右下肢前的站姿　　　　　　　　**b　左下肢前的站姿**

做前後方向的重心移動時，移動軀幹使其前傾，髖關節的控制不多。左下肢負重時也難以感受來自腳跟的反作用力。

往骨頭被覆少的前方以被包覆，而使負重面積增加，欲調整關節構造不穩定的結果。

不過若持續這種姿勢，左髖關節周圍肌肉的收縮平衡將難以維持，髖關節的瞬間旋轉軸產生偏位，甚至髖關節沒有保持向心姿勢，而引起左鼠蹊部、大腿正面、腰背部疼痛，出現此負面連鎖正是本案例的問題。

Janda[1]認為以骨盆為中心有交叉位置關係的肌肉具有功能關係，即使出現功能障礙，此關聯性仍得以維持，將這種情況稱作crossed syndrome。本案例也能觀察到這種關係（圖8）。

加藤[2]認為，作為運動鏈功能要素的骨骼構造功能（skeletal system）、肌肉系統功能（muscular system）、神經功能（nerve system）即使只有其中一種出現功能衰退，便有運動鏈衰退的危險。本案例雖然亦為髖關節構造的不利，調整姿勢排列及改善髖關節周圍肌肉的收縮反應，可讓髖關節穩定，幫助改善疼痛，遵循圖9的治療計畫而執行物理治療。

治療及治療效果

➤對於左髖關節不穩定性的治療　～為了改善疼痛～
●改善髖關節周圍肌肉的柔軟度，調整髖關節的旋轉中心軸（圖10）
a）改善股直肌伸展性與滑動性的治療
　　改善髖關節正面肌肉縮短的情況，引導髖關節圓滑地伸展。

b）改善梨狀肌柔軟度的治療（圖11）
　　改善髖關節背面肌肉縮短的情況，調整髖關節的旋轉中心。

圖8　案例姿勢的特徵

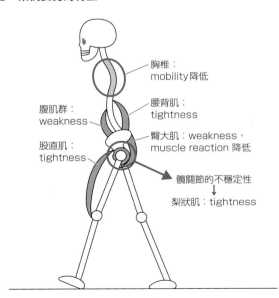

胸椎：
mobility 降低

腹肌群：
weakness

腰背肌：
tightness

股直肌：
tightness

臀大肌：weakness，
muscle reaction 降低

髖關節的不穩定性
↓
梨狀肌：tightness

圖9　治療計畫

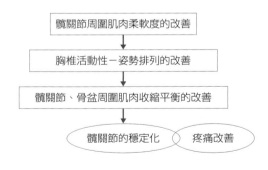

髖關節周圍肌肉柔軟度的改善
↓
胸椎活動性－姿勢排列的改善
↓
髖關節、骨盆周圍肌肉收縮平衡的改善
↓
髖關節的穩定化　　疼痛改善

圖10 股直肌的柔軟度

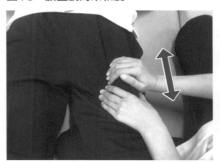 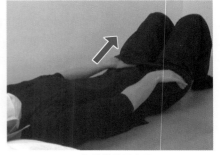

a 伸展股直肌

握住股直肌近側，往遠側方向導出伸展性。
邊改善股骨直向的滑動性，邊獲得肌肉的柔
軟度。

b 主動伸展股直肌

立起膝蓋，邊壓迫股直肌的直頭腱或肌腹硬
結處，邊往膝蓋的方向伸展。

圖11 梨狀肌的伸展

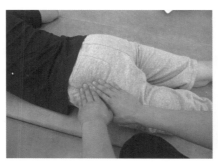 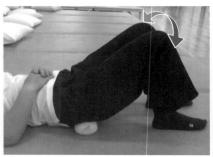

a 觸診與伸展梨狀肌

對於有肌肉stiffness的部位按摩和伸展，可
調整髖關節的旋轉中心軸。

b 改善髖關節外旋肌群柔軟度的自我按摩

立起膝蓋，將毛巾捲起，鋪在臀部下方，讓
膝蓋往左右倒下，使骨盆旋轉。這個動作就
好像用毛巾按壓髖關節外旋肌群，嘗試做肌
肉的stiffness改善及循環改善。

● **脊椎－骨盆－髖關節的協調運動**

a）在臥姿的治療

　確認髖關節周圍肌肉的柔軟度改善、關節的旋轉中心軸調整完畢後，接著進行
下軀幹的動態穩定化，並提高髖關節的支撐性。如**圖12**般在臀部抬高姿勢邊保持
骨盆水平邊踏著地面。這種運動為了讓包括支撐側臀大肌的髖關節周圍肌肉動態
穩定，需要配合另一側下肢抬高的時機收縮，能夠增加肌肉的收縮反應性。

　在直立姿勢進行運動控制，由於也需要上軀幹的柔軟度，如**圖13**用滾筒（半
圓柱）進行運動指導。運動時為了不讓骨盆晃動，主要用下軀幹控制，邊讓患者
意識此動作，能夠更有效率地引導脊椎分節的調節功能。

圖12 在臀部抬高時踏地

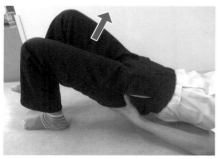

一邊維持骨盆的水平，一邊交互踏地。患者本人在下肢抬高前，觸碰、確認另一側臀部肌的收縮時機是否恰當，便容易矯正。

圖13 在滾筒上做上肢運動

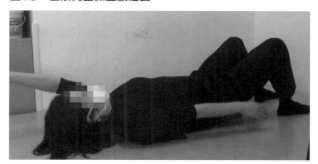

擴大胸椎的活動性，促進軀幹、下肢的支撐性。用狹窄、直立的支撐面採取仰臥姿，更加意識身體的正中姿勢，才能夠調整姿勢。

圖14 配合骨盆前後傾之股直肌的滑動的引導與伸展

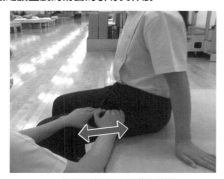

a 股直肌近側的滑動與伸展

讓股直肌配合骨盆前傾，往遠側方向滑動。在骨盆後傾時邊感覺肌肉起始部被伸展，邊讓後傾的動作延遲歸位。

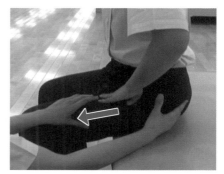

b 自我運動的指導

配合骨盆的移動，讓患者觸碰皮膚和肌肉，同時嘗試改善股直肌的伸展性、滑動性。

圖15 介入後骨盆的前傾姿勢

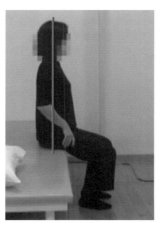

在垂直線通過骨盆－脊椎－頭部位置的狀態下，腰椎沒有出現過度伸展。肩胛骨也降低，胸椎也得以伸展。

b）坐姿的治療（圖14、15）

如同對於髖關節為中心的骨盆移動控制，意識髖關節引導動作。缺乏股直肌滑動性的情況，透過骨盆前傾、引導肌肉往股骨長軸遠側方向滑動，可使髖關節的屈曲運動更加圓滑地進行。

如案例般股直肌的近側部伸展性降低的情況，骨盆後傾時，將肌肉的起始部往膝蓋方向伸展，可獲得受限部位的伸展性。出現腰椎過度前彎的案例中，筆者遇過將頭部調整至臀部的垂直線上，以髖關節為中心緩慢地移動骨盆，而與軀幹的動態穩定化有關的腹橫肌、腰部多裂肌深層纖維、骨盆底肌群、橫膈膜等腰部骨盆區的局部系統可更加協調地動作。

重新引出胸椎的活動性後，就能夠更圓滑地進行骨盆運動。

● 站姿的負重練習

在站姿時往前後的重心移動練習，目的在於引出站立時髖關節的支撐性、活動性。保持上半身直立、骨盆水平，將負重從後側下肢的腳跟處引導至前側下肢的足底間。髖關節支撐性降低的肢體側，容易有用足部外側支撐的情況，用腳跟無法獲得地面反作用力，臀大肌、臀中肌的收縮反應常有不佳的情況。在臨床經驗上，配合腳跟負重的時機，直接徒手刺激案例的上部纖維與臀中肌，施力的部位與時機將容易傳導，肌肉的收縮反應性容易提升。加藤等人[3]的研究也提到，讓患者意識腳跟著地的步行練習中，在站立期髖關節周圍肌群的肌肉活動提升，特別是臀大肌上部纖維的肌肉活動提升。

此案例的情況，由於股骨頭的前方被覆蓋率低，身體欲積極做出伸展姿勢，因此腰椎前彎的代償性動作嚴重，步伐變小，必須學習負重的感覺。

此時左腳跟負重時臀部肌有所反應，確認髖關節獲得穩定性的狀態下左鼠蹊部沒有出現疼痛，並進行往前後的承受負重練習（圖16）。

圖16　往前後下肢承受負重

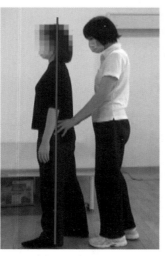

引導負重後腳⇔前腳跟的移動，配合腳跟負重時確認臀部肌肉的收縮時機是否良好。根據筆者的經驗，傳達「請用腳跟踏地」後讓患者嘗試實行，可改善臀大肌及臀中肌的反應性。在骨盆、肩胛骨保持水平，軀幹保持直立的情況下進行。隨著重心往前後移動，也要觸摸、確認髖關節是否圓滑地移動。

IEMG：integrated electromyogram

➤治療結果

　　步行時疼痛消失，治療前後的步行感覺也出現變化，「背部變輕了」。認為疼痛的改善是由於矯正了髖關節及姿勢排列，臀部肌肉收縮反應性的改善，因而讓左股骨頭保持向心，關節穩定而使得疼痛消失。如圖17所示，步行功能也有所改善。

圖17　步行比較（左TSt）

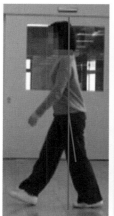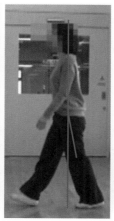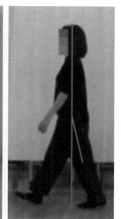

治療前　　　　　　第一次治療後　　　　　第二次治療後

a　矢狀面

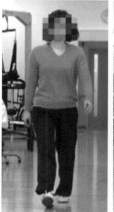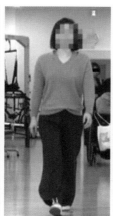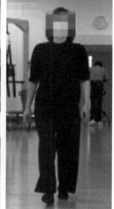

治療前　　　　　　第一次治療後　　　　　第二次治療後

b　冠狀面

在左腳整個站立期下肢的支撐性提升，到站立終期為止，髖關節得以伸展活動，隨著左髖關節的支撐性提升，左大腿部、鼠蹊部的疼痛消失。

IV

各功能障礙的案例研究

同時，應該注意本案例為髖關節炎前期。和田等人[5] 指出，髖關節炎前期中，顯示關節合適度的髖臼蓋骨頭負重部比很重要，若此處有異常，關節症將惡化。同時吉田等人[6] 也提到，明顯的扁平骨頭案例，關節症惡化的危險度高。必須定期觀察病程，確認治療後的症狀及姿勢今後會出現何種變化，由於疼痛管理可讓關節變形延緩惡化，生活指導就很重要。

➤生活指導
・在左上的側臥姿，將枕頭夾在腿間，預防左髖關節過度的內收姿勢。
　⇒減少關節外側被覆蓋率及骨頭往上方滑動，可預防不穩定。
・在小孩站立時抱起對方，或拿重物等對髖關節負重負擔大的動作皆要避免。
・睡覺時避免長時間外展、外旋的姿勢。
　⇒可預防骨頭前向滑動而導致關節軸偏移。

結論

髖關節疼痛的原因為何？答案有許多種，從滑膜炎、軟骨下骨層破壞、關節盂唇龜裂、關節周圍肌肉過度收縮引發的疲勞、關節變形到肌肉活動性降低引發的關節不穩定性等。這次的案例有髖臼發育不全與骨頭扁平化的背景，髖關節不穩定性對鼠蹊部反覆施加力學應力為疼痛的原因，但即使髖關節沒有構造異常，也有案例因姿勢、動作影響而對髖關節施加負擔，出現疼痛。

評估疼痛時，重要的是查看髖關節的影像，掌握關節構造的特徵後，觀察到疼痛發生為止的過程、生活背景、疼痛發生的時期、姿勢、動作等，仔細地問診、觸診、觀察動作，同時找出原因。筆者認為在治療疼痛時，讓案例本身理解自己的身體特徵，譬如做出何種姿勢及動作會使疼痛消失，能夠自我控制疼痛的治療方式，便是能夠預防復發的要點。

文獻

1) Janda V：Evalurtion of musclular imbalance. Rehabilitation of the Spine：A Practitioner's Manual（Liebensen C ed），p203-205, Lippincott Williams & Wilkis, Philadeiphia, 2006.
2) 井原秀俊, ほか編集：多関節運動連鎖からみた変形性関節症の保存療法. p 116-138, 全日本病院出版会, 2008
3) 加藤　浩, ほか：変形性股関節症における機能予測の試み. 理学療法, 20（2）：221-235, 2003.
4) 加藤　浩, ほか：歩行解析による股関節中殿筋の質的評価の試み―wavelet変換による動的周波数解析―, 理学療法学26（5）：179-187, 1999
5) 吉田行雄, ほか：変形性股関節症の自然経過（20歳代以降）. Hip Joint, 15：86-91, 1989.
6) 和田　元, ほか：前関節症より股関節症への病勢進展についての検討. Hip Joint, 2：113-118, 1976.

2 髖關節的活動度障礙

Abstract

■ 本案例為蹲下的動作出現右鼠蹊部疼痛的髖關節炎前期患者。

■ 右單腳抬起的動作，出現膝蓋往內的「knee-in」。knee-in出現時，髖關節屈曲、內收、內旋，繼續做深屈曲，將變成引發髖關節撞擊的姿勢，因此需要改善動作。

■ 展開治療時，首先調整髖關節周圍肌肉的張力，將髖關節活動度調整至接近正常後，逐漸進入負重強大的肌力訓練。

■ 活化使髖關節軸穩定的髖關節深層肌肉活動，從初期便進行以抑制骨盆過度前傾為目的的核心穩定性（core stability）改善，以將身體環境調整至難以出現髖關節撞擊。

案例資訊

▶基本資訊

年齡：31歲

性別：女

身高：164cm

體重：52kg

BMI：
body mass index

BMI：19.3（正常值：18.5～25.0）

工作：主婦

運動：柔道（現在沒有在做）

主症狀：蹲下動作時右鼠蹊部疼痛

▶醫學資訊

病名：右退化性髖關節炎

病史：右肩關節脫臼、左肩關節脫臼、右膝關節前十字韌帶損傷、右膝關節內側半月板損傷

●影像資訊（圖1）

CE：
center edge

由X光影像（正面影像）確認到CE角24°，為臨界性髖臼發育不全（borderline hip dysplasia）。最小關節縫隙寬度左右皆為4.9mm，由於沒有出現骨贅或骨囊腫，分類為髖關節炎前期。由cross-over sign可得知髖臼後旋，從骨盆腔的狀態顯示骨盆前傾而使得髖臼後旋[1]。

●現案例

2週以前蹲下動作時右鼠蹊部出現疼痛。

圖1　X光影像

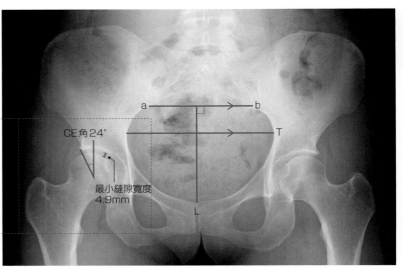

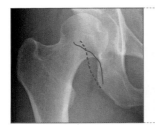

cross-over sign陽性

將與左右薦髂關節下邊緣的連線a-b平行的骨盆腔最大橫寬設為T，從恥骨聯合上邊緣的線與ab線的垂直線設為L，此時L/T為骨盆腔扁平化的指標。

健康者的男性平均為0.541，女性平均為0.604，數值越大表示骨盆越前傾[2]。本案例的L/T為0.674，得知呈現輕度前傾。

cross-over sign雖為陽性，但骨盆過度前傾時，前方的被覆蓋率增加，在X光影像（正面影像）中cross-over sign的陽性率增加，因此需要注意[1]。

> **Memo**
>
> **骨盆腔的形狀與骨盆傾斜角的關係[2]**
>
> 　　骨盆前傾時，X光影像（正面影像）中骨盆腔的形狀為圓形，骨盆後傾時，骨盆腔的形狀為寬度長的橢圓形。從縱徑及橫徑的比率能夠判斷骨盆傾斜為前傾還是後傾。
>
> **CE角[3-5]**
>
> 　　正常值為25°以上，在日本未滿20°的情況將診斷為髖臼發育不全。在海外有些國家是未滿25°為髖臼發育不全，不過日本20°以上、未滿25°的情況，稱作邊緣型髖臼發育不全。

首次物理治療評估（表1）

> ➤ **問診**

過去髖關節沒有出現疼痛過。現在有個10個月大的嬰兒，有哺乳習慣，蹲下時右鼠蹊部出現疼痛。用NRS表示日常生活中感覺的右鼠蹊部疼痛為4/10，沒有腰痛和下肢神經症狀。

NRS：
numerical rating
scale

> ➤ **靜態排列、動態排列評估**
> ● **站立姿勢**

腰椎過度前彎，骨盆前傾姿勢。

表1　物理治療評估結果

		第一次	一個月後	二個月後	三個月後
疼痛	疼痛（NRS）	4	1	0～1	0
靜態排列	骨盆前傾	＋	＋	＋	＋
動態排列	40cm臺階上單腳抬高時 knee-in	＋／－	＋／－	＋／－	－／－
關節活動度	屈曲（°）	130p/140	140p/140	140/140	140/140
	伸展（°）	30/30	30/30	30/30	30/30
	外展（°）	50p/60	50p/60	55p/60	60/60
	內旋（°）	20/20	20/20	20/20	20/20
	髖90°屈曲姿勢外旋（°）	65p/70	70p/70	70/70	70/70
	髖90°屈曲姿勢內旋（°）	45p/60	50p/60	60/60	60/60
	髖0°屈曲姿勢外旋（°）	60/60	60/65	60/65	65/65
	髖0°屈曲姿勢內旋（°）	65/60	65/70	70/70	70/70
柔軟度	SLR（°）	65/65	75/75	75/75	80/80
	腳跟臀部距離（HBD）（cm）	0/0	0/0	0/0	0/0
整形外科測試	Ober test	－／－	－／－	－／－	－／－
	FADIRF test（分數）	3/0	3/0	1/0	1/0
	FABER test（cm）	15.5p/10.3	12.1p/8.7	8.6p/8.7	8.2p/8.3
MMT	伸展		3/2	4/4	5/5
	外展		3/3	4/4	5/5
	內收		4/4	5/5	5/5
核心穩定性	仰臥姿勢	1	1	2	3B
自我填入式問題指標	LEFS（分數）	77	77	79	80
	FJS-12（分數）	73	98	100	100

※用右／左表示。p：鼠蹊部疼痛。

SLR：straight leg raising　　HBD：heel buttock distance
FADIRF：flexion-adduction-internal rotation-flexion　　FABER：flexion-abduction-external rotation
MMT：manual muscle testing　　LEFS：lower extremity functional scale
FJS-12：forgotten joint score-12

● 單腳站立姿勢，步行動作[6]

　　可自由步行，在單腳站立姿勢中也沒有出現Trendelenburg徵候、Duchenne徵候。

● 從40cm的臺階上抬腳的動作（圖2）

　　雖然左右皆可能單腳抬高，但右單腳抬高動作時，確認膝蓋內側有knee-in。

➤ 活動性評估、柔軟度評估、整形外科測試

● 髖關節

　　髖關節屈曲、外展及髖關節90°屈曲的內旋，比健側的數值低，確認鼠蹊部疼痛。關節活動度的末端，也都有軟組織的限制。

圖2 從40cm的臺階上抬腳的動作

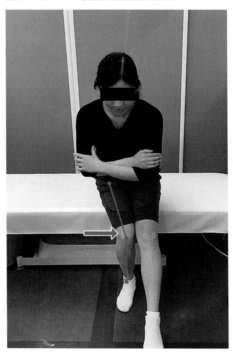

● 柔軟度評估

　　被動直膝抬腿測試（SLR test）及腳跟臀部距離（HBD）中，與健側相比沒有大幅的差異。而在SLR時髖關節加入內外旋檢查的數值沒有出現變化。

 Clinical Hint

做SLR時加入髖關節內外旋的意義

　　對於無下肢神經症狀的案例，若SLR時有左右差異的情況，懷疑為腿後肌群縮短。在SLR時加入髖關節外旋能夠鑑別內側腿後肌群（半膜肌、半腱肌）的縮短，在SLR時加入髖關節內旋能夠鑑別外側腿後肌群（股二頭肌長頭）有無縮短。

● 整形外科測試[6]

　　Ober test為陰性，闊筋膜張肌沒有縮短。FADIRF test（圖3）與FABER test為陽性，顯示為髖關節或薦髂關節的問題。

➤ 肌肉功能評估

● 核心穩定性評估（表2）

　　用Carolyn Kisner建議的仰臥姿評估法[7]，進行核心穩定性的評估。由於Core Level 2的運動（蚌殼式運動）中，腰椎前彎、骨盆前傾、骨盆旋轉會以代償性運動的形式出現，因此設為Core Level 1。

圖3　FADIRF test

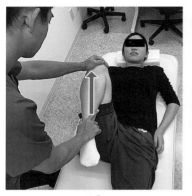 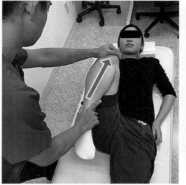 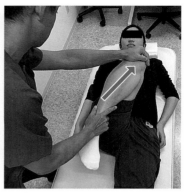

　　　3分　　　　　　　　　　　　　2分　　　　　　　　　　　　　1分

在髖關節最大屈曲姿勢做內收、內旋並屈曲時，感覺到鼠蹊部疼痛及拮抗感的情況為陽性。
為方便評估，將產生疼痛及拮抗感的姿勢分成4個階段的分數來評估。

3分	髖關節最大屈曲時出現的情況
2分	髖關節最大屈曲到輕度內收、內旋屈曲時（膝蓋在正中軸為止的位置）出現的情況
1分	髖關節最大屈曲到內收、內旋屈曲時（膝蓋過正中軸的位置）出現的情況
0分	髖關節最大屈曲到內收、內旋屈曲時，無疼痛或拮抗感的情況

● MMT（疼痛穩定經過1個月後進行）

　　在髖關節伸展、外展、內收時左右皆確認肌力降低。關於髖關節伸展肌力，健康的左側顯示低值。

➤ 自我填入式紙本問題的評估

● 日文版LEFS[8]

　　LEFS指用20個問題（每個問題0～4分）的總分0～80分評估下肢問題對日常生活造成影響的方法。分數越低，顯示障礙越大。患者初次到院時LEFS為77分。

● 日文版FJS-12[9,10]

ADL：
activities of daily living

　　FJS-12指進行就寢、步行、從地面起立、運動等12個項目的日常活動（ADL）時，對於「有多在意動了手術的膝蓋？」的問題，以5個階段的Likert scale回答的方法。將總分換算成100分，得分越高表示越不在意。患者首次到院時的FJS-12為73分。

 Clinical Hint

核心穩定性

　　由於許多具有髖關節疾病的患者，核心的穩定性（core stability）將降低，因此關於核心穩定性的評估是不可或缺的。構成核心的肌肉有橫膈膜、骨盆底肌群、多裂肌、腹橫肌等。

表2 核心穩定性的評估

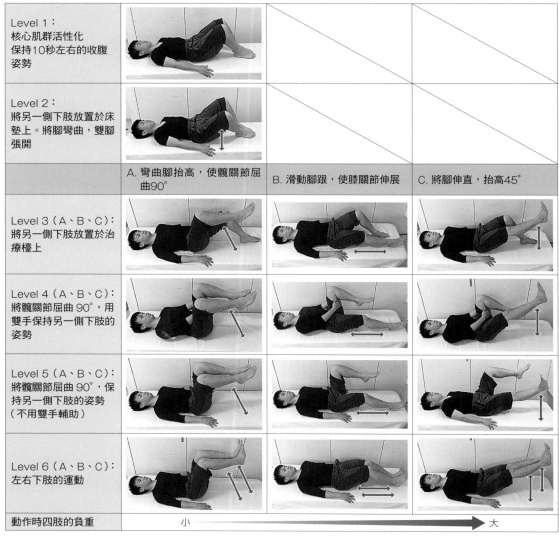

	A. 彎曲腳抬高，使髖關節屈曲90°	B. 滑動腳跟，使膝關節伸展	C. 將腳伸直，抬高45°
Level 1： 核心肌群活性化 保持10秒左右的收腹姿勢			
Level 2： 將另一側下肢放置於床墊上。將腳彎曲，雙腳張開			
Level 3（A、B、C）： 將另一側下肢放置於治療檯上			
Level 4（A、B、C）： 將髖關節屈曲90°，用雙手保持另一側下肢的姿勢			
Level 5（A、B、C）： 將髖關節屈曲90°，保持另一側下肢的姿勢（不用雙手輔助）			
Level 6（A、B、C）： 左右下肢的運動			
動作時四肢的負重	小 ➝		大

- 立起膝蓋，呈仰臥姿（髖關節屈曲90°）。腰椎下放置加壓袋，膨脹至40mmHg。從各種運動的收縮法開始，活化核心肌群。
- 一邊進行用四肢負重的A、B、C運動之一，並判斷能夠維持一定壓力（讓骨盆穩定）的Level。
- 肌肉持久力的運動，要減輕負重，1分鐘以上反覆運動。肌力的運動則逐漸增加負重。

（參考文獻7製作）

彙整與說明

　　本案例的主症狀為蹲下動作時右鼠蹊部疼痛。由於原因不是右髖關節疼痛，因此認為是日常生活中反覆對髖關節施加負擔而引起的障礙。本案例育有10個月大的嬰兒，而女性的姿勢會在懷孕後出現變化，有時懷孕中獨特的姿勢在產後也會持續出現[12]。本案例在X光影像及站立姿勢中確認骨盆過度前傾。同時在核心穩

定度的檢查中也呈現低值。雖然在蹲下動作時需要髖關節深度屈曲，若在骨盆前傾姿屈曲髖關節，則會往前方引起撞擊。物理治療時，必須逐漸改善核心穩定性，其目的為正常排列的改善。

在活動性評估中，屈曲、外展及髖關節90°屈曲在內旋時比健康肢體呈現的數值還低。由於在X光影像中沒有確認到骨頭及軟骨的退化，從在末端感受到軟組織受到限制，認為是肌肉引起的活動度受限。雖然在屈曲、外展、髖關節90°屈曲時，內旋限制因子的肌肉為伸展肌、內收肌、外旋肌群，不過臀大肌下部纖維、臀小肌後部纖維、內收大肌後部纖維、股方肌等肌肉具備這些所有的功能[11]。首先必須努力改善這些肌肉的柔軟度。

從40㎝臺階上的單腳抬高動作，確認有膝蓋往內收的knee-in現象。knee-in出現時的髖關節為屈曲、內收、內旋姿勢，就這樣做深屈曲，將成為引發髖關節撞擊的姿勢，必須讓身體功能在ADL中不會出現knee-in。在疼痛減輕1個月左右進行徒手肌力評估，髖關節伸展、外展、內收時左右皆肌力降低。關於髖關節伸展肌力，健康的肢體左側較為低值，由於這是在俯臥姿的檢查姿勢使左髖關節伸展，因此必要的右髖關節屈曲力矩顯得不足。由於左右皆出現明顯的肌力降低，因此必須進行低負重的肌力訓練。

治療及治療效果

➤治療內容

●柔軟度改善

對於臀大肌下部纖維、臀小肌後部纖維、內收大肌後部纖維、股方肌進行橫向摩擦按摩（transverse friction massage）及功能性按摩（function massage）。

對於在觸診確認到特別僵硬的臀大肌下部纖維及內收大肌後部纖維，指導患者home exercise，用網球做自我橫向摩擦按摩（圖4）。

●髖關節深層肌功能的活化（圖5）

現已確認在低負重運動時，具有使髖關節軸穩定功能的髖關節深層肌將作用[13, 14]。對呈現柔軟度降低的肌肉進行放鬆術後，為了使髖關節深層肌的功能活化，可從各種不同角度在沒有負重的狀態下，進行旋轉運動。同時，在俯臥姿髖關節輕度伸展姿勢，從髖關節外展末端進行等長性外展運動，以活化臀小肌的功能。

Clinical Hint

home exercise的種類

home exercise的種類可配合患者的生活環境及個性來增減。即使一次說明許多種類的home exercise，患者經常無法每日正確地執行，首次只要進行最低限度所需的指導即可。

圖4　用網球做自我橫向摩擦按摩

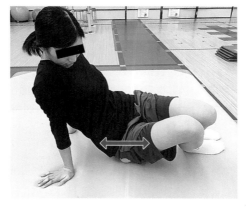
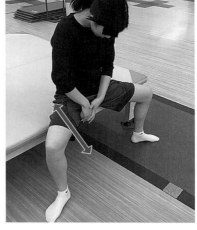

指導患者對於欲改善的肌肉之分布，用網球橫向碰觸。

圖5　髖關節深層肌的肌肉活化運動

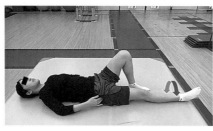
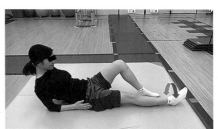

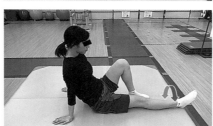
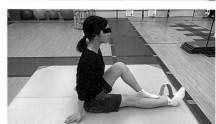

a　髖關節旋轉運動

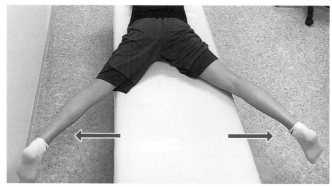

b　臀小肌的肌肉活化運動

a：為了不用到雙關節，讓膝蓋與腳踝脫力，同時進行髖關節的內外旋運動。髖關節屈曲角度
　　變化時的肌肉作用轉換時，為了讓髖關節深層肌容易活動，要一邊改變髖關節的屈曲角度
　　一邊進行。
b：在俯臥姿讓髖關節輕度伸展時，從髖關節外展末端進行等長外展運動。

> **Memo** **臀小肌的功能**
>
> 　臀小肌深層纖維的一部分附著於纖維囊上部，推測為了不讓收縮使髖關節外展時被擠壓，而引導關節運動[15]。同時，由於臀小肌在單腳站立時比臀中肌的作用更大，因此一般認為具有支撐功能[16]。再者，將臀小肌的作用以向量來思考，外展作用以外，具有壓縮關節的作用[17]。臀小肌在伸展外展姿勢進行低負重運動時，會選擇性作用[13]。

●核心穩定性改善

　因應核心穩定性等級，進行配合腹式呼吸的下肢運動（**表2**）。首次在Level 2的運動（蚌殼式運動），無法在不出現代償性動作的情況下順利進行，因此首先只進行了Level 1的腹式呼吸。

●髖關節周圍肌肉功能的改善

　從疼痛穩定下來的時期做深蹲動作時，以讓患者意識到抑制knee-in之起立坐下運動為目的，而做寬幅大的深蹲。

➤治療結果（表1）

●疼痛及ADL

　主症狀的蹲下時疼痛，在介入後3個月消失，而關於自我填入式問題指標中的日常生活問題，也全都解決了。

●活動性評估

　介入2個月後，髖關節的活動度受限消失。

●肌肉功能

　介入後3個月，用MMT確認髖關節周圍肌肉功能改善。雖然也出現核心穩定性的改善，由於隨著SLR的Core Level 3 C運動出現骨盆前傾，因此認為核心穩定性尚不足。必須繼續核心穩定性的訓練。

結論

　這次介紹的案例，雖然有輕度髖臼發育不全與cross-over sign陽性等X光影像診斷出的問題，是關節縫隙幾乎沒有變化的案例。影像中的cross-over sign可能受到骨盆過度前傾的影響。此時比起器質性問題，認為是功能性問題造成關節活動度受限，而進行物理治療，結果成功改善症狀。關於影像中明顯出現變形的案例，器質性問題將大於功能性問題，有些情況將難以完全消除疼痛，不過必定混入功能性問題。物理治療師必須評估功能性問題，進行確實的復健治療。

文献

1）建内宏重：股関節の運動学．身体運動学：関節の制御機構と筋機能（市橋則明，編集），p184-218，メジカルビュー社，2017.
2）土井口祐一，ほか：X線学的骨盤腔形態と骨盤傾斜角．整形外科と災害外科，41（2）：641-645，1992.
3）三浦利治：成人の正常股関節X線像における経年的変化に関する研究．日本整形外科学会雑誌，45：703-714，1971.
4）中村　茂：日本人股関節の臼蓋・骨頭指数_400股の計測値．整形外科，45：769-772，1994.
5）藤井玄二，ほか：日本人成人股関節の臼蓋・骨頭指数．整形外科，45：773-780，1994.
6）平尾利行：変形性股関節症，人工股関節全置換術．ビジュアル実践リハ 整形外科リハビリテーション：カラー写真でわかるリハの根拠と手技のコツ，第1版（神野哲也，監修，相澤純也，ほか編集），p231-248，羊土社，2012.
7）キャロリン・キスナー，ほか：脊椎：運動療法：最新運動療法大全，第5版，（渡邊　昌，ほか日本語版監修），p439-480，ガイアブックス，2008.
8）中丸宏二，ほか：下肢疾患外来患者における日本語版Lower Extremity Functional Scaleの信頼性・妥当性・反応性の検討．理学療法学，41（7）：414-420，2014.
9）Behrend H et al：The "forgotten joint" as the ultimate goal in joint arthroplasty：validation of a new patient-reported outcome measure．J Arthroplasty，27（3）：430-436，2012.
10）古谷英孝，ほか：人工股関節全置換術術後患者の股関節への意識の程度を評価するための日本語版Forgotten joint Scoreの再現性と妥当性．理学療法学，41（suppl 2）：2014.
11）平尾利行：股関節唇損傷：外側に踏み込むと股関節が痛い．クリニカルリーズニングで運動器の理学療法に強くなる！（相澤純也，監修，中丸宏二，ほか編集），p96-119，羊土社，2017.
12）平元奈津子：妊婦に対する理学療法．理学療法学，41（3）：165-169，2014.
13）平尾利行，ほか：股関節深層筋トレーニングに関する検討：超音波画像診断装置を用いて．Hip Joint，35：62-65，2009.
14）平尾利行，ほか：磁気共鳴画像法（MRI）を用いた閉鎖筋の筋活動分析．理学療法科学，31（2）：297-302，2016.
15）Walters J et al：Gluteus minimus：observations on its insertion．J Anat，198（Pt 2）：239-242，2001.
16）熊谷　優，ほか：MRIにおける股関節外転筋の機能評価．Hip joint，21：514-519，1995.
17）Gottschalk F et al：The functional anatomy of tensor fascia latae and gluteus medius and minimus．J Anat，166：179-189，1989.

3 髖關節的不穩定

Abstract

■ 對於確認有髖關節不穩定性的退化性髖關節炎初期患者，將髖關節分類為構造性問題、器質性問題及功能性問題，進行評估。

■ 本案例的髖關節不穩定性原因，推測以構造上的問題為底，從髖關節本身的運動受限，到引起軀幹、骨盆運動等相連關節的次發性功能障礙，使得動作出現症狀。

■ 目的為恢復髖關節功能，實施聚焦於髖關節運動模式多樣化的物理治療，結果確認改善。

案例介紹

➤基本情報

年齡：50多歲

性別：女

身高：154cm

體重：50kg

BMI：
body mass index

BMI：21.1kg/m2

職業：工廠員工（工作需站著）

興趣：排球

主症狀：右髖關節難以彎曲、伸展。步行時右髖關節前方疼痛，在施加體重的瞬間感到刺痛。

Demand：想恢復到步行時不會痛，繼續打排球。

➤醫學資訊

病名：右側退化性髖關節炎、左右側髖臼發育不全

病史：摘除子宮

➤現病況

患者從幾年前開始打排球，右髖關節正面感覺異樣感。雖然透過整骨及自己的方法進行伸展而曾經消除疼痛，但在職場經常站著工作，因此右髖關節的疼痛惡化，半蹲動作、步行動作、在職場工作時所需的動作都受到阻礙。因夜間疼痛醒來，感到不安，來到本診所看診，診斷為初期髖關節炎及左右側髖臼發育不全，開始物理治療。

在「Ⅲ章-A-3髖關節的不穩定」章節中（第84頁），將髖關節不穩定性的因素分成三類說明。首先，為了確認第一種類型髖關節構造問題的骨頭形成異常，事前用X光影像確認。

➤從X光影像事先獲得資訊

CE：
center edge

開始對患者執行物理治療之前，從事前拍攝的X光影像掌握髖關節構造的特徵。在X光影像中（圖1），CE角：右15°／左13°，Sharp角：右46°／左45°，推測被覆蓋率降低，確認兩側髖臼發育不全。左右皆沒有確認到上方位移。頸體角：右120°／左125°。出現關節縫隙輕度狹窄及骨頭硬化。

接著從X光影像確認髖關節的形態及排列，推測髖關節運動相關的要因[1]。觀察髖關節的排列，可從骨盆腔寬大、閉孔狹窄而推測骨盆呈現前傾。觀察連接坐骨的水平線與小轉子的位置，由於坐骨與左右小轉子的高度沒有左右差異，推測沒有兩腿不等長的情況。觀察從恥骨聯合的垂直線與薦骨、尾骨的位置，由於薦骨、尾骨位於左側，因此推測骨盆往左旋轉。髂骨的幅度具有左右差異（右＜左），右髂骨內旋，往內側閉合（in-flare）。根據觀看角度，兩側小轉子有左右差異，由右邊的小轉子比起左邊的小轉子較被隱藏，可推測右髖關節的內旋活動度與左髖關節的內旋活動度具有左右差異，以及左髖關節的內旋活動受到限制。

從X光影像的觀察，髖臼發育不全使得被覆蓋率降低，關節縫隙變狹窄，骨鈣化程度輕微，髖關節的關節活動度受限並不嚴重。

圖1　X光影像

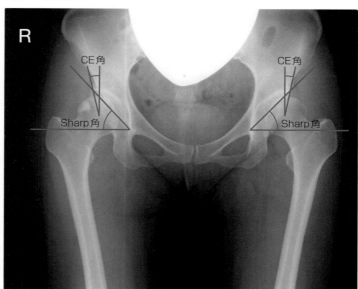

➤物理治療評估

●問診

透過問診進行物理治療評估，仔細詢問病情惡化的因素、現有的症狀。詢問患者是否自覺過去有髖關節的哪些症狀，結果並沒有外傷的病史，過去也沒有被診斷出先天性髖關節脫臼。

患者首次出現症狀，契機是在幾年前因興趣打排球時，感到右髖關節周圍有異樣感。一開始是在打排球後，右髖關節周圍出現異樣感的部位有沉重感，此症狀持續。由於經過2～3日症狀減輕，便暫時觀察情況。同樣症狀連續出現時，便開始整骨。同時也自行嘗試按摩，減輕髖關節周圍的異樣感及沉重感。

半年前，打排球接球時，右下肢往前移動時出現刺痛。開始在髖關節彎曲、伸展的運動、動作中感受到疼痛。

從幾個月前，因工作變忙碌，作業的動作經常需要站立，因而開始在意疼痛。作業的動作幾乎是以右腳為軸心，從右往左移動物體，在工作時段反覆這個動作。髖關節產生的疼痛逐漸增強，變得難以減輕。

在步行動作上，從坐姿的狀態起立開始步行時，行走的第一步特別疼痛，雖然曾在步行期間減輕疼痛，不過疼痛逐漸增加，變得無法減輕。睡覺時，會尋找放置腳的姿勢，因疼痛驚醒時，有時疼痛嚴重到無法移動腳。

對患者問診，並沒有明顯原因的外傷及先天性髖關節脫臼的病史，受診後第一次被診斷出髖臼發育不全。根據醫師的診斷，從初期髖關節炎及事前的X光影像來看，髖關節的結構性障礙為輕度，雖然主要在於髖關節骨頭形成異常的結構性問題，不過推測關節盂唇損傷及關節囊鬆弛等器質性問題，以及身體排列異常及肌肉功能衰退等髖關節的功能性問題，更可能為患者症狀發作的因素，參考「Ⅲ章-A-3髖關節的不穩定」（第84頁）執行物理治療評估。

●疼痛評估

NRS：
numerical rating scale

■安靜時NRS（右髖關節）：＋
・4～5／10。安靜姿勢下，髖關節周圍有沉重的疼痛。

■運動時NRS（右髖關節）：＋
・屈曲：7／10，伸展：6／10，外展：7／10，外旋：7／10。

■動作時NRS（右髖關節）：＋
・往左側翻躺時：6／10，站立蹲下時：8／10，步行動作施加體重時：8／10，工作時：8／10。

■夜間時（右髖關節）：＋
・4～6／10。睡一段時間後，感覺沉重般的疼痛。

■壓痛部位：＋
・右鼠蹊部、右胯腰肌、右闊筋膜張肌、右股直肌、右內收肌群、右梨狀肌。

●活動性評估

■髖關節（右／左，單位：°）

- 屈曲：105（p）／125，伸展：5（p）／15，外展：20（p）／45，內收：10／15，外旋：30（p）／60，內旋：65（p）／55

在右髖關節屈曲中，接近70～85°的運動，鼠蹊部、股直肌出現疼痛，往骨頭髖臼蓋的滑動不足，出現骨盆後傾的代償性運動，到達活動範圍的最末端。在右髖關節開始伸展運動時，鼠蹊部、胯腰肌、股直肌、闊筋膜張肌出現疼痛，往骨頭髖臼蓋的滑動不足，出現腰椎伸展、骨盆抬高、左旋轉的代償性動作。在右髖關節外展中，外展運動10°左右，內收肌群便出現疼痛，往骨頭髖臼蓋的滑動不夠，產生右骨盆抬高、左旋轉的代償性動作。在右髖關節外旋中，產生右骨盆旋轉的代償性動作，鼠蹊部出現疼痛。在右髖關節內旋，產生左骨盆旋轉的代償性動作，出現闊筋膜張肌、梨狀肌的疼痛。

●肌肉功能評估

MMT：
manual muscle
testing

■髖關節（右／左，數值以MMT為基準）

- 屈曲：4（p）／5，伸展：4／5，外展：4（p）／5，內收：4／5，外旋：4（p）／5，內旋：4（p）／5

MMT中，右髖關節伸展、內收以外產生疼痛，出現左右差異。測量右髖關節時，產生軀幹、骨盆的代償性動作。

在髖關節外展肌的功能評估中，右臀中肌的肌肉出力為Level 4，但實施時產生骨盆抬高的代償性動作。右臀小肌的髖關節內旋運動時，與左邊相比，運動的圓滑度降低。與健康的左肢體側相比，難以發揮肌肉出力，為伴隨疼痛的狀態。

●臀大肌作用優先性的評估

■臀大肌對於腰部腰背肌作用優先性的評估

在右膝關節的屈曲姿勢做右髖關節伸展運動，產生胸椎後彎、腰椎過度前彎、骨盆後傾、左旋轉，腰部腰背肌的肌肉收縮比臀大肌的肌肉收縮更早發生。

■臀大肌對於腿後肌群的評估

右膝關節伸展姿勢的右髖關節伸展運動，腿後肌群的肌肉收縮比臀大肌的肌肉收縮更早出現。

在臀大肌作用優先性的各評估中，腰部腰背肌、腿後肌群的肌肉收縮比臀大肌的肌肉收縮更早產生，認為臀大肌肌肉收縮降低可能引起髖關節伸展運動時的股骨頭前向位移、髖關節中心往前移動。

● 髂腰肌離心性收縮的評估

陽性。以雙手抱膝的坐姿保持左右上肢肩關節屈曲90°，指示患者將軀幹往後傾斜後，頭頸部、上軀幹伸展，軀幹無法保持正中姿勢，無法控制軀幹後傾，因此認為可能無法發揮髂腰肌與臀大肌的離心收縮。

● 在冠狀面對於上半身重心位移的評估

坐正時，上半身重心些許往右位移。將手臂往側邊伸展，比較往右、往右的伸展，結果往左伸展的胸椎側屈活動性降低，出現右側骨盆抬高的代償性動作。

● 胸椎伸展活動性的觀察

進行cat and dog的評估，發現骨盆只能做些微的前後傾運動，無法辨認到胸椎、腰椎的連動運動。同時，雖然胸椎屈曲、伸展運動的活動性降低，不過腰椎屈曲、伸展運動比起胸椎的活動性較大。

● 站姿排列（圖2）

以來自地面、通過左右下肢中心的垂直線為基準，觀察冠狀面的站姿排列。雖然並不明顯，從連接左右肩峰的線可得知，右肩些微往下降。出現右骨盆抬高、往右旋轉。軀幹為右側屈、右旋轉。

● Trendelenburg test（右／左）

・陽性／陰性

＊隨著軀幹伸展與往支撐側傾斜，骨盆往右旋轉。

● 單腳站立測試（右／左）（圖3）

・陽性／陰性

右單腳站立的排列，為軀幹伸展、右側屈、右旋轉。骨盆前傾，右旋轉。髖關節伸展、內旋。擺盪腳抬高、右旋轉支撐側骨盆下降的類型。

右單腳站立時，從耳廓到地面的垂直線通過右大轉子的後方。再者，在單腳站立測試的難易度設定中，右側往前抬高45°、往前抬高90°時，從耳廓到地面的垂直線皆通過大轉子後方，因此推測股骨頭可能對髖臼有前向剪應力的作用。

● 步行動作觀察（圖4）

作為步行動作的特徵，在整個步行週期右肩經常下垂，骨盆的側向運動、旋轉運動減少。特別是症狀出現的右著地初期（IC）到負重反應期（LR），軀幹右側屈、旋轉增加，出現骨盆的右側向運動及右旋轉受限，產生Duchenne徵候。

IC：
initial contact

LR：
loading response

IV

各功能障礙的案例研究

圖2　站姿排列

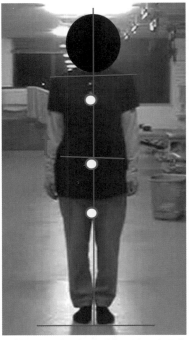

雖然幅度不大，但右肩往下降。出現右骨盆抬高，產生左旋轉。軀幹為右側屈、右旋轉。

圖3　單腳站立測試

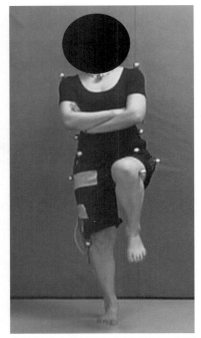

右單腳站立的排列為軀幹伸展、右側屈、旋轉。
骨盆前傾、右旋轉。髖關節伸展、內旋。擺盪腳抬高、右旋轉。

➤整形外科測試

●髖臼的前旋（右／左）

・＋／－

　＊右髂骨內旋，推測髖臼前旋角大，認為是產生髖關節不穩定的因素之一。

●Craig test（右／左，單位：°）

・35／30

　＊推測左右側前旋角皆大，認為是產生髖關節不穩定的要素之一。

●hip dial test（右／左）

・＋／－

　＊右下肢外旋時出現髖關節周圍過度張力與正面（鼠蹊部）疼痛，包含髂骨韌帶前方關節囊可能出現問題。

圖4　步行觀察

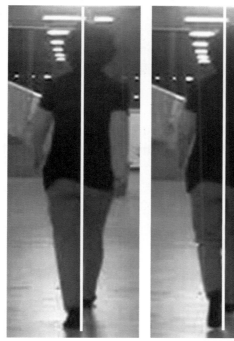

a　右IC　　　　b　右LR

作為步行動作的特徵，在整個步行週期右肩經常下降，出現軀幹往右側屈，骨盆的側向運動、旋轉運動減少。特別是在症狀出現的右著地初期（IC）到負重反應期（LR），軀幹右側屈、旋轉增加，骨盆的右側向運動及右旋轉受限，出現Duchenne徵候。

●髖關節的牽引應力測試（右／左）

・＋／－

　＊右髖關節屈曲時往直向牽引，與左側比較，產生防禦性的抗拒感，彷彿疼痛被抽掉般的奇妙感覺，認為可能是關節盂唇損傷。

●關節鬆弛性（joint laxity）（右／左）

・＋／－

　接著整理患者右髖關節產生不穩定的因素。

　從X光影像觀察到右髖臼蓋的髖臼發育不全，用Craig test推測是前旋角的增加。從右髂骨內旋，髖臼前旋角大來看，認為髖臼與股骨頭的接觸面積減少。從以上結果能夠推測，具有構造性問題作為髖關節不穩定的因素。根據hip dial test，用髖關節的牽引應力測試無法否定器質性問題的可能性，不過根據MRI的影像診斷沒有發現來看，也認為可能有器質性問題，因而繼續採用這種說法。

首次症狀為打排球時的異樣感，視為對髖關節周圍軟組織施加負擔的徵候。「打排球後右髖關節周圍產生異樣感的部位沉重，雖然症狀持續下去，經過2～3日就減輕了」從這個情況來看，這段時期患者本身透過整骨及自行按摩，能夠避免對髖關節施加負擔，推測病情惡化及病狀皆有改善。不過在這之後，打排球時髖關節正面出現刺痛感，並且髖關節屈曲、伸展運動受限，動作時也變得同樣感到疼痛。

　　認為是以髖關節屈曲、伸展運動受到限制為首，因功能性問題使髖關節產生不穩定，成為在動作時形成避免疼痛的髖關節運動模式，身體運動自由度受限的轉捩點。再者，由於工作變忙碌，站立工作的動作增加，推測這個情況使得在負重姿勢下，髖關節運動模式往特定運動方向反覆進行的需要提升，使得局部力學應力增加，同時引起軀幹、骨盆運動的功能障礙，對動作的展現造成限制。這類患者的髖關節，隨著病狀的惡化，髖關節本身的運動受限，引起相連髖關節次發性功能障礙，導致動作時出現症狀。結果便發生疼痛症狀最嚴重的步行動作受到限制，以上便是考察。

　　關於疼痛評估，安靜、運動、動作、夜晚、壓痛時皆出現疼痛，右髖關節周圍肌肉過度緊繃。疼痛特別增加的是髖關節屈曲、外展、外旋運動，包含這些運動在內的動作時疼痛增加，壓痛部位也一樣。在髖關節活動性評估中，右髖關節的各運動方向有阻力感，特別是髖關節屈曲、外展、外旋時，運動的圓滑度降低，在末端有軟組織性的阻力感，產生骨盆的代償性運動。這個情況加上對於股骨頭的髖臼旋轉運動，轉動運動、滑動運動等脫離正常的多重性運動反覆，因而對於髖關節各個方向單獨且分離的運動造成限制。

　　用MMT時，右髖關節伸展、內收以外的測試發生疼痛，肌肉出力出現左右差異。同時，臀大肌的腰部腰背肌的作用順序評估中，對於臀大肌的腿後肌群之評估，出現臀大肌肌肉收縮時機上的差異，產生肌肉出力降低的情況，而造成髖關節中心的前向位移，導致隨著髖關節周圍肌肉肌長變化的肌肉功能降低。同時，測試時出現的軀幹、骨盆的代償，在其他功能評估時也會出現，認為不只是單獨只有髖關節功能降低，也與骨盆功能穩定的降低有關。因此認為，站立排列及右單腳站立排列中，出現軀幹的右側屈及骨盆旋轉。

　　在步行動作的觀察中，站立排列、單腳站立的排列同樣經常有右肩下垂的情況，軀幹右側屈，骨盆的側向運動、旋轉運動減少。疼痛症狀強烈的右IC至LR時期，軀幹的右側屈、旋轉更為增加，骨盆前傾，右側向運動及右旋轉受限，以右髖關節內收、內旋應對負重，變為髖關節運動模式受限的動作策略。在單腳站立、步行動作中，需要有效率的關節運動模式，巧妙地發揮髖關節的肌肉功能，與相連關節互相影響的關節運動組合使得動作順利執行。不過，患者反覆執行固定的髖關節運動模式，使得股直肌、闊筋膜張肌等雙關節肌的張力過度升高，髖關節運動模式受限，變成動作的展現受到限制。

　　從以上的結果認為，雖然患者具有髖關節不穩定為起因的構造性問題，若恢復髖關節功能，增加現在出現的髖關節運動模式，以嘗試增加動作的展現，便可能改善現在的症狀，而進行物理治療。

治療及治療效果

開始治療時，患者的右髖關節周圍整體有過度的張力，特別是股直肌、闊筋膜張肌的肌肉張力增加，呈現伴隨疼痛的狀態。在髖關節的活動度中，屈曲、伸展、外展、外旋時有阻力感，各自運動方向的末端皆出現限制。再者，也出現軀幹、骨盆的代償性運動等，判斷已固定的髖關節運動模式，不僅對髖關節，也使得相連關節出現次發性功能降低的狀態。

髖關節運動需要多樣性的運動模式，動作的展現變得可行，不僅使髖關節活動度增加，作為多重性運動的功能活動性也很重要。因此，不光只是著重在髖關節關節活動度的增加與肌肉功能改善，逐漸改善髖關節運動模式而變得多樣化，對於改善患者動作的治療運用上是必須的。為此，要找出患者本身感覺輕鬆、順暢的髖關節運動。接著重要的不只是即時的效果，持續髖關節模式的多樣化使得動作的展現變多。接著說明對患者實施具體的物理治療內容。

➤髖關節放鬆

一邊問患者疼痛的症狀，為了找到容易取得放鬆的姿勢，要觸診右髖關節周圍肌肉張力的情況來確認。在右髖關節輕度屈曲、外展、外旋的姿勢容易減少肌肉張力，患者本身也意識到較為輕鬆。接著在維持能夠放鬆的姿勢，推移右大腿部的皮膚表面[2]，對於經評估確認的各運動方向的髖關節活動度受限，引導皮膚移動（圖5）。這個時期患者的疼痛將更加減輕，為了更進一步擴大放鬆的範圍，讓髖關節的姿勢逐漸變化，擴大至放鬆髖關節周圍（圖6）。放鬆髖關節周圍時要想像股骨，握住時宛如整個包覆大腿肌肉般，使之放鬆，以減輕大腿的肌肉張力。再者，物理治療師用右手握住大轉子，左手握住大腿遠側或膝關節，在不增加疼痛、肌肉張力的範圍內上下搖晃般移動，進行大轉子的鬆動術（圖7），產生對下肢的搖晃，可讓患者意識到髖關節對軀幹的放鬆。

IV

各功能障礙的案例研究

圖5　髖關節放鬆

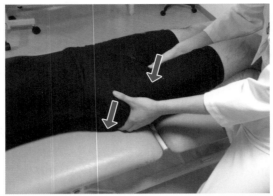

對於確認到髖關節活動受限的各種運動方向，引導皮膚的推移。

圖6　髖關節周圍放鬆

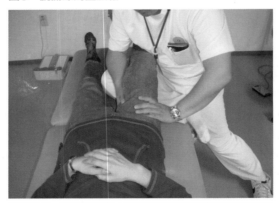

想像股骨，宛如包覆著大腿部整體肌肉般邊輕輕按壓整個大腿。以股骨為中心，推動整個軟組織。

圖7　大轉子鬆動術

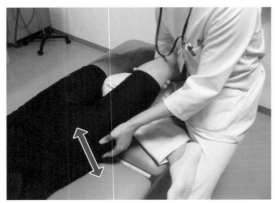

握住大轉子，另一側則握住大腿遠側或膝關節。在不增加疼痛、肌肉張力的範圍內上下晃動，移動以大轉子為中心的周圍軟組織。

➤使髖關節屈曲運動模式多樣化的治療

在患者的髖關節屈曲運動中，髖關節屈曲70°左右，隨著髖關節內旋運動，鼠蹊部、股直肌開始出現疼痛，在出現疼痛的姿勢實施髖關節牽引（**圖8**），髖臼及股骨頭壓縮（**圖9**），使用自發抑制（autogenic inhibition）的伸展（**圖10**）。接著在肩關節、髂骨前上棘、髖骨中央、遠側脛腓關節的連結線上反覆做髖關節屈曲運動，當作基本運動，即可順利運動，而更進一步組合外展、外旋、內收、內旋，多方面實施髖關節屈曲的運動模式（**圖11**）。此時，將球放在臀部，實施上述的髖關節屈曲運動模式，在活動末端股骨頭往髖臼蓋的滑動將更加順利。由於這個運動的目的是持續多方面的髖關節屈曲運動模式，亦作為自主訓練持續下去。

圖8　髖關節牽引

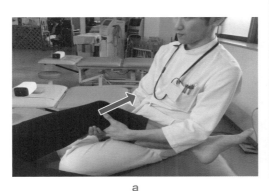 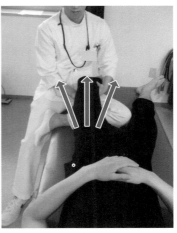

a　　　　　　　　　　　b

髖關節周圍肌肉張力強烈的情況，如a般用雙手握住大腿遠側進行牽引。如b般逐漸使牽引方向改變，便更容易放鬆。

圖9　髖臼與股骨頭的壓縮

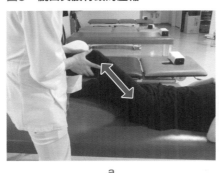 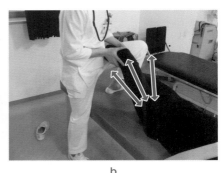

a　　　　　　　　　　　b

在髖關節運動有阻礙感的情況，在其姿勢反覆進行對髖臼與股骨頭輕微的壓縮及牽引（a）。用雙手一邊握住大腿遠側或膝關節，一邊想像適合髖臼及股骨的曲率半徑一邊進行復健。只要能夠放鬆，就逐漸改變姿勢（b）。

圖10　用自發抑制的直接伸展

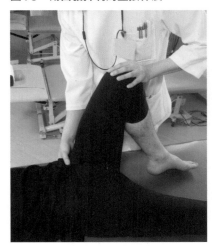

對股直肌、闊筋膜張肌的直接伸展，要在患者疼痛強烈的姿勢下實施。

圖11　髖關節屈曲運動模式的多樣化

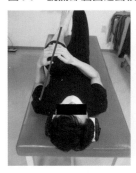 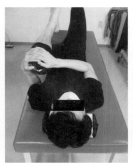 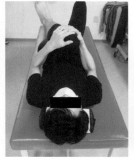 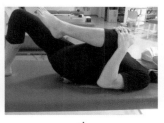

　　　a　　　　　　　　　b　　　　　　　　　c　　　　　　　　　d

a：藍線為基本運動的線，是連接肩關節、髂骨前上棘、髖骨中央、遠側脛腓關節的線。將這條線上的髖關節屈曲運動設為基本運動。
b：組合外展、外旋的髖關節屈曲運動。
c：組合內收、內旋的髖關節屈曲運動。
d：在臀部墊一顆球做髖關節屈曲運動。

➤使髖關節伸展運動模式多樣化的復健

　　在右髖關節伸展運動開始時鼠蹊部、髂腰肌、股直肌、闊筋膜張肌出現疼痛，股骨頭往髖臼的滑動不足。因此，讓患者保持俯臥姿，物理治療師用右手將患者的股骨頭往髖臼蓋方向按壓，左手握住大腿遠側，讓膝關節屈曲，被動引導髖關節伸展（**圖12**）。反覆進行這個運動，可讓股骨頭往髖臼蓋滑動更順暢，並擴大髖關節伸展活動度。不過，進行右髖關節伸展的主動運動時，出現腰椎伸展、骨盆抬高、左旋轉的代償，腰部腰背肌、腿後肌群的肌肉收縮比臀大肌的肌肉收縮更早發生。

　　像這樣在髖關節伸展運動時，產生軀幹、骨盆的代償，臀大肌無法進行功能性收縮的情況，引導頭頸部伸展、胸椎伸展、腰椎伸展及脊椎整體的分節伸展運動（**圖13**），可減輕軀幹、骨盆的代償，促進臀大肌的功能性肌肉收縮，改善髖關節伸展活動性、肌肉出力。

圖12　髖關節伸展運動模式的多樣化

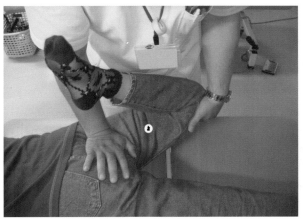

物理治療師用右手將股骨頭往髖臼蓋的方向按壓。左手維持大腿
遠側，使膝關節屈曲，被動地反覆做髖關節伸展運動。

圖13　促進髖關節伸展運動之脊椎整體的分節伸展運動

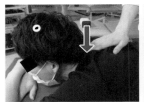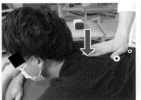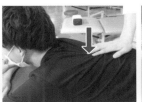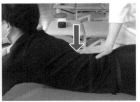

讓患者俯臥，維持放鬆的狀態。從頭頸部做伸展運動，物理治療師為了容易引導伸展運動，一
邊移動往腰椎的支點（⬇），同時對各部位做伸展運動。患者容易感受脊椎各部位的伸展運
動，脊椎整體的分節運動更容易獲得改善。

➤使髖關節外展運動模式多樣化的復健

在右髖關節的外展，10°左右大腿往內旋方向移動，內收肌群便開始出現疼痛。
同時，股骨頭無法往髖臼蓋滑動，出現右骨盆抬高、左旋轉的代償。因此，用
Red Cord調整成減輕髖關節周圍肌肉張力的姿勢。接著物理治療師被動引導髖關
節外展，從股骨頭無法滑動的姿勢握住大轉子，在不出現股骨頭內旋、骨盆代償
運動的範圍內反覆、階段性使外展角度擴大。一邊增加髖關節屈曲角度一邊反覆
進行這個運動，將更加擴大髖關節外展運動，髖關節外展運動模式將變得更多
（圖14）。同時，在仰臥姿屈曲左右膝關節的狀態張開腳般，反覆做左右髖關節
的外展、外旋。一邊調整雙腳距離一邊反覆地運動，這種運動也能當作自主訓練
（圖15）進行。

圖14 髖關節外展運動模式的多樣化

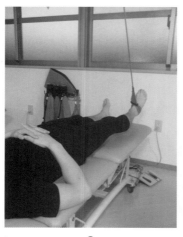
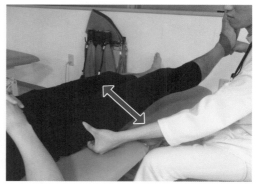

a   b

a：為患者的起始姿勢。設定髖關節周圍張力減輕的姿勢。有許多患者能夠放鬆的姿勢，使髖關節屈曲角度變化以便調整。

b：物理治療師用左手握住大轉子的上下，引導股骨頭滑動。隨著外展，一邊右手引導外旋，輕微施加按壓，將股骨頭往髖臼推壓。

圖15 髖關節外展運動模式多樣化的自主訓練

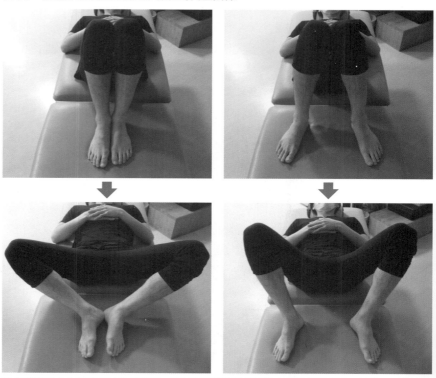

在仰臥姿使左右膝關節屈曲的狀態，宛如張開雙腳般反覆使左右髖關節外展、外旋。一邊讓左右腳掌的距離變化，一邊反覆運動。

➤在坐姿使骨盆運動模式多樣化的復健（圖16）

讓患者淺坐在椅子上，保持頭部、軀幹、骨盆的位置在正中線上，左右腳底接觸地面的姿勢設為起始姿勢，指示患者保持不動。在骨盆旋轉運動時，物理治療師用雙手握住骨盆，讓骨盆左右移動，引導骨盆旋轉。逐漸增加運動範圍，以擴大骨盆的旋轉運動。等患者意識到骨盆旋轉的運動方向，便讓患者盡可能不要產生軀幹代償的情況下，自行運動。在骨盆傾斜運動時，物理治療師用雙手握住骨盆，使骨盆上下運動，引導骨盆傾斜。逐漸增加運動範圍，以擴大骨盆的上下運動。此時在軀幹不過度側屈、旋轉的範圍內運動，重要的是將頭部維持在正中線上，使骨盆運動模式多樣化的復健治療。

➤在站姿使骨盆運動模式多樣化的復健

在臥姿、坐姿增加髖關節運動模式後，在站姿實施多樣化骨盆運動模式的復健治療。骨盆側向運動時，讓患者張開雙腳，使其與肩同寬。將頭部、軀幹、骨盆保持在正中姿勢，讓骨盆往側向移動。此時物理治療師將左右髂骨前上棘與地面平行的基準線當作指標，左右的骨盆側向運動互相影響，在不引起骨盆傾斜、旋轉的範圍內運動（圖17）。一邊注意不讓軀幹過度側屈、旋轉，並逐漸擴大運動範圍。

做骨盆旋轉運動時（圖18），與骨盆側向運動的起始姿勢相同的姿勢開始進行。讓患者保持頭部、軀幹、骨盆的正中姿勢，使骨盆旋轉。此時物理治療師握住骨盆，影響骨盆旋轉運動，確認是否有軀幹過度旋轉的部位，以及不產生連動的運動而受限的部位。同時，物理治療師握住左右大轉子，引導骨盆旋轉運動的移動方向，可使者更容易意識順暢的旋轉運動。

圖16　在坐姿使骨盆運動模式多樣化的復健治療

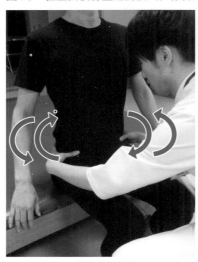 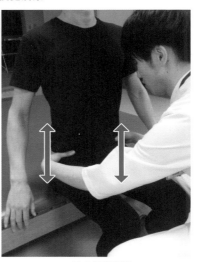

　a　骨盆旋轉運動　　　　　　　　　　b　骨盆傾斜運動

圖17 使站姿的骨盆側向運動多變化的復健治療

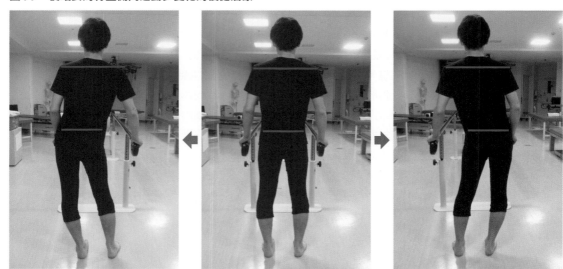

進行骨盆側向運動時，張開雙腳，與肩同寬後開始運動。物理治療師確認支撐側的髖關節內收與另一側的髖關節外展運動是否順利。
在無法順利運動的情況，一邊對雙腳距離進行細微的調整、讓患者感覺能順利運動，一邊實施運動便有效果。

圖18 使站姿的骨盆旋轉運動多變化的復健治療

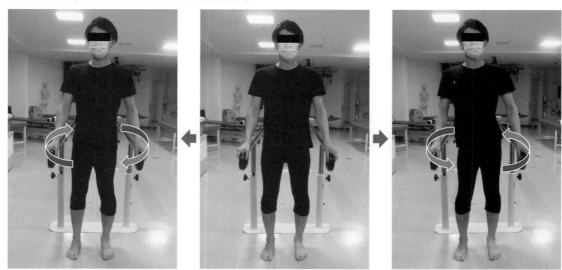

做骨盆旋轉運動時，張開雙腳，與肩同寬後開始運動。物理治療師握住骨盆，確認是否順利地運動。無法順利運動的情況，一邊細微地調整雙腳距離，一邊實施運動。接著物理治療師握住左右大轉子，往骨盆旋轉運動方向引導，便容易讓患者意識到順暢的旋轉運動。

➤結果

　　比起開始物理治療當時，患者本身能意識到右髖關節周圍的放鬆。當初確認安靜姿勢時髖關節周圍的沉重般疼痛，NRS為0／10。右髖關節屈曲NRS：0／10，右髖關節伸展NRS：0／10，右髖關節外展NRS：0／10，右髖關節外旋NRS：1／10。同時，往左側翻身時NRS：1／10，站立蹲下動作時NRS：2／10，步行動作中施加體重時NRS：2／10，皆減輕。同時，髖關節的各活動度擴大，用MMT的肌肉出力也確認改善，其他評估也出現改善。

　　然而在治療病程中患者持續工作，有時疼痛會變嚴重。同時，出現疼痛時也確認髖關節的活動度受限、肌肉出力降低，有時會出現跛腳。病狀反覆變化，沒有消失。因此指導患者在物理治療期間實施的運動，也要當作居家運動在家進行。患者本身在家進行居家運動後，能夠更加確認效果，隨時變更運動內容，持續進行，結果症狀變化的情況變少。

EMG：
electromyogram

　　物理治療介入期間，用表面肌電圖（EMG）比較、探討步行動作中物理治療介入前後的變化。以髖關節正中姿勢、內旋、外旋等三個姿勢，各實施3秒的單腳站立。讓受檢者隨意調整課題動作的姿勢擺放及下肢的抬高方法。用Mediarea Support廠商生產的EMG MASTER－Km-104測量EMG，樣本功率設為1000Hz。將右髖關節的臀中肌、闊筋膜張肌（TFL）兩種設為受檢肌，計算積分，在最大等長收縮用積分相對化（%IEMG），比較、探討物理治療介入前後。

TFL：
tensor fasciae latae

IEMG：
integrated electromyogram

　　結果，執行物理治療後右髖關節正中姿勢（**圖19**）的%IEMG，TFL從80.8%減少至56.1%，臀中肌從54.3%增加到87.8%。右髖關節內旋姿勢（**圖20**）的%IEMG，TFL從63.6%變化到64.4%，臀中肌從62.6%增加到75.4%。右髖關節外旋姿勢（**圖21**）的%IEMG，TFL從93.2%減少到65.1%，臀中肌從145.9%減少到122.6%。從這些結果可推測，髖關節不穩定使得髖關節周圍產生過度的肌肉張力固定化之髖關節運動模式，但透過物理治療矯正TFL的過度收縮，得到臀中肌收縮改善的結果。

　　步行動作中，將步行時右IC肌肉活動的TFL、臀中肌兩種肌肉設為受檢肌，測量運動治療介入前後的EMG。步行條件為實施五次赤腳10m的自由步行，採用開始步行後第三步的資料。用獲得的資料計算五個步行週期的積分，用最大等長收縮的積分算出的相對值（%IEMG）步行週期的0～10%肌肉活動設為比較對象。關於赤腳10m的自由步行，用Mediarea Support廠商生產的EMG MASTER－Km-104測量EMG，樣本功率設為1000Hz。同時在腳跟貼上壓力感應的信號，同定右IC。結果比較運動治療前後的%IEMG（**圖22**），TFL從66.6%減少至55.0%，臀中肌從83.1%減少至60.4%。這兩種肌肉皆確認介入後的減少，從IC到LR的0～10%的%IEMG肌肉活動，兩種受檢肌皆確認運動治療介入後的降低。

IV
各功能障礙的案例研究

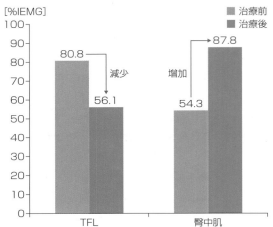

圖19　治療前後單腳站立（右髖關節正中姿勢）的肌肉活動比較

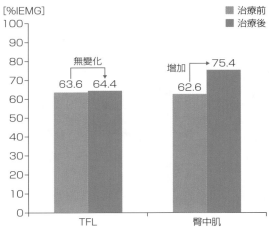

圖20　治療前後單腳站立（右髖關節內旋姿勢）的肌肉活動比較

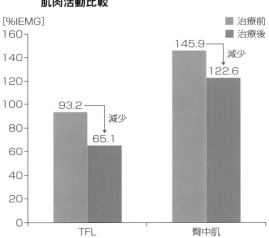

圖21　治療前後單腳站立（右髖關節外旋姿勢）的肌肉活動比較

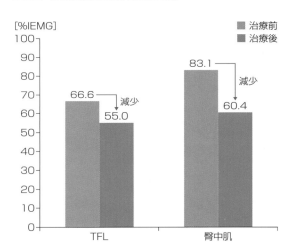

圖22　治療前後的肌肉活動比較

　　在步行動作中，右IC到LR的髖關節正面疼痛，特別是TFL的疼痛有所改善。同時，物理治療開始初期出現的軀幹、骨盆的代償獲得改善，也能看到步態的改善（**圖23**）。

　　從單腳站立、步行動作中的EMG測量結果，確認肌肉活動改善，認為結果有達到多方面髖關節運動模式與動作的展現。

圖23　治療前後的步行

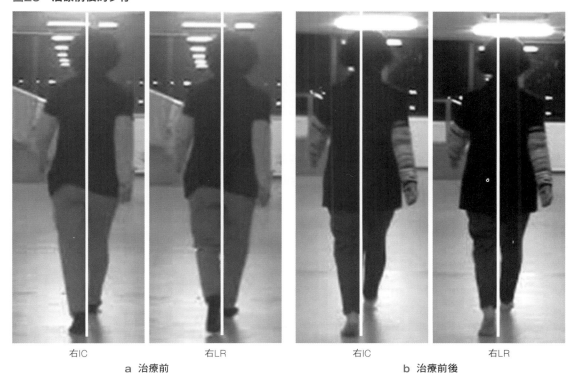

右IC　　　　　　　　右LR　　　　　　　右IC　　　　　　　　右LR

　　　　a　治療前　　　　　　　　　　　　　**b　治療前後**

結論

　　對於髖關節不穩定的物理治療，首先從構造性問題、器質性問題、髖關節的功能性問題三方面的觀點評估髖關節運動，予以掌握。本案例雖然有髖關節的構造性問題，逐漸梳理患者本身出現的髖關節功能性問題中，對於症狀出現原因的髖關節功能降低，將著眼點放在多方面髖關節運動模式的改善，展開物理治療，結果幫助症狀改善。不過，患者本身的髖關節不穩定，今後也有發生的可能，因此認為對於患者本身的髖關節不穩定的管理尚未結束，必須繼續復健治療。

文獻

1）永井　聰, ほか：入門講座　画像所見のみかた 3 股関節画像のみかた. PTジャーナル, 43(6)：533-540, 2009.
2）福井　勉：皮膚テーピング～皮膚運動学の臨床応用～. p 87-101, 運動と医学の出版社, 2014.

IV

各功能障礙的案例研究

4　髖關節的肌肉功能衰退

Abstract

■ 患者在人工髖關節置換術（THA）後，步行時出現Duchenne徵候與Trendelenburg徵候。針對臨床上相對容易成為問題的案例進行治療。

■ 肌肉的功能衰退不只針對髖關節，要全身性、多方面評估。重要的是一邊思考排列及動作時各分節間彼此的關聯性，一邊推測原因。

■ 首先分解問題的每一個動作，需要從運動學、運動力學的觀點來分析。

■ 接著，配合患者功能恢復的狀態，加入對局部的復健治療，重要的是考量肌肉構造的作用（單關節肌與雙關節肌的關係）及肌肉組成（快縮肌纖維與慢縮肌纖維）等，階段性進行復健，最後進展到用閉鎖式運動鏈的復健治療。

案例介紹

THA：
total hip arthroplasty

BMI：
body mass index

➤基本資訊

年齡：：72歲　　性別：男

身高：168cm　　體重：80kg　　BMI：27.5（正常值：18.5～25.0）

主症狀：無法快速走路

興趣：打網球

➤醫學資訊

病名：右退化性髖關節炎

病史：無

●影像資訊（圖1、2）

CE：
center edge

AHI：
acetabular head index

術前關節縫隙變狹窄（關節縫隙1.65mm），隨著股骨頭扁平化與頸部縮短，髖臼上邊緣出現骨硬化影像。同時，股骨頭往外上方移動，術側骨盆抬高。CE角為21°，Sharp角為44°，AHI為76.5％。術前的構造性兩腿不等長（淚痕下端到小轉子上端距離的左右差異）為1.8cm，非術側無確認到異常（圖1）。術後，植入物設置在原髖臼位置，構造上的兩腿不等長為0.7cm（圖2）。

●現病史

7年前右髖關節鼠蹊部疼痛，由於越來越難以工作而來到本院看診，診斷為進行期退化性髖關節炎（以下稱髖關節炎）。當初指導做肌力訓練等保守治療，一時間緩解疼痛。由於步行時疼痛復發，執行THA。手術切口從後方進入，腳延長距離為1.1cm。物理治療師從術前以脫位預防指導與術前評估目的介入，從術

圖1　術前X光影像

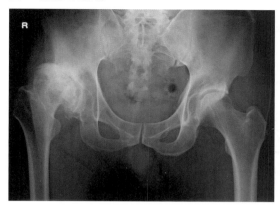

圖2　出院時X光影像

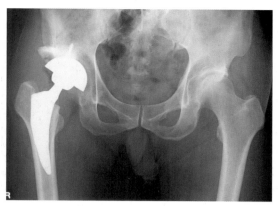

後第2天開始能坐姿，第3天坐輪椅，第4天開始用助行器步行。患者對於復健治療的意願強烈，在術後第18天可拿著拐杖出院。之後每週一次到院做復健治療。

物理治療評估（出院時）

▶問診、視診、觸診

用觸診比較左右的腰背肌、右腰方肌、右闊筋膜張肌的肌肉張力亢進與左臀肌群，確認右臀肌群的肌肉張力降低。

站姿時用視診、觸診確認身體重心位置的左側後向位移與右骨盆抬高、右後方旋轉，與非術側相比骨盆呈前傾姿勢。同時，右髖關節外旋，足部外側著地。胸椎呈屈曲姿勢，右肩胛骨一帶呈前向旋轉（圖3）。

圖3　站姿正面影像

ASIS：
anterior superior
iliac spine

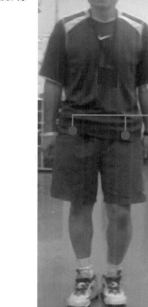

髂骨前上棘（ASIS）

➤活動性評估

■髖關節（右／左，單位：°）

・伸展：5／15，外展：20／30，內收：5／15，仰臥姿、外旋：40／60（＊內收長肌、臀部後方伸展時會痛），／俯臥姿、內旋：5／25（＊臀部後方伸展時會痛）

■軀幹（側屈，旋轉）

・左側屈、右旋轉的活動度降低

● 其他關節活動度

關於膝關節、踝關節，與日本整形外科學會提倡的參考活動度相比，並無出現過度的限制。

➤肌肉功能評估

● 肌肉出力評估（右／左）

MMT：
manual muscle
testing

軀幹、膝關節、踝關節肌力大約在MMT4以上。髖關節外展肌雖然能夠克服在正中姿勢的阻力，不過主動運動無法移動到最終活動度，ＭＭＴ為3－／5 Level，髖關節內收肌為ＭＭＴ 4／5 Level，髖關節屈肌群為ＭＭＴ 3－／5 Level。髖關節手握式測力器（Anima公司製，μTas F-1）的外展肌力，正中姿勢為0.41／0.56Nm／kg，外展姿勢為0.39／0.49Nm／kg，確認在外展姿勢的外展肌力降低。

筆者等人實施的髖關節旋轉肌肉功能測試[1]中，髖關節屈曲50°（圖4）、60°（圖4的姿勢使髖關節屈曲60°後實施）、90°（圖5），俯臥姿、膝關節屈曲90°（圖6），確認因外旋肌群的肌肉出力降低與腰背肌和闊筋膜張肌的過度張力。同時，髖關節屈曲90°的外旋運動中，臀部後方確認收縮時疼痛。在active SLR test[2]中，觀察到與左側相比，右側抬高時腰椎前彎增加，末端的腹直肌過度收縮以及骨盆後傾運動。

SLR：
straight leg raising

圖4　臀小肌後部纖維的肌肉功能評估

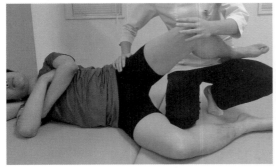

髖關節屈曲50°的髖關節外展肌力評估。考量是否有闊筋膜張肌的收縮及骨盆旋轉引發的代償性動作、左右差異，做綜合的判斷。

圖5　閉孔內肌的肌肉功能評估

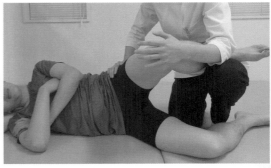

髖關節屈曲90°的髖關節外展肌力評估。考量是否有代償性動作、左右差異，做綜合的判斷。

圖6　閉孔外肌的肌肉功能評估

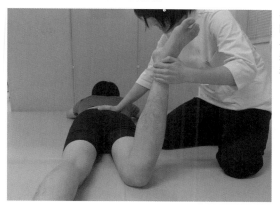

在俯臥姿、膝關節屈曲90°時做髖關節的外旋肌力評估。不只等長收縮，也要評估內旋、外旋交互運動的協調性。也能觀察到足部過度收縮。

● 肌肉柔軟度評估（右／左）

・Thomas test：陽性／陰性

・Ely test：陽性／陰性

・Ober test：陽性／陰性

・站姿前屈測試：腰椎的屈曲不大，從胸腰椎交接處到胸椎確認到過度的屈曲。

➤ 形態評估

・淚痕～小轉子上端：術側與非術側相比，短了0.7㎝。

・棘踝長：無確認左右差異。

・大腿長：無確認左右差異。

・block test（自覺兩腿不等長評估）：術側短1.5㎝，確認有兩腿不等長的自覺。

➤ 姿勢、動作觀察

● 單腳站立

　　在右單腳站立姿勢時，從腳尖離地前，隨著身體重心往右側移動，確認右骨盆抬高；腳尖離地後，確認上部軀幹的右後側向傾斜（Duchenne徵候）、骨盆抬高（Trendelenburg徵候）、前向位移（圖7）。左側的單腳站立姿勢沒有問題（圖8）。

● 步行能力

・在室內、室外皆能用拐杖自行步行。

・5m步行速度為1.4（m／s）。

● 步態（術側）

　　從著地初期（IC）到負重反應期（LR），右骨盆開始抬高，站立中期（MSt）出現Duchenne徵候及Trendelenburg徵候（圖9）。站立終期（TSt）的骨盆右後方旋轉及膝關節的屈曲角度增加，腳跟離地速度變快。在擺盪期確認因骨盆後傾的擺動。

IC：
initial contact

LR：
loading response

MSt：
mid stance

TSt：
terminal stance

IV

各功能障礙的案例研究

251

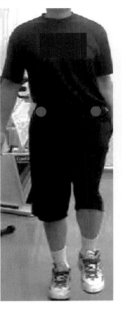

圖7　術側單腳站立

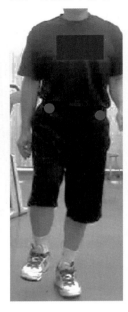

圖8　非術側單腳站立

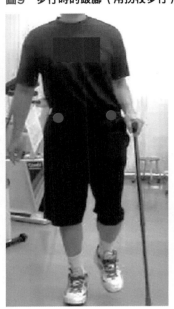

圖9　步行時的跛腳（用拐杖步行）

彙整與說明

　　首先從術前、術後的影像推測髖關節、骨盆的肌肉功能。案例從術前就確認有術側骨盆的抬高及股骨頭往外上方位移，由髖關節相對呈現內收姿勢的情況，能夠推測術前髖關節內收肌群縮短。關於外展肌群，雖然術前股骨頭往外上方位移，不過術後的移植物設置於原髖臼位置及lateral offset（股骨髓腔至股骨頭中心為止的距離）使得股骨頭位置降低，能夠推測髖關節外展肌群因此強制性呈現伸展。同時，術前的CE角、Sharp角、AHI也因股骨頭對髖臼蓋的被覆蓋率並不充分，使骨盆前傾以補償股骨頭的被覆蓋率，因此髖關節容易有伸展受限的狀態。

　　接著，從觸診評估、肌肉出力評估、肌肉柔軟度評估探討肌肉功能。髖關節外展肌力的主動作肌因髖關節的姿勢有所變化。譬如，髖關節正中姿勢的主動作肌為臀中肌、臀小肌前纖維部、臀大肌上纖維部。不過，由於後開的手術切口及腳延長等因素，確認臀肌群的肌肉張力降低及最終活動度的外展肌群功能衰退。特別在髖關節外展姿勢時外展力矩的發揮，臀小肌比臀中肌的肌肉活動還高[3]，從此情況推測確認外展肌力降低的本案例有伴隨臀小肌功能衰退的情況。

　　同時，從筆者觀察大體解剖結果，認為透過髖關節旋轉肌的評估，隨著姿勢變化之旋轉肌功能評估是可行的。在髖關節正中姿勢，外旋力矩由梨狀肌及閉孔外肌承擔，關於外展力矩，髖關節屈曲50°由臀小肌後部纖維，屈曲60°由梨狀肌，屈曲90°由閉孔內肌各自承擔功能上的作用。因此從髖關節旋轉肌評估的結果可推

測梨狀肌、閉孔外肌、臀小肌後部纖維、閉孔內肌的功能衰退，認為手術時縫合的梨狀肌將有過度張力，引起被動運動時的疼痛。

腰部到骨盆的肌肉功能評估，可從站姿前屈測試、排列觀察（右骨盆抬高、前傾姿勢）、active SLR test的結果推測。從這些結果認為，腰部屈曲活動性的降低與骨盆的位移，為左右腰背肌與右腰方肌的肌肉張力亢進的原因之一。同時，若也考慮到active SLR test時的動作觀察，認為腹斜肌及腹橫肌的功能降低，使得下肢抬高時的軀幹固定並不足夠。能夠推測這類肌肉功能不平衡，使得站姿時骨盆前向位移，胸椎屈曲作為身體重心偏移的代償性運動，以保持姿勢。同時，從肌肉柔軟度評估的結果，認為股直肌及闊筋膜張肌等柔軟度降低，成為倚靠雙關節肌的動作模式。因此，軀幹深層肌群操控的軀幹穩定與胯腰肌及臀肌群等單關節肌操控的運動控制，是為無法在適當時機有效率地發揮的狀態。

關於步行，骨盆的抬高位移與功能性兩腿不等長，使得IC時骨盆下降引起足部landing動作（踏穩地面的動作）變困難。因此認為下個時期的LR至MSt，重心被強制急遽往前下方移動，再者，髖關節外展肌群功能降低、髖關節內收活動度受限、脊椎側屈活動度受限的影響，使得Duchenne徵候與Trendelenburg徵候出現。關於TSt以後的情況，推測由於髖關節伸展受限，使得膝蓋屈曲與腳跟離地時期變快，胯腰肌使得離心收縮並不充分，因腹肌群及股直肌使骨盆出現代償性的搖晃。

由上述事項得知，留有術前就有軀幹及髖關節活動度受限的狀態，因手術造成反覆出現肌肉功能衰退的結果，髖關節及軀幹穩定性機制出現缺損，使得雙關節肌操控的運動控制優先執行，而出現跛腳。因此，首先必須改善活動度受限及有自覺的兩腿不等長，調整環境以便發揮肌肉功能。與此同時，必須嘗試將髖關節保持向心之單關節肌的功能改善與提升肌肉出力。關於改善肌肉出力，除了向心收縮，同時改善離心收縮時的肌肉出力，使軀幹的穩定性及髖關節周圍肌的肌肉功能恢復，以應對從IC至MSt極短時間內的重心控制，是為要點。

治療及治療效果

➤治療內容（關節活動度運動隨時實施）

● 單關節肌的功能改善

為了改善TSt的胯腰肌功能，一邊讓患者意識徒手進行髖關節屈曲運動下的向心收縮與屈曲姿勢下的離心收縮，一邊逐漸使其伸展。髖關節屈肌群的MMT改善至3以上後，便加入如**圖10**般利用床邊進行的自我運動[1]。對於髖關節短外旋肌群，根據筆者等人的先行研究[1]與大體解剖的觀察，對於各短外旋肌，在無痛的範圍內，如**圖5、6**的姿勢做主動輔助運動，邊加入從股骨遠側部對股骨頭的推壓邊實施。對於過度張力的梨狀肌，追加進行直接伸展。對於手術時再度縫合的短外旋肌群的阻力運動（Resistance Exercise），從術後6週以後從低負重的情況開始進行。同時，根據大體解剖觀察，認為術後早期臀小肌後部纖維具有短外

圖10　胯腰肌離心收縮的功能改善運動

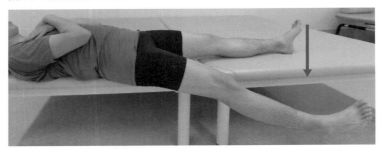

放下下肢時要注意腰椎前彎的增加。

旋肌群的輔助功能（初期屈曲輔助、內收控制），用**圖4**的姿勢對臀小肌後部纖維的運動，從股骨遠側對股骨頭施加壓力。對於髖關節外展肌群功能衰退，以改善臀小肌前部纖維的功能為目的，在側臥姿實施髖關節外展、內旋的主動輔助運動，進行時讓患者意識到最終活動度為止的向心收縮與預測MSt之正中姿勢到內收5°為止的離心收縮（**圖11**）

● **軀幹的穩定性改善**

　　對於腹橫肌，進行讓患者意識收腹的運動，為了使下肢運動時也能追求軀幹的穩定，意識收縮順序並進行（**圖14**）。階段性導入強化整體軀幹肌穩定性的Bracing　exercise。筆者認為，為了改善Trendelenburg徵候，需要在側臥姿、膝屈曲姿時用側向彎曲能夠保持下肢抬高姿勢的能力（**圖15、16**）。

圖11　臀小肌運動（主要是臀小肌前部纖維）

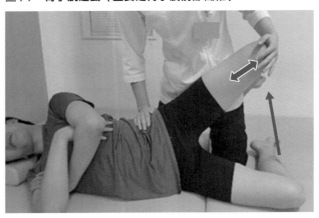

徒手對股骨頭施加壓力，同時實施往最終外展活動度的主動輔助運動。阻力最好維持在最低。◆➡：對股骨頭施壓。

Clinical Hint

臀小肌後部纖維的功能解剖學作用

　　圖12、13為大體的觀察結果。臀小肌後部纖維為髖關節屈曲50°，由於肌纖維的分布與股骨的長軸呈直線，因而得知容易發揮外展力矩。因此，筆者認為在站立初期，臀小肌後部纖維具有髖關節的內收控制作用。由於進行後開手術的THA案例多為梨狀肌及閉孔肌的功能衰退，在術後早期髖關節短外旋肌的協同肌有重要的作用。

圖12　臀小肌後部纖維的解剖觀察①

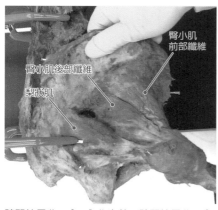

髖關節屈曲50°，內收姿勢。髖關節屈曲50°時臀小肌後部纖維與股骨長軸呈一直線＊註。

圖13　臀小肌後部纖維的解剖觀察②

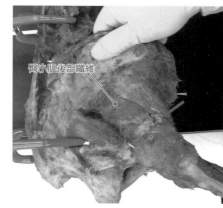

髖關節屈曲50°，外展姿勢。臀小肌後部纖維縮短（ → ），比起旋轉作用，外展作用更快出現＊註。

＊註：解剖照片為東京慈惠醫科大學解剖學講座，在河合良訓教授的監督下攝影。

圖14　收腹與下肢抬高運動

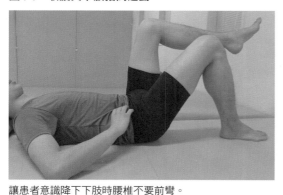

讓患者意識降下下肢時腰椎不要前彎。

圖15　冠狀面的穩定性強化運動

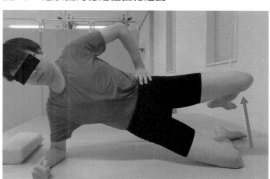

**圖16　矢狀面的穩定化
　　　運動**

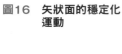
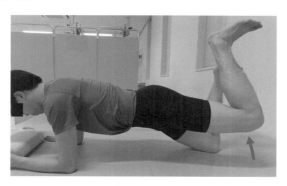

●骨盆、脊椎的排列改善

①骨盆排列改善

　　筆者等人參考加藤等人[5]的研究，作為站立期骨盆下降運動的改善、骨盆排列的重新學習運動，實施下肢推壓運動。對於這個案例，將下肢往直向推壓前讓患者收腹，在下軀幹穩定後實施下肢推壓運動（**圖17**）。同時，一邊想像站立期的骨盆排列，使髖關節屈曲45°（**圖18**）和屈曲0°，一邊促進後腳的旋前肌也一邊進行運動。再者，逐漸配合口頭號令，瞬間推壓下肢，以更快的速度做運動。

②胸椎伸展受限改善

　　將毛巾捲起或切半的滾筒®等放置於伸展受限的胸椎下方，一併進行左右上肢抬高及肩胛骨的運動（**圖19**）。

圖17　下肢推壓運動

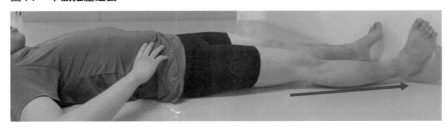

將小顆的球置於腳跟，一邊收腹一邊將下肢往直向推壓（骨盆下降方向）。雙手置於ASIS，一邊注意骨盆的傾斜一邊進行，更容易學習骨盆的運動。

圖18　髖關節屈曲45°時下肢推壓運動

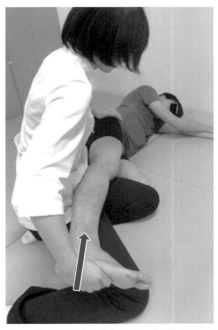

將腳跟往股骨頭方向施加壓力，為了抵抗這股力道，讓患者推壓下肢。注意足部及股四頭肌等代償性運動。

圖19　胸椎伸展

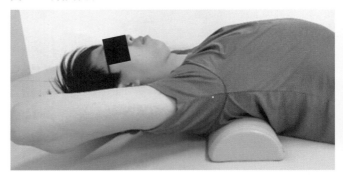

下肢推壓運動

　　作為站立期骨盆下降運動的改善、骨盆排列的重新學習運動而進行（**圖17**）。許多髖關節炎案例的下軀幹穩定性降低，將下肢往直向推壓前，讓患者收腹，可更有效果。運動時，觸碰髂骨稜，讓患者學習骨盆的下降運動很重要。同時，運動時要注意股四頭肌及小腿三頭肌等引起的代償性運動。

●坐姿時的姿勢控制改善

　　一邊收腹一邊抬高左骨盆，在骨盆前傾、後傾的正中姿勢，進行保持脊椎直立運動，在右站立期實施軀幹排列的重新學習。順利實施後，同時進行上肢抬高運動，透過左右肩胛骨周圍肌肉（斜方肌下部纖維等）與胸腰筋膜，促進另一側臀大肌的肌肉收縮（**圖20**）。

●站姿時的姿勢控制改善

　　站立時維持姿勢，除了髖關節外展肌，也需要有髖關節內收肌群的股骨頭向心作用。參考加藤等人[5]的方法，也加入上肢的運動，一邊促進腰背筋膜，一邊實施往側向的重心移動（**圖21**）。

圖20　坐姿時軀幹、骨盆穩定化運動

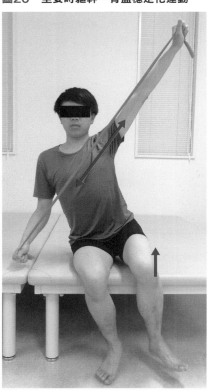

注意腰椎的過度前彎

圖21　站姿時側向穩定化運動

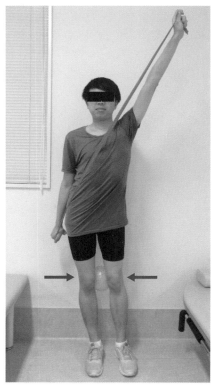

用膝蓋夾著球，從左往右進行體重移動。此時讓患者意識到用髖關節外展肌阻止髖關節內收運動。

IV

各功能障礙的案例研究

MSw：
mid swing

● IC～MSt的姿勢控制改善

　　加藤等人[6]提出，讓患者在步行時意識腳跟著地，可增加臀大肌、臀中肌、闊筋膜張肌的肌肉收縮。筆者讓患者意識IC時下肢的推壓，注意保持IC～LR的骨盆正中姿勢（**圖22**）。反覆做此運動，並逐漸增加運動的速度，促進IC時瞬間的軀幹穩定性與臀肌群收縮的協調。學會肌肉收縮的時機後，抬起另一側（左側）下肢到擺盪中期（MSw），確認右MSt時的排列。由於開始運動當初，仍確認到有Duchenne徵候及Trendelenburg徵候，左下肢無法抬高，便用毛巾使之滑動，努力學習部分負重下的IC～MSt的姿勢控制（**圖23**）。

➤治療結果（出院3個月後）（右／左）

■ 影像診斷
　　‧右骨盆抬高姿勢改善（**圖24、25**）

■ 髖關節活動性評估（右／左，單位：°）
　　‧外展：30／35，內收：15／15，伸展：10／15

■ 自覺的兩腿不等長
　　‧無左右差異

■ 肌肉功能評估（右／左，數值以MMT為基準）
　　‧髖關節外展肌：4／5，髖關節內收肌：5／5，髖關節屈肌群：4／5

■ 單腳站立（右／左）（**圖26、27**）
　　‧Trendelenburg徵候（－／－），Duchenne徵候（－／－）

圖22　重新學習IC～IR時的骨盆控制①

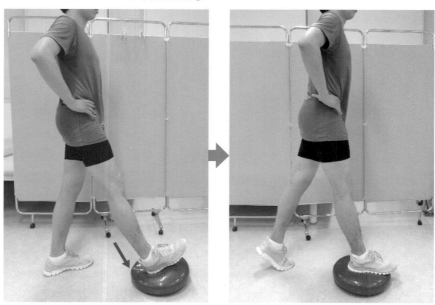

將腳跟置於空氣軟墊上，意識推壓下肢讓腳跟著地，邊施加體重。

圖23　重新學習IC～MSt時的骨盆控制②

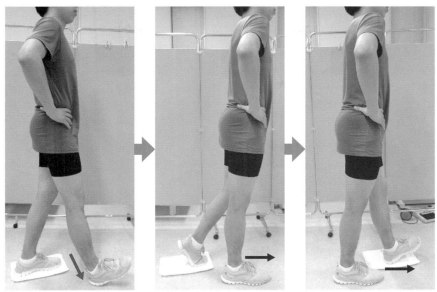

踏出下肢（左）時出現Duchenne徵候與Trendelenburg徵候的情況，可一邊調整施加的體重一邊運動。

圖24　出院時的X光影像

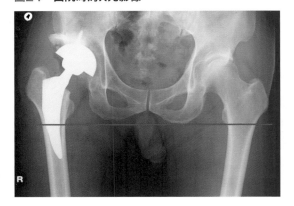

圖25　出院3個月後的X光影像

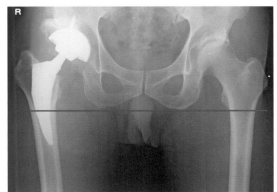

■步行

・在MSt的Trendelenburg徵候與Duchenne徵候消失，TSt的骨盆右旋轉也消失。骨盆的晃動雖有改善的傾向，仍留有症狀。步行速度改善至1.9m／s。

圖26 出院3個月後的單腳站立（術側）　　圖27 出院３個月後的單腳站立（非術側）

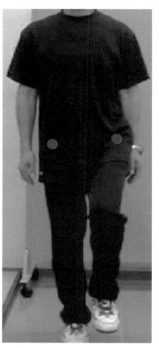 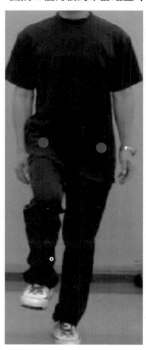

結論

　　這是對於THA前的錯位與手術造成的肌肉衰退重疊的結果，使髖關節及軀幹的穩定化機制出現缺損而呈現跛腳的案例進行治療。重要的是活用手術前的影像診斷等資訊，幫助術後的功能異常及能力降低之原因分析。同時，用運動學及運動力學分析異常的步行，配合患者的功能恢復，從單關節運動到多關節運動、從向心收縮到離心收縮、從開放鏈運動到閉鎖鏈運動，階段性進行治療。

文獻

1）木下一雄，ほか：機能解剖からみた股関節周囲筋のトレーニング．スポーツ障害理学療法ガイド．臨床スポーツ医学，31（臨時増刊号）：182-189，2014．

2）Lee D：The pelvic girdle. An Integration of Clinical Exercise and Research, 4th ed, p206-209, Churchill Livingstone, New York, 2011.

3）Kumagai M, et al：Functional evaluation of hip abductor muscles with use of magnetic resonance imaging. J Orthop Res, 15（6）：888-893, 1997.

4）木下一雄，ほか：Magnetic Resonance Imaging（MRI）の特性を用いた単一運動課題における内閉鎖筋，外閉鎖筋の筋活動の差異についての検討．理学療法ジャーナル，44（12）：1113-1117，2010．

5）加藤章嘉，ほか：変形性股関節症に対する下肢押し出し訓練の効果．Hip Joint，29：660-662，2003．

6）加藤　浩：術後股関節疾患患者に対する踵接地を意識させた歩行訓練が股関節外転筋活動に及ぼす影響――表面筋電図による積分筋電図及びwavelet周波数解析．理学療法科学，27（4）：479-483，2012．

1 來自足部、踝關節功能影響的評估與物理治療

Abstract

■ 在這次的案例確認左髖關節的活動度降低、外展肌力降低及左下肢縮短。同時，確認因拇趾外翻、外翻的扁平足部變形使得前腳的剛性降低。

■ 從步行觀察預測左站立中期（MSt）時左髖關節內收及外旋應力增加。同時，由於在負重姿勢的骨盆活動測試中出現左髖關節外展動作時的疼痛，而將治療目標設為考量左髖關節外展活動度的機械應力減少。

■ 在後腳及中腳處貼附內墊、對於腳趾進行運動治療，結果使得前腳的剛性提升，減少兩腿不等長，對於髖關節的機械性應力降低。

■ 許多退化性髖關節炎的患者都有足部功能缺損的情況，鞋墊、內墊矯正足部功能並用，對於步態的改善有成效。

序

一般認為，許多下肢的障礙，是以步行為中心的動作反覆出現的機械性應力而導致。由於足部是唯一與地面接觸的身體部位，透過其形態變化而改變足壓中心、地面反作用力力矩，以控制身體重心，這麼說並不為過。因此，髖關節疾病也必須對足部施加復健治療，是不可被忽視的部位。然而，每一隻足部具有56個骨頭，由於動作複雜，是評估和治療都難以實行的部位。在本節舉出對於退化性髖關節炎（以下稱髖關節炎）患者的評估、足部運動治療、利用內墊的治療，說明具體的內容。

案例資訊

➤基本資訊

年齡：71歲

性別：女

身高：161cm

體重：56kg

BMI：
body mass index

BMI：21.6（正常值：18.5～25.0）

主症狀：開始動作時及長時間步行時在髖關節正面及外側出現疼痛。

➤醫學資訊

病名：左退化性髖關節炎

●影像資訊（圖1）

根據病理分期，左髖關節為末期髖關節炎，右髖關節為髖關節炎前期。

圖1　案例的X光影像

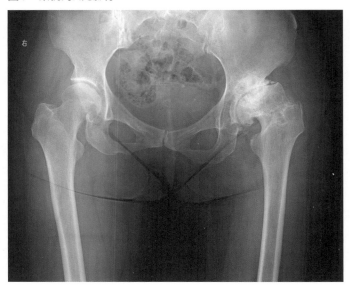

●現病史

約20年前左髖關節有沉重感，約13～14年前開始感到疼痛。約8年前因興趣打高爾夫球時，到了打球後半疼痛變嚴重，由於症狀遲遲不減輕，便來到本院看診，開始接受物理治療。

物理治療評估

➤問診、視診、觸診

站立姿勢呈現左骨盆抬高、右旋轉姿勢，右膝呈現輕度屈曲，步行角為外旋（圖2）。足部的兩側確認外翻的扁平足、拇趾外翻變形（圖3）。leg-heel排列確認兩側踵骨外翻增加（圖4）。

➤排列

SMD：
spina malleolar
distance

●SMD（右／左，單位：cm）

・78／77

➤活動性評估

●髖關節（右／左，單位：°）

・屈曲：110／80，伸展：10／5，外展：25／10，內收：15／10，外旋：30／10，內旋：40／5

➤肌肉功能評估

MMT：
manual muscle
testing

●髖關節（右／左，數值以MMT為基準）

・屈曲：5／4，伸展：5／4，外展：5／4－，內收：5／4，外旋：5／5，內旋：5／4＋

圖2　站立姿勢

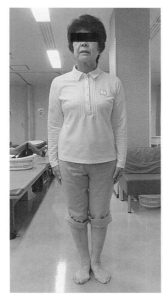 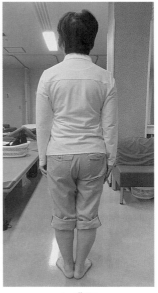

a　正面　　　　　　　　　　b　背面

圖3　站姿時的足部　　　　圖4　leg-heel排列

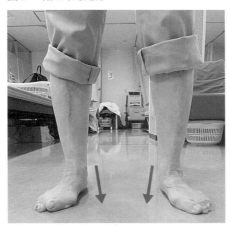 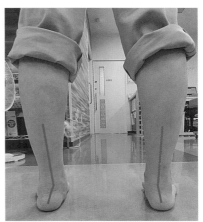

➤日本整形外科學會髖關節功能判定基準（JOA score）

JOA score：
Japanese
Orthopaedic
Association score

・JOA score：93／63

➤足部功能評估

●踮腳尖（圖5）

在一般踮腳尖時，負重容易往小趾方向移動，在意識拇趾負重下踮腳時，用拇趾的支撐性低，確認腳跟的抬高距離減少。

●視覺上的兩腿不等長（圖6）

在仰臥姿，比較左右內踝位置及踵骨腳底面，能夠確認左腳縮短1㎝左右。

圖5　踮腳尖

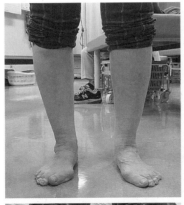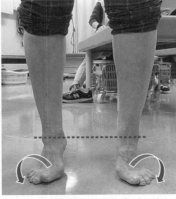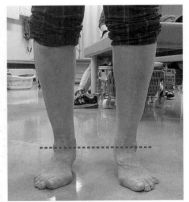

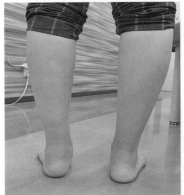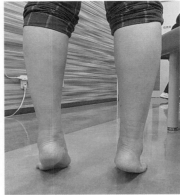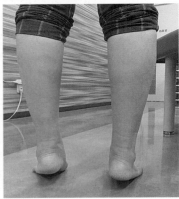

a　動作前　　　　　　　　b　踮腳尖　　　　　　　c　意識拇趾負重的踮腳尖

圖6　視覺上的兩腿不等長（仰臥姿勢）

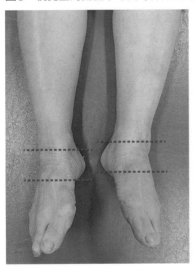

圖7　觀察腳底面

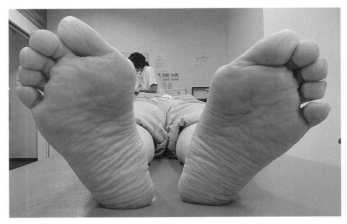

● 腳底面觀察（圖7）

確認左右側的第二蹠骨腳底面胼胝。而腳前掌拇趾側部位的皮膚偏白，也確認皮膚厚度偏薄。透過觸診確認骰骨有下方位移。

● 主動運動的踝關節背屈運動觀察（圖8）

確認左踝關節的距骨下關節的旋前代償動作加大，伴隨足部外展。

● 被動運動的踝關節背屈運動確認

在踝關節往阻力低方向的背屈運動中，看起來像是背屈運動大幅出現，實際上是距骨下關節旋前而引起的代償性動作。因此在對著距腿關節軸的踝關節背屈運動中，確認活動度變小（圖9）。

同時，對著距腿關節軸使踝關節屈曲，踵骨腳底面與前腳腳底面無法平行，確認前腳有旋後的位移（圖10）。

IV

各功能障礙的案例研究

圖8　主動運動的踝關節背屈運動（仰臥姿、膝關節伸展）

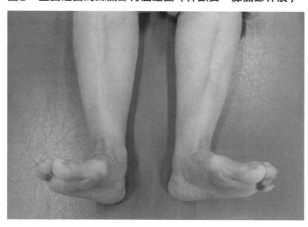

圖9　被動運動的踝關節背屈運動（俯臥姿、膝關節90°屈曲、矢狀面）

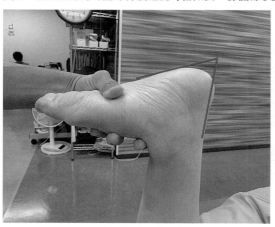

a　往阻力低方向的踝關節背屈運動

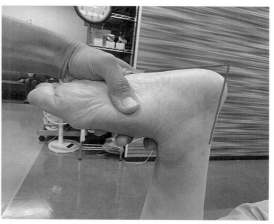

b　對著距腿關節軸的踝關節背屈運動

➤骨盆活動測試（圖11）

　　將骨盆往右側移動時（左髖關節外展動作時），確認出現左髖關節外側部位的疼痛。同時，將骨盆往前方移動時（髖關節伸展動作時），骨盆輕度往左旋轉，確認負重時也有左髖關節伸展活動度降低的影響。

圖10　被動運動時踝關節背屈運動（俯臥姿、膝關節90°屈曲、冠狀面）

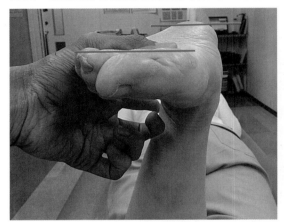 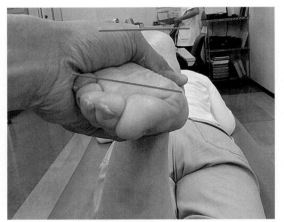

a　往阻力低方向的踝關節背屈運動　　　　　　　b　對著距腿關節軸的踝關節背屈運動

圖11　站姿的骨盆活動測試（照片為示範圖）

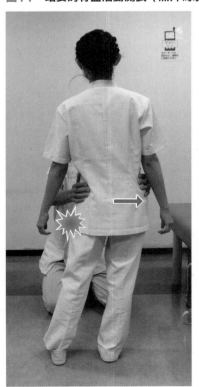

IC：
initial contact

MSt：
mid stance

TSw：
terminal swing

PSw：
pre-swing

➤步行觀察（圖12）

　　步伐小的右腳、步伐大的左腳優先動作，預測左腳著地初期（IC）到站立中期（MSt）的左髖關節內收及外旋應力增加。同時，左擺盪腳（TSw）至左IC確認有墜落現象，對於左髖關節的衝撞應力也增加。接著，由於左腳站立時間縮短，提早進入左腳前擺盪期（PSw），左髖關節伸展時期的運動變得非常少。

圖12　步行觀察（一個步行週期）

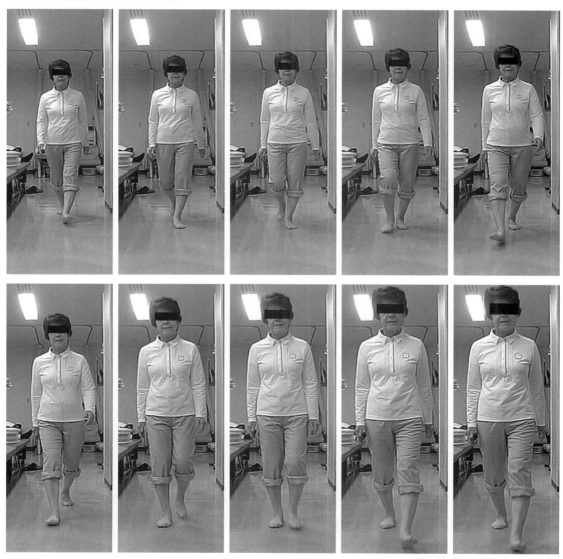

彙整與說明

從足部控制髖關節時，必須釐清髖關節疼痛的原因。是關節變形造成的疼痛，抑或是迴避動作造成的次發性疼痛，重點在於將動作及肌肉張力狀態一併思考。特別要掌握誘發疼痛的髖關節運動，為了順利迴避該動作而做運動學習，提供用內墊等容易迴避的環境。

關於這次的案例，認為左TSw至IC的落下現象減少，以及抑制伴隨此現象的骨盆往左前方過度移動很重要。落下的原因，有兩腿不等長（左下肢縮短）、以右拇趾為中心的前腳支撐性降低。

同時區分、觀察步伐小的腳與步伐大的腳，確認用步伐小的右腳和步伐大的左腳行走。入谷[1] 提到步伐大的腳，從TSw到IC身體重心容易往外側移動的特徵，之後的IC到MSt，髖關節內收及外旋應力將增加。因此，思考左右的節律時，在左髖關節不引發疼痛的範圍內增加伸展動作，降低左右腳站立時間的差異，有助於左髖關節內旋、外旋應力的減少。左髖關節伸展期減少的原因，有左髖關節伸展、外展、內旋活動度降低、左髖關節外展肌力降低、以左拇趾為中心的前腳支撐性降低等因素。

治療及治療效果

➤運動治療的內容

圖13　腳趾負重練習（照片為示範圖）

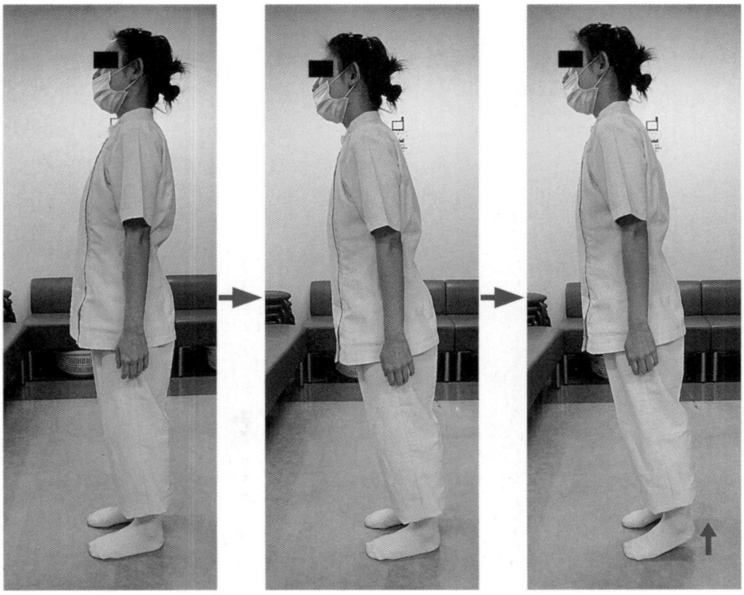

首先注意站姿時不讓腳跟離地，讓上半身重心往前移動，意識腳趾的負重。一邊維持讓腳趾負重的狀態，一邊踮腳尖。

●對於腳趾的運動治療（圖13）

在腳跟著地的狀態讓前腳負重，促進屈拇短肌、屈趾短肌為主的腳趾屈肌群，維持這個狀態踮腳，便能夠增加步伐小踏步時的前腳支撐性。

●比較運動治療前後的步行

在左IC，確認右踝關節背屈角度的增加，右膝關節伸展動作增加，伴隨這個情況，左腳步伐延長。同時，以右拇趾為中心的前腳足壓控制能力增加，也因此確認左IC時衝擊的緩和（圖14）。

TSt：
terminal stance

在左站立終期（TSt），出現左髖關節及左膝關節伸展動作的增加，伴隨這個情況，確認右腳步伐的延長。同時也確認到，以左拇趾為中心的前腳的支撐性提升，也使得左髖關節伸展、外展、內旋動作增加，上半身重心往上移動（圖15）。

➤用內墊的治療內容

●後腳及中腳的內墊處方

以引導左距骨下關節旋後為目的，在載距突下方內側足弓貼附內墊，且以提升腓骨長肌的功能為目的，在左右側的骰骨下方貼附內墊。岩永等人[2,3]為了引導距骨下關節的旋後而讓腳得以功能性延長，便以延長縮短的左下肢為目的裝設鞋墊。同時，為了保持距骨下關節的旋後姿勢，亦有使跗橫關節的活動性降低、提升前腳剛性的目的（圖16）。

Ⅳ

各功能障礙的案例研究

圖14 左IC

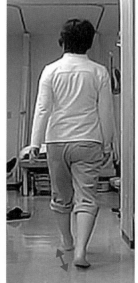 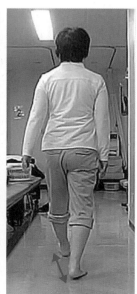

a 腳趾負重練習前　　　b 腳趾負重練習後

圖15 左TSt

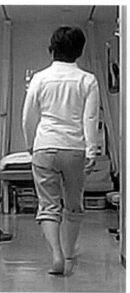 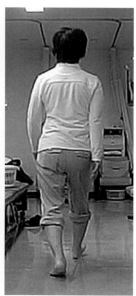

a 腳趾負重練習前　　　b 腳趾負重練習後

圖16　內墊的貼附部位

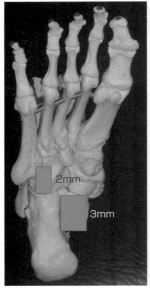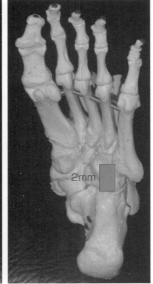

　a　左腳底　　　　　　　　　b　右腳底

圖17　左IC

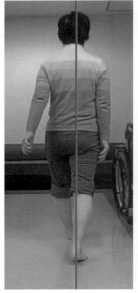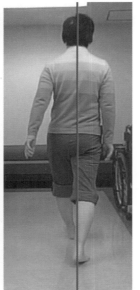

　a　無內墊　　　　　　　　　b　貼附內墊後

圖18　左TSt

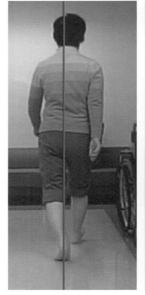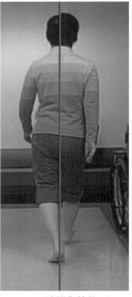

　a　無內墊　　　　　　　　　b　貼附內墊後

●貼附內墊前後的步行比較

左IC左功能性下肢的延長，使得左IC時墜落現象減少，伴隨這個情況，腰椎伸展動作減少，右髖關節、膝關節的伸展動作增加，左腳步伐延長（圖17）。

由於在左TSt沒有前腳的支撐性，上半身重心提早往右移動，左站立時間縮短，不過貼附內墊後，到左TSt之前，上半身重心位於左下肢軸上，左右站立時間的差異減少（圖18）。

結論

髖關節炎患者常有足部功能缺損的情況。功能降低相對較少、年輕人的情況也可用運動治療改善。不過若有嚴重足部變形、高齡者的情況，常有只用運動治療難以達成功能改善的狀況。這種情況，就在鞋子及鞋墊上貼附內墊，或製作新的鞋墊，便可能期望提升足部的功能。僅對踝關節及足部治療，難以斷定可因此完全改善髖關節的症狀，但足部與髖關節具有密切的關係，是必須治療的部位。

這次的案例，也有隨著拇趾外翻、外翻扁平的足部變形，呈現足部剛性降低的狀況。因此無法充分利用來自地面的反作用力，步態惡化，使得髖關節疼痛變強。對於腳趾的運動治療可提升前腳的功能、改善步態減輕髖關節的機械性應力。同時，在後腳及中腳處貼附內墊，能夠可功能性減輕兩腿不等長，步態改善及維持效果。

同時，筆者判斷足部顯著功能降低的情況，便會製作入谷式腳底板予以應對。

Clinical Hint

對於鞋子步行的影響

治療時，重要的是也考慮鞋子的特徵。具有附加過度旋前功能的鞋子或鞋跟高的鞋子，會將距骨下關節往旋後的方向引導（圖19a、20a）。這種情況就必須用外側足弓墊及外側增高鞋墊調整距骨下的移動以防止過度的外側負重（圖19b、20b）。

**圖19　用促進距骨下關節旋後引導的鞋子內部
　　　與外側足弓墊對應**

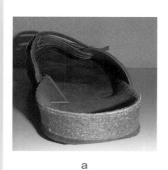

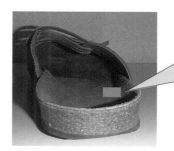
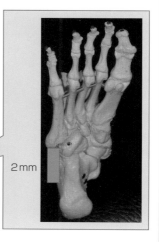

2mm

a　　　　　　　　　　　　　　　b

貼附內墊

圖20　右MSt（左右髖關節炎）

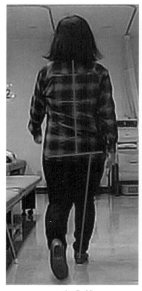

a　無內墊

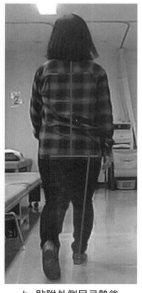

b　貼附外側足弓墊後

※其他尚有鞋子的柔軟度降低、鞋子的腳趾彎曲
處偏移等，使前腳無法順利發揮功能的情況。

> **Memo**　**徒手阻力運動時施力位置的影響**
>
> 　　促進髖關節外展肌的情況，對於腳底的不同位置施加阻力，效果將有所不同。譬如，主要想促進TSt外展肌力的情況，對腳前掌拇趾側徒手施加阻力，便可能同時引出拇趾的功能。

圖21　徒手對踝關節施加阻力的情況

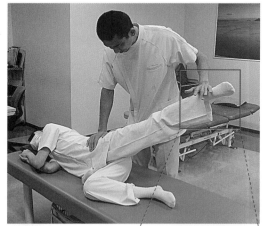
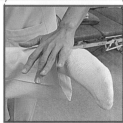

圖22　徒手對腳前掌拇趾側施加阻力的情況

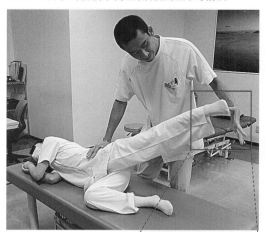
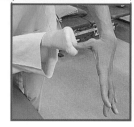

圖23　左TSt（冠狀面）

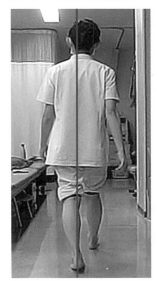 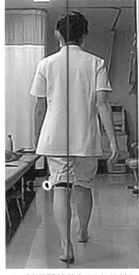 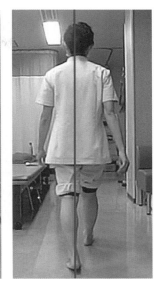

a　促進前　　　　　b　對踝關節施加阻力的情況　　　c　對腳前掌拇趾側施加阻力的情況

由於在左TSt需要用蹠趾關節控制，對腳前掌拇趾側施加阻力，最能夠發揮髖關節外展肌。

圖24　左TSt（矢狀面）

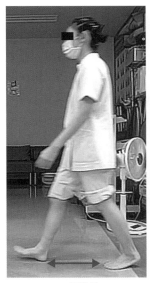 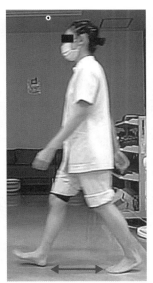 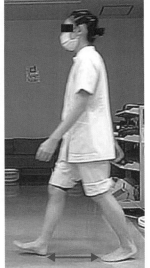

a　促進前　　　　　b　對踝關節施加阻力的情況　　　c　對腳前掌拇趾側施加阻力的情況

對踝關節施加阻力的b圖中，步幅增加最多。然而，對腳前掌拇趾側施加阻力的c圖，踝關節的背屈角度較大，膝蓋也最為伸展，因此可說能夠將重心控制在較高的位置，更有效率地步行。

文獻

1）入谷　誠，ほか：歩行分析のポイントと捉え方，考え方．結果の出せる整形外科理学療法，p224-229，メジカルビュー社，2009.
2）岩永竜也，ほか：距骨下関節の回内外誘導による機能的脚長差の補正について．理学療法学，39（suppl 2）：2012.
3）岩永竜也，ほか：距骨下関節誘導が歩行時の機能的脚長差に与える影響．理学療法学，40（suppl 2）：2013.

2 來自膝關節功能影響的評估與物理治療

Abstract

■ 人工髖關節置換術（THA）案例具有退化性髖關節炎，也有膝關節疼痛症狀的案例。

■ THA前後膝關節疼痛的部位及程度有所變化。

■ 必須從THA前後的排列變化仔細評估疼痛的原因，在術前、術後早期做復健治療。

案例資訊

THA：
total hip
arthroplasty

關於住院時從術前就有膝關節疼痛症狀的案例，本節將介紹透過手術及物理治療介入而使膝關節疼痛產生變化的THA案例。

▶基本資訊

年齡：50多歲

性別：女

身高：162.4cm

體重：67.6kg

BMI：25.8

職業：健身房教練，從事游泳教學及行政工作。

主症狀：步行時右髖關節疼痛，左右膝關節疼痛。希望出院後早日回歸職場。

物理治療評估

▶術前評估

NRS：
numerical rating
scale

FTA：
femorotibial angle

主症狀為「右髖關節與膝蓋疼痛」。左髖關節疼痛為NRS 5。同時，確認有膝蓋正面及外側疼痛（NRS 4）。在X光影像中，術側（右）為末期，非術側（左）呈現進行期的退化性髖關節炎（以下稱髖關節炎），從X光影像並沒有兩腿不等長的情況（圖1）。左右膝關節也有進行期～末期的關節炎，術側（右）的股骨脛骨角（FTA）為163°，非術側（左）為170°，術側（右）為膝蓋外翻（圖2）。自覺性兩腿不等長為5mm（術側＞非術側），術側（右）的下肢稍微長了一點。髖關節伸展活動度有所限制，術側（右）−20°，非術側（左）−10°，術側（右）為短下肢。站姿的骨盆前傾、往左下降（一指寬），左右髖關節屈曲，右髖關節外展，而左右膝關節屈曲、外翻（右＞左）。在室內、室外皆能獨自步行。關於步態，左右的髖關節、膝關節皆伸展不足，術側（右）的站立中期時骨盆往右降低，髖關節呈現外展。

圖1　術前的髖關節X光正面影像

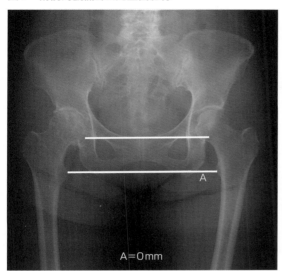

A＝0mm

A：從連接左右淚痕下端的線到小轉子最頂端距離的左右差異。得知沒有兩腿不等長。

圖2　術前的膝關節站姿X光正面影像

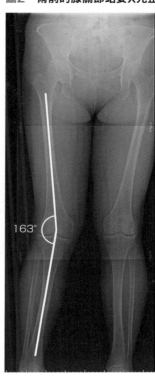

術側（右）的FTA為163°，得知略微外翻。

163°

➤術後評估

右THA為後側方開口的手術，髖臼杯、股骨柄為無骨水泥。腳伸長量為5mm，X光影像中的兩腿不等長距離為5mm（右＞左）（**圖3**）。關於物理治療介入，遵循本院的療程（**表1**），從手術隔天開始介入。

在復健室開始介入的術後第二天，進行術後的評估。主症狀為「手術的傷口與右膝蓋疼痛」。關於疼痛，確認有髖關節術創部的安靜時疼痛（NRS 5）。同時也有步行時右髖關節術創部（NRS 6）、膝蓋正面及外側疼痛（NRS 6）。右髖關節活動度為伸展−15°、內收−10°，因腳延長而出現術後的髖關節屈曲、外展攣縮。步行時右髖關節屈曲、外展，膝關節呈現屈曲，自覺的兩腿不等長距離為15mm（右＞左）。右膝關節伸展活動度為−20°，與術前沒有變化。

治療及治療效果

➤物理治療介入與病程

作為早期的治療方針，目標設為期望改善術側（右）髖關節的屈曲、外展攣縮，減少自覺的兩腿不等長，減輕右下肢負重時的疼痛。重點是進行右髖關節伸展及內收方向伸展。同時對右膝關節的伸展活動度運動與熱療（熱敷包）並用。步行練習時，配合術前的代償姿勢，隨著關節活動性改善，指導患者逐漸在右髖關節伸展、外旋及膝關節伸展姿勢下負重。雖然右膝關節伸展活動度為−15°，沒

圖3　術後的髖關節X光正面影像

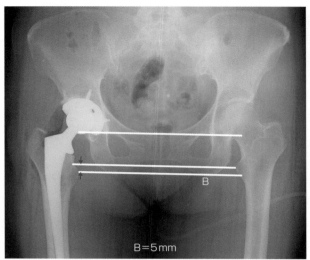

B：從連接左右淚痕下端的線到小轉子最頂端距離的左右差異。從圖1的術前兩腿不等長A（0mm）與術後兩腿不等長B（5mm）的差異來看，得知術側的腳延長5mm。

B=5mm

表1　本院人工髖關節置換術（THA）的兩週住院療程

時期	移動	運動指導	ADL、APDL指導
術前	因應狀態	①股四頭肌設置 ②踝關節蹠屈、背屈運動	ⅰ）血栓預防運動的說明 ⅱ）術後危險姿勢的說明
術後第1天	因應狀態 助行器	①②的確認 ③術側下肢放鬆術 ④物理治療（冷療） ⑤步行練習 ※注意疼痛惡化、貧血症狀	ⅰ）、ⅱ）加上 ⅲ）起居的動作（包含床上的動作） ⅳ）輪椅上下動作
術後第2天～	因應狀態 助行器	①～⑤加上 ⑥關節活動度運動	ⅰ）～ⅳ）加上 ⅴ）更衣的動作（下半身、鞋子、襪子） ⅵ）洗身體的動作
術後第3天～	因應狀態 助行器→拐杖	①～⑥加上 ⑦物理治療（熱療） ⑧髖關節肌力強化 ⑨軀幹肌力增強運動 ※物理治療因應炎症症狀	ⅰ）～ⅵ）加上 ⅶ）入浴的動作（醫院環境下） ⅷ）輪椅上下動作
術後第7天～	拐杖	①～⑨加上 ⑩單腳站立維持練習 ⑪室外步行練習（冬季以外） ⑫臺階上下練習	ⅰ）～ⅷ）加上 ⅸ）正坐、坐在地板的動作 ⅹ）家事的動作 ⅺ）清理身體的動作（剪指甲等） ⅻ）入浴的動作（居家環境下） ⅹⅲ）工作、興趣相關動作 ⅹⅳ）上下樓梯的動作
出院時	拐杖	自我運動的確認	重新確認ⅱ～ⅹⅳ）

有獲得顯著的改善，不過髖關節伸展下的右髖關節為0°、內收10°則有所改善，出院時髖關節疼痛為NRS 1，膝關節疼痛為NRS 3。住院時雖然穿戴右膝外翻制動輔具，但疼痛沒有變化。由於透過10㎜的增高及穿戴內側增高墊，可即時減輕右膝關節疼痛（NRS 1），因此指導患者出院時也要穿戴增高墊。

以下說明THA與膝關節功能障礙的關聯性。

THA與膝關節功能障礙

DDH：
developmental
dysplasia of the
hip

髖關節是連接軀幹與下肢的關節，其疼痛及功能障礙與脊椎和膝關節的病情有關。具有退化性疾病的髖關節患者，即使THA使得髖關節產生結構上的變化，到變形的過程為止，身體大多已經學習到代償性動作。這些代償性動作不只關節，也會對軀幹及膝關節等相連關節造成影響，呈現複雜的臨床特徵。作為日本THA的基礎疾病，常見的是先天性髖關節脫臼（DDH）[1]。若髖關節功能障礙惡化，DDH將對髖關節帶來解剖學上的缺損，也將對膝關節造成影響。

日本的膝骨關節炎（以下稱膝關節炎）的發病率，在Yoshimura[2]的調查中，60多歲的男性為35.2%，女性為57.1%。預測髖關節炎而併發的膝關節炎更為常見。井手[3]表示，限定具有膝關節疼痛之末期髖關節炎的調查中，同側有29.0%，另一側有69.0%的患者合併膝關節炎。特別是對於術前顯著功能衰退的髖關節執行的THA，除了患部的關節，也有對相連關節造成影響[4]的危險，考量這些情況的術後物理治療介入極為重要。

針對THA案例之基於膝關節功能的評估與臨床推論

➤THA案例有無膝關節炎與膝關節疼痛的關聯性

根據本院的資料[6]，首次執行單側ＴＨＡ之180例中的膝關節炎罹患率（Kellgren-Lawrence分級定義[7]顯著確認關節縫隙變狹窄的第二級以上膝關節炎），術側有57.2%（103例），非術側有73.3%（132例），半數以上的案例確認有膝關節炎，另一側的膝關節炎罹患率呈現有意義的高值。負責THA病患時，確認術前有無膝關節炎很重要。許多確認非術側有膝關節炎的案例，在術後仍然有膝關節疼痛，重要的是基於THA造成的排列變化，掌握手術前後膝關節疼痛的變化。同時，若術側髖關節功能增加、術側下肢負重量增加，有時對非術側膝關節的負擔就減少，膝關節疼痛減輕。最好將這些知識銘記於心，隨時掌握病程的變化。

Memo **coxitis knee（隨著髖關節炎出現的膝關節障礙）**

coxitis knee為1974年Smillie[5]所提出的概念。作為負重軸原點的髖關節中心，對膝關節、踝關節的負重面造成影響來看，髖關節病變與其相連關節的膝關節病情息息相關。經常出現膝關節外旋與外翻。

由於兩腿不等長的代償性動作而產生的膝關節障礙稱為long leg arthropathy，特別是與髖關節炎同側為外翻膝，另一側為內翻膝的變形，稱作windswept deformity。

➤ THA前後可能變化的膝關節疼痛

Khan[8] 指出，髖關節疾病中疼痛蔓延到大腿部、膝關節的罹患率有47.0％。Morimoto[9] 提出，髖關節案例中即使無膝關節炎，34.6％會出現轉移痛的膝蓋疼痛。Sakamoto[10] 確認有33.6％出現膝關節正面的疼痛。本院的資料[6] 也證實，術前的膝關節疼痛，在術側、非術側皆沒有與膝關節炎間的關聯性，同時有許多案例術前的膝關節疼痛在THA後減輕或消失。必須牢記，THA前術側膝關節疼痛的可能性分為，①作為髖關節炎關聯疼痛的膝關節疼痛，以及②膝關節炎症狀被髖關節炎症狀掩蓋。因此，並非從X光影像得知的膝關節變形程度連結到膝關節痛，必須從物理治療的評估找出原因，判斷是膝關節炎的症狀，抑或是髖關節炎引起的轉移痛。由於只要在THA後減輕術側的膝關節疼痛，便能夠解釋為髖關節炎的轉移痛，在手術前後應當進行評估。另一方面，也有案例是膝關節炎惡化的非術側留有膝關節疼痛，非術側的膝關節疼痛應與術側以不同的觀點來評估。

另外，Tokuhara[11] 提到，DDH引起的髖關節炎之THA，有時股骨與髕骨的排列變化等將產生膝蓋正面的疼痛。而Kilicarslan[4] 則提到，Crowe type Ⅲ、Ⅳ的THA後Q-angle的變化將使膝蓋疼痛惡化。家入[12] 亦說，術後的膝關節疼痛，Q-angle的變化量與步行時小腿軸傾斜的變化量大。經常對DDH執行THA，若手術目的是在原髖臼處設置，髖關節中心位置在術前後將有所變化。因腳延長的影響，在THA後，特別是術側膝關節疼痛惡化的案例也很常見。其中也有在末期髖關節炎脫臼程度嚴重的案例，即使在術前無膝關節疼痛，術後有可能出現膝關節疼痛，必須考量這種情況，從術前就評估。

Memo

THA前後的膝關節疼痛模式

　　THA的案例中，若聚焦於膝關節疼痛，依臨床經驗可分為三種模式。
　　①術前就有膝關節疼痛的症狀，術後亦留有膝關節疼痛。
　　②術前雖然有膝關節疼痛的症狀，術後的膝關節疼痛減輕或消失。
　　③術前雖然沒有膝關節疼痛的症狀，術後出現膝關節疼痛或增加。
　　上述的模式，可更進一步分為術側有膝關節疼痛與非術側有膝關節疼痛的情況。要著重在手術前後的排列變化、疼痛部位及程度進行評估、找出原因。

Crowe分類法

　　Crowe分類法是指髖關節脫位症狀的髖關節脫位程度指標。用連接左右淚痕下端的線與股骨頭和頸部交接處的距離，與股骨頭寬度的比來表示，分成group Ⅰ～Ⅳ。思考THA案例的物理治療時，掌握術前的脫位程度，預測髖關節中心位置的移動距離至術後髖關節周圍軟組織的變化也很重要。

➤物理治療評估與說明

具體的物理治療評估，請參考「Ⅲ章-B-2來自膝關節功能影響的評估與物理治療」章節（第154頁）。接著將彙整、敘述所負責案例的實務上重要的評估法及其說明。

●疼痛、關節活動性

問診時詢問疼痛出現的情況時，可讓患者指出疼痛的部位，是在膝關節、內側、外側、正面還是背面。若為一根手指即可指出的狹窄範圍疼痛，該部位的組織為疼痛發生源的可能性高，進行活動度評估時要顧及該組織。另一方面，若為用手掌表示的大範圍疼痛，則懷疑為髖關節的轉移痛。對於股直肌做Ely test、對髂腰肌做Thomas test、對闊筋膜張肌做Ober test（圖4），可進行多項各肌肉的伸展性評估。

透過術前的觸診與關節活動性評估，確認髖關節及膝關節攣縮程度，從術後變化預測何種伸展組織將伸長。膝關節的排列障礙，經常受到髖關節活動度受限的影響。特別是腳延長量大、骨頭中心位置大幅往下的情況，容易出現髂腰肌、臀中肌、臀小肌、內收肌群伸展痛。由於腳延長造成的術後排列變化，使得術側、非術側對膝關節的機械性應力皆產生變化，因此應該掌握術後膝關節疼痛的程度、部位的變化。從術前就有膝蓋外翻的情況，經常在術後膝關節疼痛的症狀變嚴重。即使沒有膝關節炎，髖關節外展、內旋受限，使得股骨排列異常而容易產生膝蓋外翻的案例也很常見。同時，腰椎側彎及側屈柔軟度降低的案例，以及軀幹往支撐側位移的案例也很常見到膝外翻力矩增加的情況，最好也對此進行評估。

圖4　Ober test

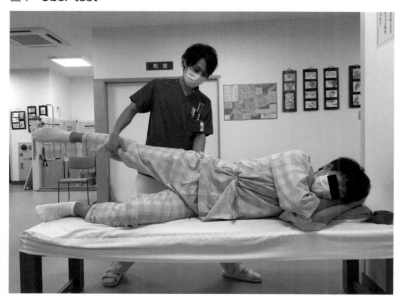

在側臥姿使膝關節屈曲90°，保持髖關節伸展、外展姿勢至軀幹的延長線。
放開握住的大腿遠側部位時，若髖關節內收受限則為陽性。
此時測量內收角度，容易掌握經時性變化。
若為陽性，懷疑為闊筋膜張肌、髂脛束等縮短，可能與髖關節、膝關節外側的疼痛有關。

●肌力

ADL：
activities of daily
living

考量到THA後去除疼痛、改善步態、提升日常生活活動（ADL），就必須做臀肌群肌力評估。亦有說法是末期髖關節炎患者的股四頭肌肌力，比起健側降低29％[13]，也有文獻指出THA後12週的運動能力，股四頭肌的肌力比髖關節周圍肌力受到更多的影響[14]。從可能成為膝關節疼痛要素之一的觀點來看，股四頭肌的肌力評估也很重要。除了徒手肌力檢查，也可以使用簡單、客觀評估的手握式測力器（HHD）[15,16]（**圖5、6**）。

HHD：
hand held
dynamoater

圖5 用HHD測量髖關節外展肌力

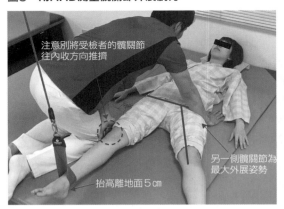 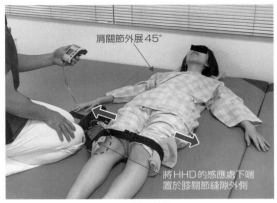

a 徒手固定法　　　　　　　　　　　　　　b 腰帶固定法

（ ）：HHD的位置　　➡：受檢者的運動方向

a：在髖關節正中姿勢用吊環帶懸吊檢查側的下肢，徒手固定非檢查側髖關節最大外展姿勢的測量方法。

b：在左右髖關節正中姿勢用固定腰帶測量的方法。有用實際測量值的方法、槓桿臂（大轉子至膝關節縫隙的距離）、用體重調整數值的方法。

圖6 用HHD的膝關節伸展肌力測量

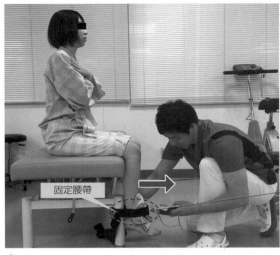

（ ）：HHD的位置　　➡：受檢者的運動方向

受檢者坐正，左右上肢環抱在胸部前面。

檢者測量時，充分注意不要移動HHD、受檢者的非測量側下肢不要碰觸地面。

●兩腿不等長

　　因髖關節炎造成兩腿不等長嚴重的情況，較短的下肢呈現膝蓋外翻，較長的下肢呈現膝蓋內翻[17]。有許多文獻提到兩腿不等長對膝關節排列的變形之影響，而根據本院的資料[18]，針對末期髖關節案例，聚焦於膝關節炎的合併症時，兩腿不等長將影響有無膝關節炎的發生。許多案例的術側下肢在術前縮短，非術側相對較長，認為這是非患肢的膝關節炎罹患率增加的原因之一。兩腿不等長的評估，除了髖關節X光影像的兩腿不等長（構造上的兩腿不等長），也應評估患者的兩腿不等長自覺程度（功能性的兩腿不等長）。用X光影像判斷與兩腿不等長的自覺有差異的情況，則判斷為髖關節活動度受限及髖關節以外構造學上的問題。另外，掌握膝關節股骨骨軸與脛骨骨軸的交叉外側角之FTA，以及髕骨中央髂骨前上棘及脛骨粗隆連線的交叉角之Q-angle，髖關節、膝關節的攣縮，重要的不只是髖關節，也要確認整體的排列。

 Clinical Hint

兩腿不等長的評估

　　Woolson[19] 將X光影像的左右淚痕下端連線至小轉子最頂端距離的左右差異定義為兩腿不等長。如本案例難以確認小轉子的情況，可參考Oe[20] 的方法，用到大轉子上端的距離代替。不過，這種兩腿不等長並無加入骨頭變形及膝關節攣縮評估，終究只是用骨盆與股骨的位置關係顯示的兩腿不等長。為了掌握正確的兩腿不等長，必須與計算上棘－內踝長等整體下肢長的兩腿不等長差異比較、說明。

　　同時，也應該評估患者自覺的兩腿不等長情況。參考Moseley[21] 的block test（**圖7**），在自然站姿時感覺較短的下肢腳底放入5mm的板子，將案例感覺不到兩腿不等長的板子高度視為自覺兩腿不等長的測量方法。自覺的兩腿不等長，比在THA術後立即用X光影像測量的兩腿不等長顯示更為高值，在術後2週左右變同等的情況常見[22]。

圖7　用block test做自覺的兩腿不等長評估

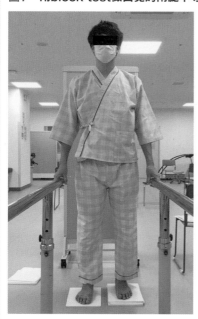

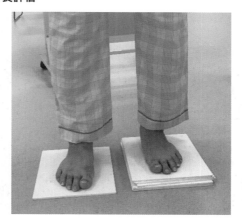

在自然站姿將一片5mm的板子階段性放入腳底，在受檢者感覺不到兩腿不等長時測量板子的厚度。
感覺不到兩腿不等長時，確認骨盆側向傾斜及旋轉的情況。
同時，膝關節屈曲及踝關節蹠屈等代償強烈的情況，最好也測量矯正的姿勢。

●基於膝關節功能的THA後物理治療

　　首先，因手術造成腳延長的影響，術後經常出現髖關節活動度受限的情況。若術側髖關節伸展、內收活動度受限，將使得膝蓋外翻力矩增加，術後術側膝關節疼痛，特別常有外側疼痛增加的情況。這類案例，也有改善活動性使得兩腿不等長感覺降低的可能，可置入增高鞋墊，謹慎地矯正兩腿不等長（圖8）。因此，熱敷包等熱療並用，從更早期對髂腰肌、股直肌等髖關節屈肌群、臀中肌、臀小肌及闊筋膜張肌等髖關節外展肌群重點式實施伸展（圖9、10）。要指導患者能夠自主訓練。另外，從術前確認有明顯膝關節炎的案例，膝關節的屈曲攣縮及內外翻變形嚴重，有時術後的膝關節疼痛並沒有明顯改變。這種情況，膝關節伸展受限因子為小腿三頭肌及腿後肌群的情況下伸展。同時，也必須探討使用腳底板及膝關節的輔具。特別是非術側膝關節疼痛嚴重的情況，有時術後早期的負重位移到非術側，導致膝關節疼痛惡化。早期改善術側髖關節功能，進行ADL指導時，必須指導患者起立及站立時，盡可能不要優先對非術側施加體重[23]。

圖8　用增高鞋墊矯正兩腿不等長

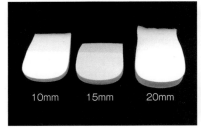
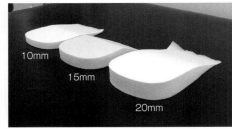

本院用EVA（乙烯醋酸乙烯酯）材質的拖鞋底部當作簡易的增高鞋墊使用。用X光評估兩腿不等長及患者兩腿不等長的自覺，考量疼痛、關節活動度、步態等情況，階段性置入增高鞋墊。

圖9　髖關節屈肌群伸展

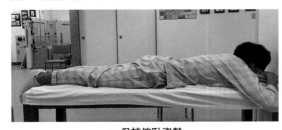

a　保持俯臥姿勢

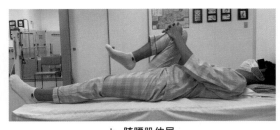

b　髂腰肌伸展

由a開始，階段性逐漸進入b、c。
指導時注意脫位的姿勢（特別是前方脫位）。
每次做20～30秒，做5次為一個組合，因應症狀及關節活動度調整次數。

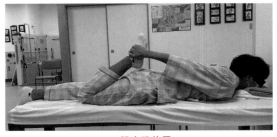

c　股直肌伸展

圖10 髖關節外展肌群伸展

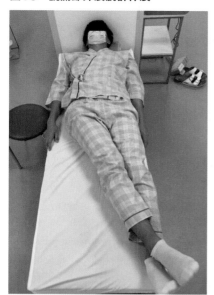

a 臥姿時的伸展

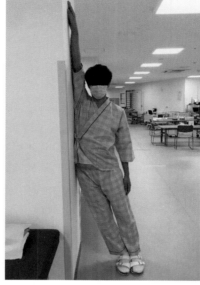

b 站姿時的伸展

從a開始，階段性逐漸進入b。
指導時，注意軀幹側屈及骨盆
側向傾斜等代償性動作。
每次做20～30秒，做5次為一
個組合，因應症狀及關節活動
度調整次數。

IV

各功能障礙的案例研究

文獻

1) 增田武志：人工股関節全置換術の現状. 日本整形外科学会誌, 88（2）：S466, 2014.

2) Yoshimura N, et al：Prevalence of knee osteoarthritis, lumbar spondylosis, and osteoporosis in Japanese men and women：the research on osteoarthritis/osteoporosis against disability study. J Bone Miner Metab, 27（5）：620-628, 2009.

3) 井手衆哉, ほか：Coxitis Kneeの検討-TKAへの移行要因-. 関節外科, 27（11）：80-84, 2008.

4) Kilicarslan K, et al：What happens at the adjacent knee joint after total hip arthroplasty of Crowe type III and IV dysplastic hips? J arthroplasty, 27（2）：266-270, 2012.

5) Smillie IS：Angular deformity. Diseases of the knee joint, 2nd ed, p311-314, London Churchill Livingstone Edinburgth and London, 1974.

6) 小玉裕治, ほか：人工股関節全置換術前後の膝関節痛と変形性膝関節症. 北海道整形災害外科雑誌, 57（1）：114-118, 2015.

7) Kellgren JH, et al：Radiological assessment of osteo-arthrosis. Ann Rheum Dis, 16（4）：494-502, 1957.

8) Khan AM, et al：Hip osteoarthritis：where is the pain? Ann R Coll Surg Engl, 86（2）：119-121, 2004.

9) Morimoto M, et al：Investigation of pain in hip disease patients before and after arthroplasty. J Phys Ther Sci, 23：535-538, 2011.

10) Sakamoto J, et al：Investigation and Macroscopic Anatomical Study of Referred Pain in Patients with Hip Disease. J Phys Ther Sci, 26（2）：203-208, 2014.

11) Tokuhara Y, et al：Anterior knee pain after total hip arthroplasty in developmental dysplasia. J Arthroplasty, 26（6）：955-960, 2011.

12) 家入 章, ほか：脱臼性股関節症に対する人工関節前後の膝関節痛について. Hip Joint, 41：206-208, 2015.

13) Rasch A, et al：Persisting muscle atrophy two years after replacement of the hip. J Bone Joint Surg Br, 91（5）：583-588, 2009.

14) Holstege MS, et al：Preoperative quadriceps strength as a predictor for short-term functional outcome after total hip replacement. Arch Phys Med Rehabil, 92（2）：236-241, 2011.

15) 家入 章, ほか：人工股関節全置換術後の身体機能の関係－術後6ヵ月までの縦断的研究－. Hip joint, 39：121-124, 2013.

16) Ieiri A, et al：Reliability of measurements of hip abduction strength obtained with a hand-held dynamometer. Physiother Theory Pract, 31（2）：146-152, 2015.

17) 長嶺里美, ほか：Coxitis Knee～第4報～（脚長差による検討）. 整形外科と災害外科, 54（4）：707-709, 2005.

18) 山本貴大, ほか：人工股関節全置換術前に変形性膝関節症を有している症例の特徴. Hip joint, 41：188-191, 2015.

19) Woolson ST, et al：A method of intraoperative limb length measurement in total hip arthroplasty. Clin Orthop Relat Res, 194：207-210, 1985.

20) Oe K, et al：Subtrochanteric shortening osteotomy combined with cemented total hip arthroplasty for Crowe group IV hips. Arch Orthop Trauma Surg, 133（12）：1763-1770, 2013.

21) Moseley CF：Leg length discrepancy In Morrissy RT, et al eds. Lovell and Winter's Pediatric Orthopedics. Philadelphia, Lippincott Williams & Wilkins, 1213-1256, 2006.

22) 西島紘平, ほか：人工股関節全置換術後の実用的脚長差の変化－術後2週時までの検討─. 北海道理学療法士会誌, 29：8-13, 2012.

23) 家入 章：生活指導について. 筋骨格系理学療法を見直す─はじめに技術ありきの現状からどう新展開するか─. （対馬栄輝 編）, p290-305, 文光堂, 2011.

3 來自腰部、骨盆帶功能影響的評估與物理治療

Abstract

■ 本案例過去曾因腰椎滑脫症進行第4、5腰椎固定手術，之後進行左退化性髖關節炎的人工髖關節置換術（THA），步行時明顯腰痛。

■ 步行時在著地初期（IC）～站立中期（MSt）觀察到呈現Duchenne徵候或Trendelenburg徵候的跛腳（Duchenne、Trendelenburg步行），同時觀察到因腰椎過度伸展造成骨盆前傾、胸腰椎交接處明顯伸展。

■ 本案例關於髖關節的功能障礙，考察來自腰部、骨盆的影響強大，透過彼此關聯的動作進行治療。

■ 促進髖關節－腰部、骨盆功能性連結而實施治療的結果，立即出現效果，跛腳減輕，骨盆前傾與胸腰椎交接處的過度伸展減輕，步行時的腰痛獲得改善。

案例介紹

THA：
total hip
arthroplasty

IC：
initial contact

MSt：
mid stance

➤**基本資訊**

年齡：54歲

性別：女

➤**醫學資訊**

病名：退化性髖關節炎（左末期，右初期）

現病史：7年前開始髖關節疼痛，這次執行左THA（**圖1**）。執行THA的7個月前因腰椎滑脫症進行第4、5腰椎固定手術（**圖2**）。現為THA後第3週。

病史：先天性髖關節脫臼

圖1　髖關節X光影像

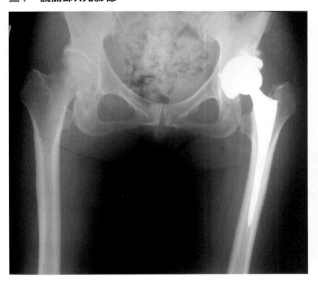

圖2　腰椎X光影像

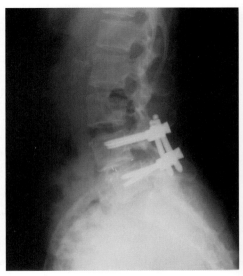

物理治療評估（右：非術側，左：術側）

➤活動性評估

■ 髖關節（右／左，單位：°）

- 屈曲：120／95，伸展：5／5，外展：35／25，內收：10／10，外旋：10／15，內旋：80／45

➤肌肉功能評估

■ 髖關節（右／左，數值以MMT為基準）

- 屈曲：5／5，伸展：3／3，外展：3／3＋，內收：4／5，外旋：5／3，內旋：5／4

MMT：
manual muscle
testing

➤兩腿不等長

- 術後左下肢長5mm（術前右下肢長1cm）

➤主症狀：

- 走路時腰痛

➤步態分析

作為案例的步行特徵，有術側站立期呈現Duchenne徵候或Trendelenburg徵候的跛腳（以下稱Duchenne、Trendelenburg步行）（**圖3**）。若以髖關節－腰部、骨盆的關係予以辨識，則觀察到髖關節為屈曲、內收、內旋姿勢，骨盆為前傾、往右下降，胸椎為伸展、左側屈。本案例的情況，在左下肢IC腰椎過度伸展造成骨盆前傾，到MSt前骨盆強烈前傾，甚至在胸腰椎交接處出現過度伸展。在

圖3　單側用洛氏拐杖步行（左THA）

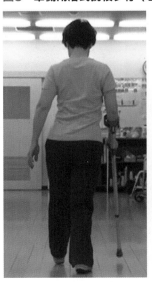

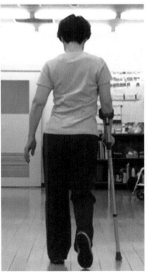

呈現Duchenne、Trendelenburg步行，骨盆前傾，胸腰椎交接處出現過度伸展。

（b：引用自文獻1）

a IC　　　　　　　b MSt

TSt：
terminal stance

髖關節缺乏往前方推動的有效率髖關節屈曲至伸展的動作。從MSt到站立終期（TSt）呈現缺乏髖關節伸展的屈曲姿勢，胸腰椎交接處明顯有伸展、側屈，為骨盆大幅左右晃動的步行。在左站立期，骨盆大幅往左側移動。左上肢呈外展姿勢，肘關節輕度屈曲，邊取得平衡邊步行。

從步態分析得知，步行週期中經常呈現骨盆前傾、髖關節內收、內旋。骨盆被固定在前傾姿勢，缺乏髖關節屈曲到伸展的動作，且髖關節內收、內旋更進一步造成步行週期中缺乏髖關節伸展、外旋的動作，為骨盆難以往後傾方向運動的狀況。由於這些現象都會對腰椎大幅產生應力，因此才出現腰痛。

➤坐姿動作

評估髖關節－腰部、骨盆連接的例子，可觀察坐姿時骨盆前後傾的主動運動。在案例的骨盆前後傾主動運動（圖4）中，並非從髖關節開始運動，而是從腰椎過度伸展的骨盆前傾運動開始，胸腰椎交接處強力伸展，能夠確認運動開始時從腰椎過度伸展產生骨盆前傾。由於腰椎過度伸展造成骨盆強力前傾，髖關節缺乏運動，呈現髖關節－腰部、骨盆運動中難以產生功能性連接的狀況。

從以上步行、坐姿動作的分析結果得知，並非從髖關節，而是因為腰椎過度伸展造成的骨盆前傾開始運動，到胸腰椎交接處為止伸展，成為固定的狀態，因此為缺乏牽連髖關節運動的狀態。

圖4　骨盆前後傾的主動運動（評估）

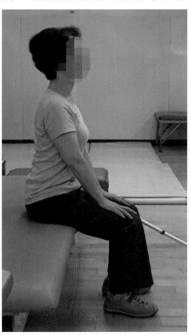

觀察從哪個部位開始運動。並非從髖關節屈曲運動開始，而是從腰椎過度伸展造成的骨盆前傾運動開始，明顯有胸腰椎交接處的伸展運動。

（引用自文獻1）

原因為①腰椎手術造成腰椎前彎，呈現骨盆前傾姿勢的動作模式，以及②從髖關節活動度推測的前旋股傾向，產生在髖關節屈曲、內收、內旋時的適合度而造成的動作模式。因此推測，結果腰部、骨盆、髖關節皆產生運動障礙而出現跛腳，步行時發生腰痛。

由於髖關節與軀幹具有密切的關係，其中一區產生障礙，另一區也會產生障礙，這種狀態稱為hip-spine syndrome[2]（細節請參考Ⅲ章-B-3來自腰部、骨盆帶功能影響的評估與物理治療（第172頁））。一般認為，由於腰部、骨盆與髖關節有密切的關係，若其中一方有所缺損，對另一方將造成負面的影響。

治療及治療效果

➤為了獲得腰椎、骨盆的活動性

腰部、骨盆往骨盆後傾方向出現活動度受限情況，須徒手擴大活動性。腰椎椎間關節活動性提升、俯臥姿的腰背肌群伸展等治療方法有許多種（細節請參考Ⅲ章-B-3來自腰部、骨盆帶功能影響的評估與物理治療（第172頁））。特別是如本案例骨盆明顯前傾的情況，如圖5所示，考慮可能有腰背肌的腰部、髖關節屈肌縮短的情況，須增加伸展性。如圖6引出活動性的方法亦有所成效。

Clinical Hint

crossed syndrome

以骨盆為中心、顯示交錯位置關係的肌肉，具有功能性的關聯。在髖關節周圍，髂腰肌與腰背肌、臀大肌與腹肌群具有功能性的關聯。

譬如髂腰肌與腰背肌兩者皆有骨盆前傾的作用。同時，除了功能性的層面，肌肉縮短及肌力降低等功能障礙也將維持其關聯性。Janda[3]將這類關聯性稱作crossed syndrome。在骨盆周圍容易產生髂腰肌與腰背肌縮短及張力過高，而臀大肌與腹肌群容易發生肌力降低及抑制的作用。

圖5 **crossed syndrome**

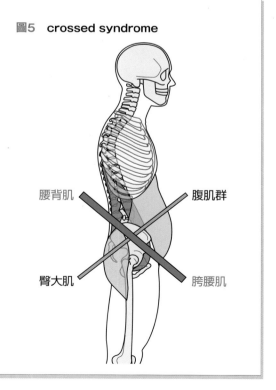

腰背肌　　腹肌群
臀大肌　　髂腰肌

➤為了恢復腰部、骨盆的運動能力

　　若成功改善腰背部與髖關節的伸展性，引出往前傾、後傾方向的活動性（腰部腰背肌、髖關節屈肌柔軟度的增加），接著便促進活動，嘗試肌肉的伸展，以逐漸提升運動能力。必須逐漸增加骨盆後傾肌的腹直肌、臀大肌、腿後肌群（參考「Ⅰ章-1針對髖關節障礙物理治療的思考」的**圖10**（第10頁））的活動。實際提升腰部、骨盆－髖關節的功能性連結。筆者將「功能性連結」視為腰部、骨盆帶與髖關節的關聯性，其中一方穩定、另一方運動，兩者間為具有動態穩定的狀態。如**圖7**般做抬臀運動有所成效。一邊觸摸腹直肌和臀肌群的活動一邊進行。從骨盆後傾開始運動，此時確認腹肌群的活動，同時確認臀肌群的活動。在骨盆強力前傾的案例，有時出現開始運動時骨盆前傾，腰背活動的情況。這類情況，重要的是首先由物理治療師引導運動，接著逐漸切換到讓患者本身運動。

圖6　隨著骨盆後傾的髖關節屈肌群伸展

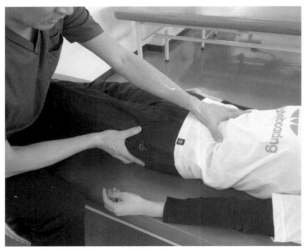

為了矯正骨盆前傾造成的腰椎過度前彎，促進腰椎後彎，在骨盆排列正的狀態下對髖關節周圍肌肉進行放鬆術，以提升髖關節屈肌群的伸展性（照片中的物理治療師用左手促進往骨盆後傾方向的活動性，用右手嘗試做髖關節屈肌群的伸展）。

圖7　隨著骨盆後傾運動的髖關節伸展運動

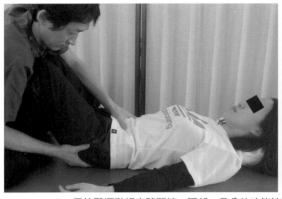 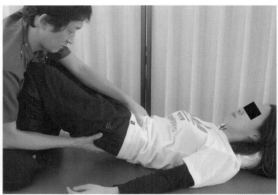

用抬臀運動提高髖關節－腰部、骨盆的功能性連結。抬高臀部時，骨盆首度出現後傾運動，隨著這個情況臀部逐漸抬高。放下臀部時，骨盆後傾舒緩，髖關節伸展逐漸舒緩。運動時必須注意動作速度不要快到出現運動的反作用力。

● 在坐姿的治療

並非從腰椎過度伸展造成的骨盆前傾開始做骨盆前後傾運動，而是從髖關節開始運動，讓腰部、骨盆產生連接為目的。必須在髖關節屈曲時運動，對腰部、骨盆產生連結。本案例的情況，讓患者本身觸碰髖關節，如髖關節上方有骨盆、胸廓、頭部身體各區域層層堆積般運動，髖關節－腰部、骨盆間的運動連動，出現功能性的連結（**圖8**）。將這種運動作為治療，或作為患者自我運動採用，而難以運動的情況，便由物理治療師引導，以逐漸提升連結程度（**圖9**）。

● 在站姿的治療

進行站姿練習時，考慮Perry[5]的「步行中身體的功能區分」（**圖10**）。用掌握功能性步行時的思考方式，將身體分為passenger和locomotor兩種作用，重視passenger和locomotor間的骨盆排列。一般認為，掌握骨盆排列時，重要的是上部腰椎和下部的髖關節。

圖8　骨盆前後傾的主動運動（介入後）

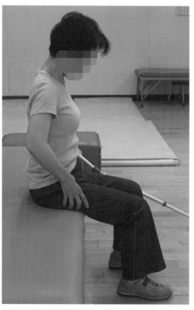

讓患者觸碰髖關節，一邊讓患者意識髖關節屈曲伸展的動作，一邊做骨盆前後傾運動時，出現隨著髖關節屈曲運動的骨盆前傾運動。與圖4比較，沒有出現腰椎過度伸展造成的骨盆前傾、胸腰椎交接處的伸展，髖關節－腰部、骨盆間得以發揮功能性的連結。物理治療師的引導、練習運動也是治療的要點。

（引用自文獻1）

圖9　物理治療師引導的情況

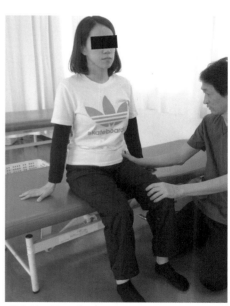

並非從腰椎開始運動，而是從股骨上方骨盆的動作（髖關節）開始，引導連結從腰部、骨盆至軀幹的抗重力方向之伸展運動般來練習。隨著骨盆前傾，重心往前方移動，隨著髖關節的肌肉活動，體重若能朝向腳底面順利移動，相對的骨盆往後傾方向的運動能夠順利進行亦為要點。
在坐姿的狀態想像站姿、調整上半身的姿勢，從坐姿順暢地變成站姿，為了達到站姿的穩定而進行。

①左右體重移動練習

在站姿的治療中，患者本身注意到姿勢異常、難以自我矯正的情況，就努力調整治療環境（圖11）。有許多髖關節炎患者都提到「掌握不到用髖關節支撐的感覺」。本案例的情況，由於在左右體重移動運動開始時，腰椎過度伸展造成骨盆前傾，因此在體重移動時，必須從一開始就促進臀肌群的活動，與此同時讓患者意識髖關節。物理治療師觸碰髖關節，引導運動。調整站姿時，為了讓足部的位置位於踵骨的垂直線上，確認髖關節的位置而調整步伐，便容易感覺下肢負重線、容易促進臀肌群的活動，是筆者常有的經驗。用左右體重移動練習促進臀肌群的活動，同時讓患者感覺髖關節的位置，在髖關節屈曲、腰椎過度伸展、胸腰椎交接處不讓伸展固定，引導運動進行。保持髖關節正中姿勢，隨著髖關節伸展活動，促進胸廓在正中姿勢做伸展活動的功能性連結，逐漸促使全身的抗重力伸展活動。

圖10　步行時身體的功能區分

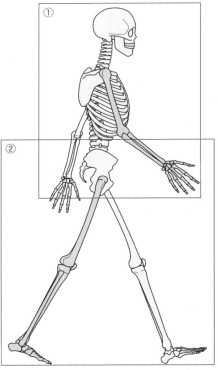

①頭部、上肢、軀幹＋骨盆（passenger）
②骨盆＋下肢（locomotor）
＊骨盆的兩種作用
- passenger unit的底部
- locomotor的一部分，具有左右下肢間活動性的連接部

圖11　站姿的體重移動練習

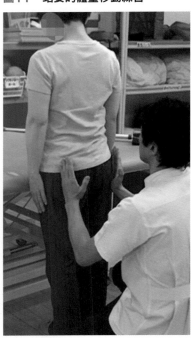

進行站姿的治療時，難以保持左右對稱、抗重力的站姿情況，透過調整高度，患者不接觸到放置於前方床面的程度，輕微觸碰，能成為保持抗重力伸展的要訣。在此案例中，輕微觸碰患者的下腹部正面，能夠維持良好的排列。

（引用自文獻1）

②站立姿勢的練習（術側下肢前方）

在站姿時，並非為胸腰椎交界處的伸展固定造成的運動，而是在髖關節正中姿勢，不隨著骨盆過度前傾姿勢下，成功促進軀幹抗重力伸展活動的話，接著進行站立姿勢的體重移動練習。患者用左右上肢輕輕支撐床面，是促進軀幹抗重力伸展活動的要訣。藉由促進隨著軀幹正面肌肉活動之髖關節－腰部、骨盆伸展活動，可容易解除胸腰椎交接處的伸展固定。此案例在站立姿勢往術側下肢前方的體重移動練習時，促進其髖關節伸展活動，不產生骨盆過度前傾，腰部、骨盆與胸廓往抗重力方向伸展，邊維持連結邊保持軀幹的排列是可行的（**圖12**）。

案例呈現Duchenne、Trendelenburg步行，著地的左腳垂直線上，骨盆呈現動態穩定，無法固定位置，其上方的軀幹往左側傾斜。骨盆往左側移動、呈現穩定，需要隨著髖關節外展肌的離心收縮，髖關節輕度內收。這個現象，可讓骨盆一邊保持水平一邊往左側移動。為了調整這種骨盆的排列，思考髖關節與腰椎（腰部、骨盆）的位置關係，邊維持抗重力伸展活動不失衡，必須引導髖關節周圍肌與軀幹正面肌群、腰背部肌群協調性的活動。根據引導的方向，即使髖關節周圍肌肉的肌力降低，仍能夠保持相對良好的骨盆排列，是筆者臨床上常見的經驗。

③站立姿勢的練習（術側下肢後方）

案例的步行特徵，為術側MSt到TSt髖關節缺乏伸展，胸腰椎交接處有明顯的伸展。在術側站立期，骨盆經常前傾的結果，在TSt髖關節無法採取伸展的動作。在術側下肢後方的站立姿勢，注意避免發生胸腰椎交接處的伸展固定，進行髖關節伸展動作和體重移動練習（**圖13**）。觸碰術側髖關節，避免因為腰椎過度

圖12 站立姿勢（術側下肢前方）的體重移動練習

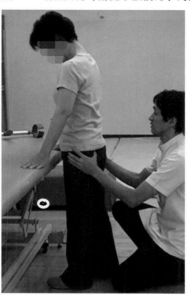

物理治療師觸碰髖關節，在髖關節正中姿勢引導，促進臀肌群的活動。將骨盆的排列引導至水平，對於Duchenne、Trendelenburg步行，也要學習髖關節周圍肌肉的收縮時機。

（引用自文獻1）

造成骨盆前傾，邊確認髖關節伸展動作產生的下肢排列、肌肉活動邊練習。同時注意避免在胸腰椎交界處出現伸展固定，觸碰胸廓，讓案例感受身體各部位的位置關係（維持抗重力伸展活動），並將上半身重心保持在較高的位置，在保持姿勢的情況下促進動態穩定性。重心往後方移動的情況，並非基於左下肢（腳底）的地面反作用力資訊進行重心移動，而是藉由胸廓往後方大幅移動，將軀幹往後方傾斜。這種方法為不經意選擇「身體往後方傾斜」，缺乏伴隨髖關節伸展活動的現象。若感覺到術側左下肢腳跟抬高時體重移動，便可引導胸廓移動到踵骨垂直線上、固定位置，進行體重移動練習。由於隨著髖關節伸肌群的活動來引導是可行的，因此具有成效[6]。

➤治療結果

顯示一次治療前後的比較圖（**圖14**）。在治療後的步行，術側站立期的Duchenne、Trendelenburg步行出現改善。藉由獲得髖關節－腰部、骨盆區的功能性連結造成身體的抗重力伸展活動，可改善胸腰椎交接處的伸展固定，髖關節內旋姿勢的支撐也有改善的傾向。在站立後期，出現髖關節伸展動作，並非用內收、內旋姿勢支撐（骨盆往左傾斜），獲得往前方的推進力而為可能步行的狀態。雖可看出左上肢用外展姿勢邊取得平衡邊步行，但肘關節伸展，往後方有效

圖13　站立姿勢（術側下肢後方）的體重移動　　**圖14　治療前後的步行**

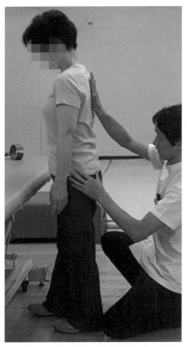

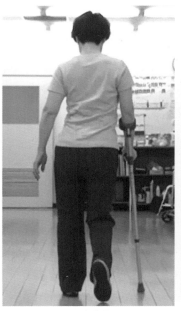

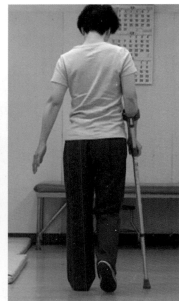

a　治療前　　　　　　　　　b　治療後

比較治療前後，冠狀面的跛腳有所改善，髖關節－腰部、骨盆的抗重力伸展活動變佳。

配合案例的術側髖關節伸展角度，決定往後方站的步伐。注意步伐越大，作為髖關節伸展的代償性動作，將產生過度的骨盆前傾。

（圖13、14：引用自文獻1）

率地擺動。案例主症狀的腰痛完全消失了。

　　治療介入經過1週後出院時，變得可用拐杖步行，跛腳減輕，腰痛症狀也消失了（圖15）。

結論

　　作為跛腳的原因考量到臀肌群的肌力降低，進行髖關節周圍肌的肌力強化也是療程的一環。不過，如案例從腰部、骨盆影響的觀點進行步態分析，評估排列，在治療過程用適當的排列促進髖關節－腰部、骨盆區的肌肉活動，即使下肢肌力毫無變化也能改善步態，這是筆者在臨床上常有的經驗。

　　雖然為退化性髖關節炎的ＴＨＡ後、髖關節的功能障礙，不過此案例的情況認為是來自腰部、骨盆區的影響而造成骨盆排列，為什麼會陷入這種狀況，重要的是對此進行管理（評估、治療）。

圖15　出院時的術側下肢（MSt）

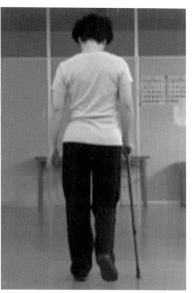

沒有出現過度的骨盆前傾，在胸腰椎交接處也沒有出現過度的伸展。在左站立期的左右非對稱情況改善，上肢的平衡活動也有所改善。

（引用自文獻1）

文獻

1）金　誠熙：変形性股関節症－運動の拡がりを考える. 臨床動作分析－PT・OTの実践に役立つ理論と技術（冨田昌夫, ほか編）, 三輪書店, 2018.
2）Offierski CM, et al：Hip-spine syndrome. Spine（Phila Pa 1976）, 8（3）：316-321, 1983.
3）Janda Ｖ：Evaluation of muscular imbalance. In：Rehabilitation of the Spine：A Practitioner's Manual, 2nd ed（Liebensen C, ed）, p203-205, Lippincott Williams & Wilkins, Philadelphia, 2006.
4）田中貴広, ほか：股関節の運動学. 理学療法, 23（12）：1642-1650, 2006.
5）Perry Ｊ：ペリー 歩行分析－正常歩行と異常歩行, 原著第2版（武田　功, ほか監訳）, p9-30, 医歯薬出版, 2012.
6）勝又壮一 監修：変形性股関節症のリハビリテーション, 第2版 p87-106, 医歯薬出版, 2012.

Ⅳ

各功能障礙的案例研究

4 來自胸廓影響的評估與物理治療

Abstract

■ 此案例為呈現髖臼發育不全的退化性髖關節炎患者，脊椎錯位及髖關節攣縮的存在為髖關節疼痛的原因之一。

■ 重點放在脊椎排列及軀幹的活動性是否與髖關節障礙有關。

■ 對於脊椎錯位及髖關節屈曲攣縮，進行胸椎鬆動術與伸展，達成骨盆前傾情況的改善。

■ 胸椎鬆動術造成的姿勢改善及脊椎活動性的提升，使得骨盆前傾情況改善，藉此幫助獲得髖關節自由度、疼痛迴避可能的動作模式。

案例資訊

➤基本資訊

年齡：39歲

性別：女

身高：148cm

體重：59kg

BMI：
body mass index

BMI：26.9（正常值：18.5～25.0）

主症狀：右髖關節疼痛

➤醫學資訊

病名：右退化性髖關節炎、髖臼發育不全

病史：腰痛症狀

●影像資訊

CE：
center edge

AHI：
acetabular head
index

根據站姿的X光髖關節正面影像（圖1），沒有確認左右側髖關節縫隙的狹窄，退化性髖關節炎（以下稱髖關節炎）的分類上為髖關節炎前期。CE角為右12°、左13°，Sharp角為右56°、左26°，AHI為右53.5％、左61.9％，確認左右側有髖臼發育不全。

根據站姿的X光腰椎側面影像、腰椎功能攝影（圖2），沒有發現退化的部位（Kellgren-Laurence分級定義：grade 0）。

●現病史

約2個月前，做彈翻床運動後有右髖關節疼痛的自覺。觀察情況後，步行時的疼痛逐漸增加，變得步行困難。來到本院看診，診斷為右髖關節炎（髖關節炎前期）。用貼布等外用藥及非類固醇抗炎症藥開始保守治療。雖然右髖關節疼痛逐漸減輕，改善到日常生活沒問題的程度，但由於包含脊椎呈現異常姿勢，便開始以減輕疼痛及改善姿勢為目的的物理治療。

圖1　髖關節站姿X光正面影像

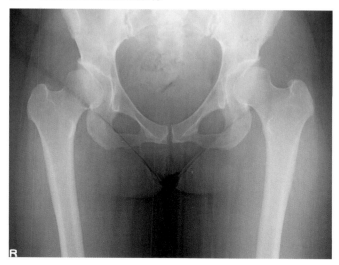

圖2　腰椎X光側面影像

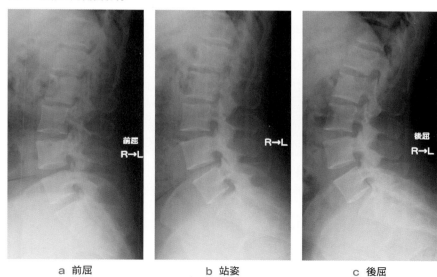

a　前屈　　　　　　　　　b　站姿　　　　　　　　　c　後屈

物理治療評估

➤問診、視診、觸診

站立姿勢呈現骨盆前傾、腰椎過度前彎、胸椎後彎姿勢（圖3），即使在前屈動作中，腰椎及胸椎的活動性仍降低。確認臀中肌及腰背肌的過度張力。無法在軀幹下肢確認肌肉萎縮。前屈動作時，在步行開始有右髖關節疼痛的自覺，不過疼痛逐漸消失。長時間步行將再度出現髖關節疼痛，但是不需要休息的程度。步行時疼痛的VAS為19㎜。

VAS：
visual analogue
scale

IV

各功能障礙的案例研究

➤排列、活動性評估

■ 髖關節（右／左，單位：°）
・屈曲：90／100，伸展：−15／−10，外展：30／40，內收：20／20，外旋：40／60，內旋：40／40

■ 膝關節（右／左，單位：°）
・屈曲：155／155，伸展：0／0

■ 軀幹的活動性（右／左，單位：°）
・側屈：35／35，旋轉：20／20（**圖4**）

圖3　首次介入時的脊椎排列

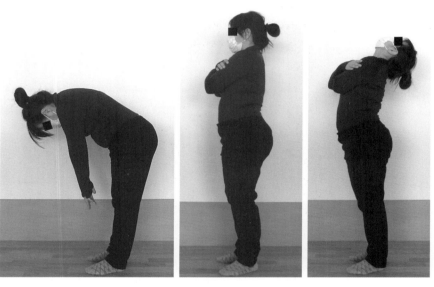

圖4　軀幹的側屈及旋轉活動性

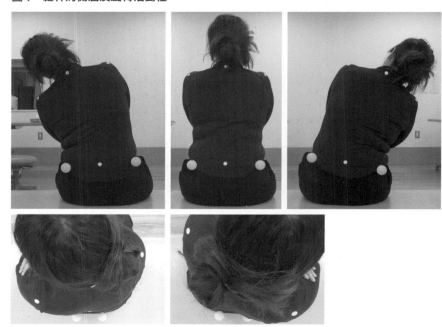

■ Ott test[1]（屈曲／伸展，單位：㎝）
　・2.0／−1.5（圖5）
■ modified Schober test[2]（屈曲／伸展，單位：㎝）
　・2.0／−1.5（圖6）
■ 其他關節活動度

　　關於上肢關節、膝關節及踝關節，參考日本整形外科學會提倡的參考活動度相比，沒有出現嚴重的受限。

MMT：
manual muscle
testing

➤肌肉功能評估（數值以MMT為基準）
・髖關節周圍及其他下肢肌皆為5 Level

➤柔軟度評估
■ Thomas test：左右側陽性
■ Ely test：左右側陽性
■ Over test：左右側陰性

圖5　Ott test

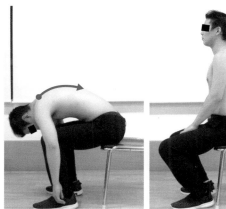
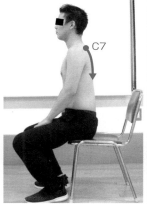
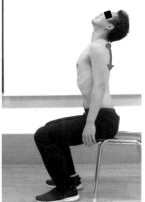

C7

Ott test：評估脊椎矢狀面胸椎活動性的測試。
在放鬆的坐姿標記第7頸椎棘突，在距離此處30㎝的部位做標記。用捲尺測量患者在最大屈曲及最大伸展時長度的變化。
具有在最大屈曲時伸展2～4㎝，在最大伸展時縮短1㎝的正常活動性。

圖6　modified Schober test

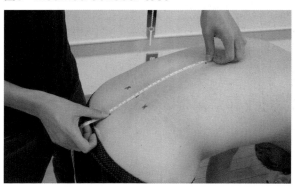

modified Schober test：
評估腰椎屈曲活動性的測試。
在放鬆的站姿，在左右髂骨後上棘的中間點上方10cm與下方5cm做標記，透過軀幹的移動，用量尺測量此兩點的變化。

➤基本動作觀察

●步行狀態（圖7）

・在室內、室外皆可獨自步行。不需要使用拐杖。

MSt：
mid stance

TSt：
terminal stance

・在右站立中期（MSt）骨盆前傾、髖關節屈曲、內收、內旋。

・右MSt～站立終期（TSt），確認骨盆的後向旋轉。

・沒有出現軀幹的代償性動作。

彙整與說明

　　案例呈現髖關節炎前期、髖臼發育不全，這次主症狀的右髖關節疼痛為首次出現的症狀。許多髖關節炎前期呈現的臨床症狀以疼痛為主，是發生明顯功能性障礙的前一個階段，經常用保守治療便能夠奏效。在本案例，從發病到介入經過約1個月，雖然步行困難般的強力疼痛已經消失，但長時間步行後會出現疼痛。本案例在前屈動作也出現髖關節疼痛。在髖臼發育不全的案例，由於前方被覆蓋率高，呈現使骨盆前傾、腰椎前彎增強、胸椎後彎增強的姿勢[3]，而本案例也呈現同樣的站立姿勢。

圖7　右Mst的排列

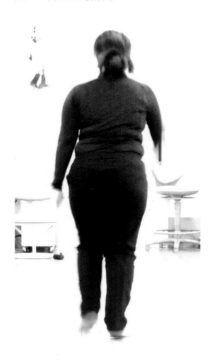

Memo　**脊椎排列與變形惡化的關係**
　　在高齡且變形惡化的末期髖關節炎患者中，腰椎易後彎，骨盆有後傾的情況，使得前方被覆蓋率降低，助長變形的惡化。

關於脊椎的活動性，雖然軀幹側屈及旋轉沒有出現左右差異，但活動性降低，觀察前屈動作，胸椎及腰椎的屈曲活動性並不高。有文獻指出，腰椎退化沒有惡化的髖關節炎患者，腰椎的活動性能夠代償髖關節的活動度受限，主要用髖關節做前屈動作[4]。即使本案例的腰椎退化沒有變嚴重，從胸椎及腰椎屈曲活動性降低、以髖關節主體進行前屈動作，可推測脊椎活動性降低與髖關節疼痛有關。

在步態分析中，右MSt的時期能夠確認骨盆前傾、髖關節屈曲、內收、內旋姿勢的負重。強制出現這種姿勢，將造成力學上的應力，臀中肌後方纖維、臀大肌上方纖維的反覆伸展應力，將引起肌肉和筋膜性的疼痛[5]，此案例同樣的肌肉有張力過強及壓痛，造成右站立期疼痛的原因為右臀中肌的過度活動。同時，右MSt時確認骨盆後向旋轉，髖關節伸展模式消失。步行時沒有確認軀幹造成的代償性動作。

從上述現象認為，髖關節屈曲攣縮造成的骨盆前傾情況與胸腰椎活動性降低為問題所在。因此，必要的是嘗試提升脊椎活動性，改善胯腰肌的縮短以促進骨盆後傾，提升骨盆－大腿運動的自由度，確立可迴避疼痛的運動模式。

治療及治療效果

➤治療內容

● 脊椎矢狀面錯位的介入（圖8）

Widberg等人[6]提出，對僵直性脊椎炎的患者進行胸椎鬆動術，可提升姿勢及胸椎的活動性。城等人[7]認為胸椎後彎角與腰椎前彎角呈現負相關；我們發表的文獻也指出，透過實施胸椎鬆動術，可促進胸椎後彎角減少、活動性提升，而確

圖8 胸椎鬆動術的手法

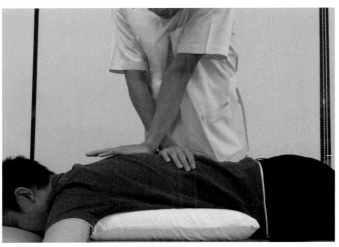

為了減少俯臥姿時的腰椎前彎，在腹部底下置入枕頭調整，配合胸部最突出部中心的呼吸速度，用手掌按壓60次。

認腰椎前彎角減少的情況[8]。同時，在腰椎後彎傾向嚴重的案例，也確認到薦骨傾斜角的後傾，用胸椎鬆動術使胸椎排列變化以對腰椎排列產生影響，亦有對薦骨傾斜角造成影響的可能。由於此案例胸椎及腰椎的活動性降低，薦骨的運動變大，認為有被強迫做出過大髖關節活動的可能，因此為了脊椎排列及活動性的提升，而施行胸椎鬆動術。

Clinical Hint

crossed syndrome

以腰椎過度前彎為基幹的骨盆－腰部功能障礙，腹直肌與臀大肌抑制、衰弱，髂腰肌與腰背肌的張力過強。以骨盆排列為對象的治療介入時，應該思考意識這層關係性的治療內容。

●臀中肌、髂腰肌的放鬆術與髖關節活動度擴大

用臀中肌疼痛自制內的伸展及按摩抑制張力過強。用hold relax的手法對髂腰肌施行伸展（圖9）。

步行練習時[5]，在右MSt時骨盆後向旋轉、髖關節內收、內旋姿勢的負重讓患者本身用手抑制，用鏡子在下肢正中姿勢回饋負重，抑制了臀中肌的過度活動。

➤治療結果　2週內合計6次

■髖關節（右／左，單位：°）
・屈曲：95／110，伸展：－10／－5，外展：30／40，內收：20／20，外旋：40／60，內旋：40／40

圖9　對髂腰肌施行hold relax的伸展

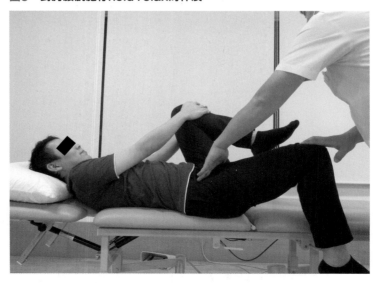

● 脊椎排列

在胸椎放鬆術實施後當下，引起胸椎前彎傾向、腰椎後彎傾向及薦骨的後傾傾向，隨著站立姿勢的變化，出現胸椎、腰椎的活動性提升、薦骨活動性降低（**表1**）。介入2週後，胸椎、腰椎屈曲活動性擴大（**表2**）。同時，最後確認薦骨傾斜的後彎傾向（**圖10**），透過實施胸椎放鬆術以提升脊椎、骨盆柔軟度的結果，前屈動作時的髖關節疼痛有所減輕。

表1　胸椎放鬆術實施後的脊椎排列變化（單位：°）

Spinal Mouse		首次介入時	介入後當下	差異（後−前）	排列變化
站立姿勢	胸椎後彎角	40.5	39	−1.5	前彎傾向
	腰椎前彎角	−35.5	−29	6.5	後彎傾向
	薦骨傾斜角	18	13	−5	後傾傾向
活動度	胸椎	35	48	13	擴大
	腰椎	61	73.5	12.5	擴大
	薦骨	21.5	11.5	−10	減少

表2　介入2週後胸椎及腰椎活動性的變化（單位：cm）

		首次介入時	最後時	差異（後−前）	排列變化
Ott test	屈曲	2	3.5	1.5	擴大
	伸展	−1.5	−1.5	0	
modified Schober test	屈曲	2	3.5	1.5	擴大
	伸展	−1.5	−1.5	0	

圖10　首次介入時與最後站立姿勢的變化

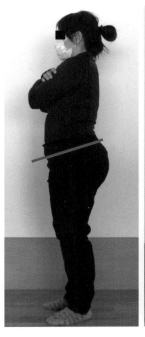
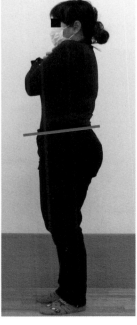

●步行

　雖然仍有右MSt髖關節內收、內旋的情況，但骨盆後向旋轉稍微改善。同時，確認步行及前屈動作時髖關節疼痛減輕（VAS 8㎜）。

結論

　脊椎活動性的降低助長疼痛及變形的髖關節運動，推測為誘發疼痛的要素之一。在本案例，雖然呈現以髖臼發育不全為基幹的脊椎－骨盆的錯位，但即使退化的情況沒有惡化，確認脊椎活動性的降低而對髖關節障礙造成影響。可認為胸椎、腰椎的排列及活動性呼應骨盆運動，也有案例是只有改善髖關節的功能障礙，對於髖關節的疼痛減輕、變形惡化的預防並不足夠。不只針對髖關節相連的腰椎，胸椎的活動性及排列，與髖關節障礙可能有關，瞭解這點很重要。

文獻

1) Theisen C, et al：Co-occurrence of outlet impingement syndrome of the shoulder and restricted range of motion in the thoracic spine--a prospective study with ultrasound-based motion analysis. BMC Musculoskelet Disord, 11：135, 2010.
2) 梅野恭代, ほか：腰部可動性評価であるModified Schober testの信頼性と妥当性. 北海道整形災害外科学会, 118：78, 2010.
3) Offierski CM, et al：Hip-Spine Syndrome. Spine(Phila Pa 1976), 8(3)：316-321, 1983.
4) 田島智徳, ほか：Hip-Spine Syndrome（第10報）～変形性股関節症患者における股関節と腰椎の可動域の関係～. 整形外科と災害外科, 56(4)：626-629, 2007.
5) 斉藤秀之, ほか編集：極める変形性股関節症の理学療法, 第1版, p19-60, 文光堂, 2013.
6) Widberg K, et al：Self- and manual mobilization improves spine mobility in men with ankylosing spondylitis--a randomized study. Clin Rehabil, 23(7)：599-608, 2009.
7) 城　由起子, ほか：腰椎椎間関節症患者の脊柱アライメントと腰痛の関係. 理学療法科学, 24(1)：65-69, 2009.
8) 大石純子, ほか：胸椎の彎曲の変化が腰仙椎のアライメントに与える影響. 第27回東海北陸理学療法学術大会誌, 27：51, 2011.

V

患者教育（自我管理）

1 早期出院需求之計畫指導

Abstract

■ 人工髖關節置換術（THA）後能夠安全實現早期出院的療程，而其中物理治療師的職責與介入法的相關文獻並不多。

■ 為了安全地確保早期出院，重要的是評估每位患者的運動功能，確實做預後的預測，實施具有成效的運動治療與徹底的患者教育。

■ 早期出院後，預防隨著身體活動增加而出現的次發性障礙，為了能過著安全的日常生活及社會活動，需要持續做物理治療。

序

THA：
total hip
arthroplasty

　　近幾年，由於手術方式及麻醉方法進步、從術後早期物理治療介入等因素，使得人工髖關節置換術（THA）後得以提早恢復功能[1]，再者，也有文獻提到人工關節植入的改良，能有長期穩定的實績[2]。結果，接受THA的患者適應增加，患者對THA抱持的期待也變高。在臨床實務上，對於THA除了減輕疼痛，因為育兒、照護、照顧寵物、早日回到職場等原因而希望「提早出院」的患者有增加的傾向。此時我們物理治療師為了達成患者「提早出院」的需求，必須從術前開始介入，執行具有成效的物理治療。

　　本院在2004年開幕當初，便設立「用拐杖自力步行」、「可用兩隻腳上下一層階梯」等明確的出院標準，逐漸建構以物理治療師為中心、適用於早期出院的臨床路徑。此臨床路徑的建構，在2011年實現術後合併症沒有增加之術後5日期間的臨床路徑。另外，從2014年起，對於希望提早出院的患者引入3日期間的臨床路徑，實現安全的出院[3]（**表1**）。而在本節，將說明為了實現安全地提早出院，物理治療師的職責與課題。

術前的管理

▶患者教育

　　在本院，從術前為了預防脫位，徹底執行患者的教育。具體而言，醫師、護理師、物理治療密切合作，用手冊、DVD（影片資料）（**圖1**）、骨骼模型解說脫位發生的機制以及預防脫位的正確動作方法。注意部門之間要統一說明的內容，同時不會用「不可以做這種動作」等否定的說法，而是用「應避免做這種動作」等肯定的句法，顧慮患者心情來說明。同時，關於住宅的環境整備方面，也會作為患者教育的一環來說明。譬如，①改成西式的生活方式，②引入洗澡椅，③將廚房用品等日常生活經常使用的物品放置於不需要彎腰取得的高處等，個別掌握患者的居家環境，提供預防脫位的因應對策。

表1　本院各年度THA件數、術後合併症與住院期間

年度	首次 THA（件）	脫位（件）	深部感染症（件）	住院天數（天）
2005	278	1	0	約14
2006	317	0	2	10
2007	423	5	2	
2008	486	3	0	
2009	505	3	0	5～7
2010	605	5	2	
2011	710	3	3	開始為期5天的臨床路徑
2012	601	8	3	
2013	604	5	1	
2014	603	7	3	開始為期3天的臨床路徑
2015	597	8	5	
2016	659	2	3	
2017（1～9月）	500	1	2	
計（%）	6,888	51（0.8）	26（0.4）	

（參考文獻4製作）

圖1　患者教育用的手冊、DVD

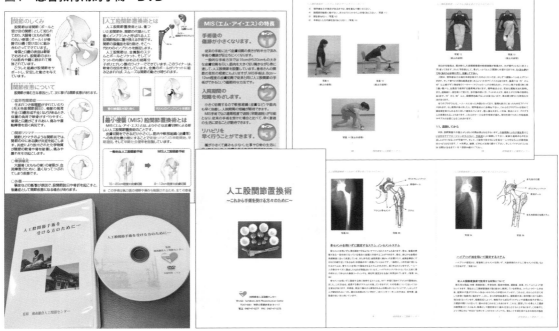

ADL：
activities of daily living

同時，非術側同時有未治療的退化性髖關節炎（以下稱髖關節炎），且有顯著髖關節活動度受限及髖關節外展肌力（外展肌力）降低的患者，可能有術後功能恢復延遲[5]，出院時無法改善至術前日常生活活動能力（ADL）的情況。因此，不僅術前要個別對患者評估運動功能，要確實做預後的預測，包含家人及照護管理在內提供必須幫忙的場面及改善對策。具體而言，介紹等自用輔具，注意患者能夠安全穿脫襪子的動作。同時，因獨居而在術後無法接受幫助的患者，提供患者供餐服務及照護保險服務等援助、轉入恢復期待的醫院或養老院等選擇，確實做好管理，即使早期出院，也能過著安全的日常生活。

➤運動治療

　　在本院，術前個別對患者進行運動功能評估，掌握問題點後積極做物理治療介入。主要為①對於疼痛的管理，②對於肌力提升的管理，③對於用拐杖步行的管理。

●對於疼痛的管理

　　文獻指出，髖關節炎患者的外展肌力，與同年齡層的健康者相比，呈現有意義的低值[9]。這種外展肌力顯著降低的情況，相對提升步行時的肌肉活動，隨著這一點，髖臼接觸壓增加，為病期及疼痛惡化的原因[10-12]。因此為了減輕術前的髖關節疼痛，重要的是指導患者不對關節施加負擔的動作，提升以臀中肌為中心的外展肌力。

Clinical Hint

髖關節疼痛對THA前後身體功能造成的影響

　　文獻指出，術前的髖關節疼痛，使得運動功能及身體活動降低，加上讓患者的不安感及憂鬱感增加，是最後在術後功能恢復延遲的原因[12,13]。因此，減輕術前的髖關節疼痛，對於術後促進功能順利恢復很重要。

●對於提升肌力的管理

　　術前的髖關節炎患者，髖關節的疼痛、骨盆排列異常、關節活動度受限等造成難以有效果地運動的情況常見。再加上，過度負重的運動，有增加髖關節周圍肌肉張力、使疼痛惡化的風險。在本院，肌力提升運動前矯正骨盆排列，改善髖關節活動性之後，對於運動範圍、負重量、姿勢下功夫做管理（圖2）。

圖2 以臀肌群為中心的肌力提升運動的一例

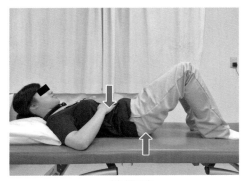

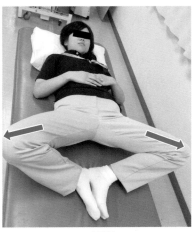

a 橋式運動
抬起膝蓋，同時收縮腹肌與臀部。

b 開腳
以張開雙腳的姿勢同時收縮腹部與臀部。

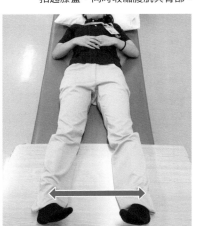

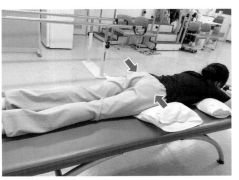

c 外展運動（仰臥姿）
①在仰臥姿將髖關節伸展、內外旋0°。
②「讓腳跟滑動般」出聲進行，讓髖關
　節外展。
＊注意避免出現骨盆抬高及髖關節外旋
　運動。

d 在俯臥姿的臀肌設置
＊為了避免腰椎過度前彎，在腹部放置軟墊。

●對於用拐杖步行的管理

在本院，為了減輕對髖關節的負擔，建議從術前就使用拐杖。為了有效果地用拐杖走路，除了下肢功能，重點在於上肢－軀幹－下肢的協調運動及穩定的連結。文獻指出，其中特別是背闊肌和上肢、胸腰椎及骨盆連結，與抗重力姿勢的肩胛骨與軀幹穩定性有關[15]，以及透過胸腰筋膜提升另一側臀大肌的收縮，與步行站立期的穩定性相關[16]。而另有文獻提到，左腰方肌的活動衰退，加強胸廓的非對稱性，結果成為使得上下肢運動減少的原因[17]。從這些情況可認為，改善肩胛骨及軀幹排列，增加以背闊肌及腰方肌為中心的肌肉活動，將可能穩定地用拐杖步行，且對運動鏈上提高髖關節周圍肌肉活動很重要。接著介紹一部分右髖關節炎患者的髖關節排列變化對肩胛骨－軀幹造成的影響（圖3），以及促進肩胛骨－軀幹功能改善的運動（圖4）。

圖3　髖關節排列的變化對肩胛骨－軀幹造成的影響

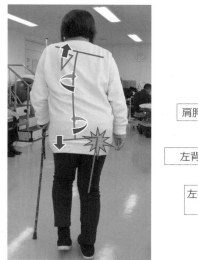

右髖關節炎患者步行的模樣

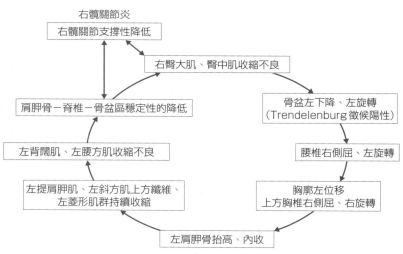

右髖關節炎
右髖關節支撐性降低 ⟷ 右臀大肌、臀中肌收縮不良

骨盆左下降、左旋轉
（Trendelenburg 徵候陽性）

腰椎右側屈、左旋轉

胸廓左位移
上方胸椎右側屈、右旋轉

左肩胛骨抬高、內收

左提肩胛肌、左斜方肌上方纖維、
左菱形肌群持續收縮

左背闊肌、左腰方肌收縮不良

肩胛骨－脊椎－骨盆區穩定性的降低

圖4　促進肩胛骨－軀幹功能改善的運動例

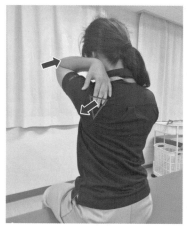

a　肩胛骨下降＋外展（提肩胛肌＋菱形肌群）運動
①左肩關節為最大屈曲，肘關節屈曲。
②進行左肩關節水平內收運動

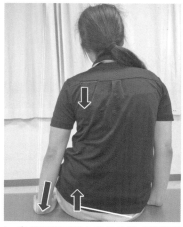

b　左肩胛骨下降＋骨盆抬高（背闊肌＋腰方肌）運動
①邊將負重往右臀部移動，邊將左骨盆抬高（左腰方肌收縮）。
②將左上肢按壓椅面（左肩胛骨下降（背闊肌收縮））。

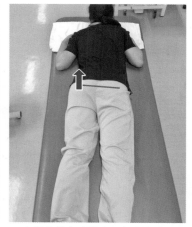

c　左骨盆抬高（腰方肌）運動（俯臥姿）
引導、指示左骨盆往上抬高。
＊注意避免出現軀幹側屈、骨盆旋轉、髖關節屈曲。

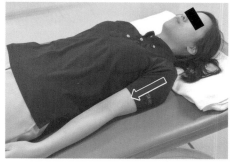

d　肩胛骨下降（背闊肌）運動（仰臥姿）

引導、指示上肢沿著體軸往下降。
＊注意避免軀幹側屈。

術後的管理

➤本院3～5日期間臨床路徑的實務（圖5）

●手術當天

DVT：
deep vein
thrombosis

安靜臥床休息引發的次發性障礙之一，就是深層靜脈栓塞（DVT）。由於DVT是THA後容易出現的合併症，必須徹底預防。具體而言，從麻醉醒來後，便鼓勵患者做每小時20次的踝關節背屈、蹠屈運動，每小時2～3次深呼吸。

對於術後經過3小時，疼痛及生命徵象沒有問題的患者，進行以主動輔助運動為中心的床上運動，以及站立、踏步的練習。加上為了預防隨著體動限制而出現的腰痛及下肢疼痛，若有必要則進行翻身、上床、下肢抬高、膝關節屈伸運動的指導。

●術後第1天

上午拔除硬膜外導管，在護理師幫助下用助行器練習走到病房內的廁所。之後，物理治療師在病房內幫助患者運動後，再度指導翻身動作、上下床鋪的動作、用助行器步行（助行器的高度及順序）。沒有疼痛、反胃，全身狀態穩定的患者，用助行器步行，從4樓病房移動到2樓復健室（用電梯移動，50m左右），也要練習用拐杖步行[18]。

●術後第2天

物理治療師陪伴，用助行器或拐杖步行到復健室，進行在床上的徒手治療及居家運動指導，用拐杖練習步行。

圖5　本院3～5日期間臨床路徑的實務

手術當天	術後第1天	術後第2天	術後3～5天（出院）
• 確認傷口情況 • 姿勢、踝關節蹠屈、背屈運動 • 在床上運動 • 站立、踏步練習 （術後經過3小時以上的患者）	• 指導起居動作 （指導翻身、上下床鋪） • 開始用助行器練習步行 • 醫院內的ADL自立 • 開始用拐杖練習步行 （限於可能的患者）	• 練習用拐杖步行 • 開始淋浴 • 指導群體生活	• 自力用拐杖步行 • 可用兩隻腳踏上一層階梯 ＊若滿足出院基準，在術後第2天也可能出院

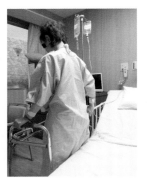

a　手術當天

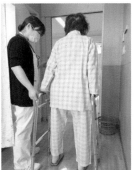

b　術後第1天

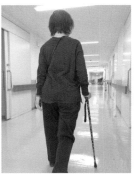

c　術後第2天

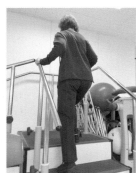

d　術後第3天

● 術後第3～5天

　　達成「在室內自力用拐杖步行」、「可用兩隻腳踏一層階梯」的患者便可出院。居家運動以**圖2a～c**為準，配合每位患者的指導次數。出院時，因為關節活動度受限及肌力降低而無法有效居家運動的患者，便持續到院掛號做物理治療的介入。

➤對於術後不安感的管理

　　許多患者在THA後早期，對於術後的疼痛及脫位感到不安。本院在患者住院時會舉辦整體說明會，用影像資料及骨骼模型具體解說①術後疼痛的原因與改善對策，②出現脫位的機制，③預防脫位的正確動作等，努力減輕患者的不安感。為了患者之間共享資訊，預留問答時間，並事前掌握患者的需求及理解能力，致力於說明會（**圖6**）。

　　而在本院，也會請到接受手術的患者到院當志工，和住院的患者談論自身的經驗（**圖7**）。我們認為除了醫療人員的說明，讓患者間交流，以及接觸實際動過手術的患者，能夠減輕患者THA後的不安。

圖6　全體說明會的情況

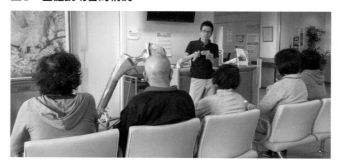

圖7　實際接受手術患者的經驗談書籍，以及志工活動的情況

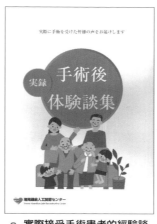

a　實際接受手術患者的經驗談

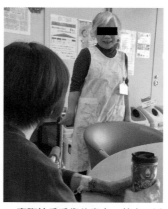

b　實際接受手術的患者，其志工活動的情況

Clinical Hint

THA疼痛的原因

有文獻指出，THA後，因手術侵入造成組織破壞及炎症造成疼痛，以及腳延長和股骨軸心偏移（FO）的增加，使得臀中肌及闊筋膜張肌伸長而造成疼痛[19]。同時也有文獻提到，FO的擴大使得闊筋膜張肌伸長，脛骨往外翻方向牽引的結果，造成膝關節周圍疼痛[20]。

FO：
femoral offset

➤出院後的後續追蹤

患者出院後，實施術後2個月、術後6個月、術後1年，之後1～2年一次的定期診察及物理治療評估、介入，配合各時期的運動功能做居家運動的動作指導（圖8）。

我們曾提出的文獻指出，比較52名THA後經過10年的單側髖關節炎女性患者（THA群體），以及45名同年齡層的健康女性（健康群體）的運動功能及跌倒發生率，結果THA群的運動功能呈現有意義的低值，且跌倒發生率呈現有意義的高值[21]（表2、3）。由於THA後跌倒可能導致股骨柄周圍骨折的嚴重合併症[22]，因此我們物理治療師必須確實評估運動功能，指導妥善的居家運動及步行輔具，

圖8　出院後的診察行程與術後可能的動作預估

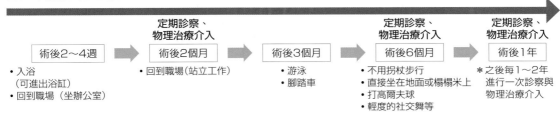

表2　THA群體（n=52）與健康群體（n=45）的患者背景

	THA群體（n=52）	健康群體（n=45）	p值
年齡（歲）	68.6±7.5	69.7±6.1	n.s.
BMI（kg/m²）	23.2±3.2	21.7±3.2	n.s.

Mean±SD　n.s.：not significant

表3　THA群體（n=52）與健康群體（n=45）的運動功能與跌倒發生率比較

		THA群體（n=52）	健康群體（n=45）	p值
外展肌力（Nm/kg）	患側	0.89±0.25	1.02±0.27	＊
	健側	0.91±0.27		＊
單腳站立時間	患側	25.29±22.51	51.91±16.00	＊
	健側	33.04±22.50		＊
timed "Up and Go" test （sec）		7.26±1.91	4.88±0.81	＊
跌倒發生率（n（%））		18（34.6）	3（6.7）	＊

Mean±SD
＊：p＜0.05

支援患者過著安全的日常生活。同時，必須因應需求引入日間照護中心或居家復健等計畫，也要從照護、預防的觀點進行永續的管理。

案例介紹

➤患者資訊

年齡：50多歲

性別：女

身高：154cm

體重：37.3kg

BMI：17.0kg／㎡

病名：左右側髖關節炎（右：進行期，左：末期）

希望：「想過著沒有疼痛的生活」、「擔心貓，想早點出院」

現病史：約8年前開始出現左髖關節疼痛，雖然做保守治療服用內服藥（洛普芬納），但腰痛與左髖關節疼痛（步行時）逐漸變強，決定動手術。

職業：站立工作（百貨公司的服務員）

家庭成員：與丈夫和貓生活（女兒夫婦和孫兒住在附近）

住宅：2層樓的透天住宅，西式生活，沒有用洗澡椅

■ 術前影像診斷（圖9）

・兩腿不等長：左−5mm

・左髖關節
　頸體角：137.9°，CE角：5.0°，股骨頭被覆蓋率（AHI）：43.5%

・半脫臼的程度（Crowe分類法）：I

・FO[23]：35.7mm

CE：
center edge

AHI：
acetabular head index

圖9　術前的影像診斷

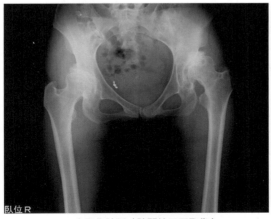

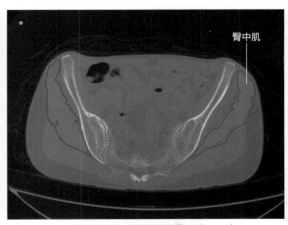

a　X光影像診斷（髖關節正面影像）　　　　　b　CT斷面影像（薦髂關節最下端level）

➤**物理治療評估（術前1個月前）**

■ 活動性評估（左髖關節，單位：°）

・ 屈曲：85，伸展：10，外展：15，內收：10

■ 肌肉功能評估（右／左，單位：Nm／kg）

・ 髖關節外展：0.93／0.67

■ 髖關節疼痛的強度（VAS）

・ 左髖關節　安靜時：32，步行時：32

■ 疼痛的部位與性質

・ 左髖關節正面的關節痛「刺痛」，腰部的肌肉痛「沉重的疼痛」

■ 觸診

・ 左髂腰肌、腰部腰背肌及左股直肌持續確認肌肉收縮。另一方面，左臀大肌、臀中肌確認顯著的肌肉萎縮。

■ 特殊測試

・ 左右側Thomas test：陽性，左右側Ely test：陽性

■ 站立姿勢

・ 腰椎前彎與骨盆前傾明顯，左右髖關節輕度屈曲。同時，胸廓明顯往前方位移，確認上胸椎伸展、肩胛骨往內收姿勢位移。

■ 步行能力

・ 日常生活中，不撐拐杖自力步行。從左著地初期（IC）至站立終期（TSt），呈現髖關節伸展運動少的髖關節屈曲、膝關節屈曲姿勢。同時在冠狀面，左站立中期（MSt）確認骨盆往右下降（Trendelenburg徵候陽性）。室內步行的程度為輕度疼痛。不過連續走10分鐘左右，疼痛增加，變得步行困難。

■ 10m步行速度：5.62秒

■ ADL

・ 可自力。因疼痛難以蹲下。

➤**找出問題（術前）**

本案例是髖臼發育不全為基幹的髖關節構造變化造成骨盆前傾增加，隨著此情況，腰椎前彎增加。這種腰椎前彎與骨盆前傾角的增加，造成腰部腰背肌群的持續性肌肉收縮，因循環不良而造成腰痛[24]。同時，構造因素使得臀中肌出現肌力降低，隨著此情況，臀中肌的肌肉活動相對增加，造成髖關節疼痛的惡化[10-12]（圖10）。

➤**目標設定與預後的預測**

為了在術後第2天出院回家，條件設為在術後第2天達成「在室內可自力用拐杖步行」、「可能用雙腳爬一層階梯」。本案例為①同時患有右髖關節炎與腰痛，②術前的外展肌力數值低，認為有術後第2天難以用拐杖自力步行的可能[5]。此時，在術前實施定期的物理治療介入。

VAS：
visual analogue scale

IC：
initial contact

TSt：
terminal stance

MSt：
mid stance

V
患者教育（自我管理）

圖10　找出問題（術前）

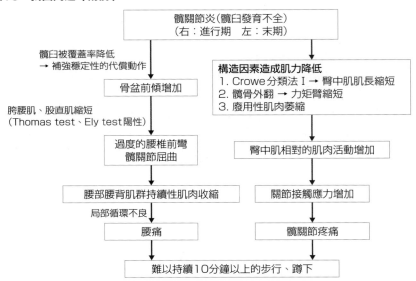

➤術前的物理治療介入

術前物理治療介入，從術前1個月約2週實施一次（每次約40分鐘）。

主要實施內容為，①軟組織鬆動術[25]（圖11），②以臀肌為中心的肌力提升運動（圖12），③骨盆後傾運動（圖13），④用拐杖練習步行。同時，患者教育的指導，有①做蹲下動作時用支撐物，②使用洗澡椅，③將廚房一帶經常使用的物品放置於不需要彎腰取得的高處。

➤從手術到出院為止的物理治療介入

手術為前側方的切口（mini antero-lateral approach（切割皮膚約8cm，切離臀中肌、臀小肌前方約1／3，設置人工關節）。

■ 術後X光診斷（圖14）

・兩腿不等長：左＋10㎜

・FO：47.9㎜

遵循本院的臨床路徑實施術後物理治療（圖5）。手術當天開始用物理治療介入，實施站立、踏步的練習。術後第1天用助行器步行到復健室，①做軟組織鬆動術[25]（圖11），對創部周圍做肌筋膜放鬆術與直接伸展[27,28]（圖15），②指導自我運動（圖12、13），③用拐杖步行的練習，④迴避脫位姿勢的ADL指導。在術後第2天，在室內自力用拐杖步行，可用雙腳上下一層階梯，可張開腳穿脫襪子，可用雙膝一起蹲下、用單膝蹲下，因此出院回家。對於術後出現的結構上兩腿不等長情況，右腳穿戴10㎜的矯正鞋墊矯正。

圖11 軟組織鬆動術的例子

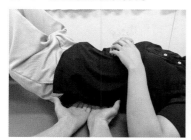

a 腰背肌群（橫向摩擦按摩）

①在仰臥姿抬高膝蓋。
②將手放在腰背部，往肌纖維橫向緩慢地施加壓力，做3分鐘左右。

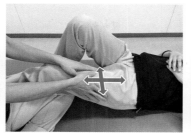

b 股直肌（橫向摩擦按摩、功能性按摩）

①在仰臥姿抬高膝蓋。
②往肌纖維的橫向、直向施加壓力，各做3分鐘左右。

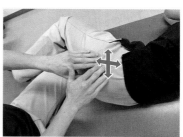

c 臀中肌（橫向摩擦按摩、功能性按摩）

①側臥姿使髖關節、膝關節輕度屈曲。
②往肌纖維的橫向、直向施加壓力，各做3分鐘左右。

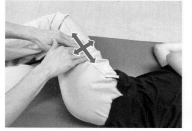

d 闊筋膜張肌（橫向摩擦按摩、功能性按摩）

①在側臥姿抬高膝蓋。
②往肌纖維的橫向、直向施加壓力，各做3分鐘左右。

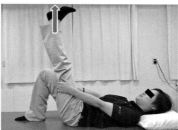

e 腿後肌群（hold relax）

①在仰臥姿握住大腿，進行腿後肌群的最大離心收縮。約3秒鐘停止×3次。

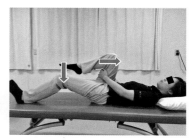

f 膀腰肌（hold relax）

①在仰臥姿屈曲右（非術側）髖關節。
②邊注意不讓骨盆前傾，邊進行左（術側）髖關節伸展運動（膀腰肌的最大離心收縮）。約3秒鐘停止×3次。

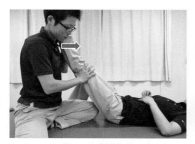

g 腿後肌群（靜態伸展）

①在仰臥姿使膝關節伸展。
②抬高下肢，移動到末端停下。約15～20秒×3次。

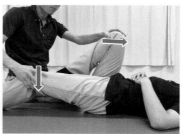

h 膀腰肌（靜態伸展）

①在仰臥姿使右（非術側）髖關節伸展。
②邊注意不讓骨盆前傾，邊讓左（術側）髖關節伸展。約15～20秒×3次。

（參考文獻25製作）

V

患者教育（自我管理）

圖12　以臀肌群為中心的肌力提升運動的案例

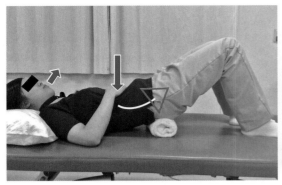

a　腹肌收縮

①在臀部放入軟墊，腰椎後彎，骨盆後傾。
②配合吐氣（胸廓下降）往下腹部施力。做5～6次。

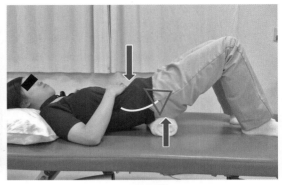

b　橋氏運動

①在臀部放入軟墊，腰椎後彎，骨盆後傾，髖關節伸展。
②腹肌與臀部同時收縮。做10～20次。

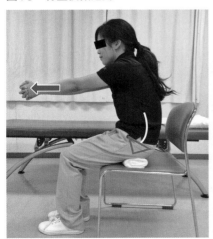

c　張開腳

①在臀部放入軟墊，腰椎後彎，骨盆後傾，髖關節伸展。
②張開腳，腹肌與臀部同時收縮。做10～20次。
＊呈現腰椎後彎、骨盆後傾，藉由使腰部腰背肌的肌肉活動降
　低，呈現髖關節伸展姿勢，能夠提高臀大肌的肌肉活動[26]。

圖13　骨盆後傾運動

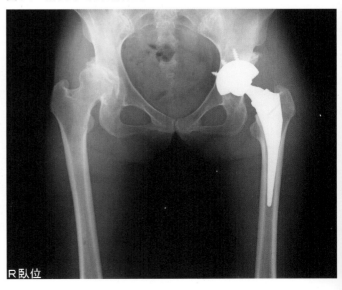

①坐正，使左右肩關節屈曲。
②配合肩胛骨外展運動做骨盆後傾運動。做
　10次。

圖14　術後的X光影像診斷

R臥位

圖15　對創部周圍做肌筋膜放鬆術、直接伸展的案例

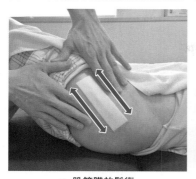 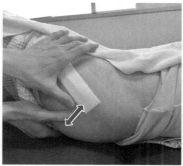 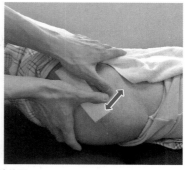

a　肌筋膜放鬆術

以不出現疼痛程度的壓力對軟組織的纖維平行及垂直地緩緩伸展。做3～5分鐘左右。

b　直接伸展

以不出現疼痛程度的壓力對肌纖維垂直地緩緩伸展。做3～5分鐘左右。

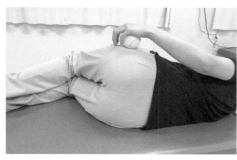

c　自助做肌筋膜放鬆術

①在側臥姿呈現髖關節、膝關節屈曲姿勢。
②用網球對臀中肌的肌纖維直向、橫向緩緩施加壓力。做3～5分鐘左右。

（參考文獻27、28製作）

➤物理治療評估（術後第2天）

■活動性評估（左髖關節，單位：°）

・屈曲：80，伸展：0，外展：20，內收：0

■肌肉功能評估（單位：Nm／kg）

・左髖關節外展：0.86

■髖關節疼痛的強度（VAS）

・左髖關節　安靜時：0　步行時：0

■觸診

・創部周圍出現腫脹，軟組織的柔軟度降低。同時，腰部腰背肌出現持續性的肌肉收縮。

■站立姿勢

・比起術前，骨盆前傾增加。同時，在冠狀面出現骨盆左下降與左髖關節屈曲外展。

■步行能力

・自力用拐杖步行。從術前，左IC到TSt髖關節伸展運動降低，左髖關節輕度屈曲。同時，從MSt出現膝關節屈曲運動。在冠狀面，整個步行週期呈現左髖關節外展。甚至從左TSt～擺盪期（ISw）確認骨盆左後向旋轉增加。

ISw：
initial swing

■10m步行速度：8.36秒

■ ADL
· 可自力做穿脫襪動作、蹲下動作（雙膝及單膝）。未實施室外的步行。

➤ 找出問題（術後）

本案例因為THA造成兩腿不等長，以及隨著FO增加和炎症症狀出現的腫脹，造成創部周圍軟組織的柔軟度降低，髖關節伸展、內收活動度受限。有文獻指出，髖關節伸展活動度受限為步行時髖關節伸展運動減少及股直肌肌肉活動提高的原因[29]。也就是說，推測步行時髖關節伸展運動減少及股直肌肌肉活動提升，使得骨盆前傾角增加，腰部腰背肌的肌肉收縮及胯腰肌的縮短變強，髖關節伸展活動性的改善沒有起色。由於這些因素，可能引起腰痛及右髖關節炎的惡化及左膝關節疼痛之次發性障礙[19,24,30]，因此必須改善（圖16）。

➤ 出院後物理治療的介入

本案例術後的疼痛少，髖關節屈曲、外展活動性良好，因此得以早期改善ADL能力。不過，留有過度的骨盆前傾及腰部腰背肌的持續性肌肉收縮，難以有效地運動。同時，考慮到隨著身體活動量增加，可能引起腰痛、右髖關節疼痛、左膝關節疼痛等次發性障礙，因此為了創部周圍軟組織柔軟度的改善、骨盆排列及步態改善，患者定期看診實施定期的物理治療介入。主要內容為，住院時做過的運動，以及透過鏡子，用視覺上的回饋做姿勢、步態矯正的運動。

到術後第2個月，約2週進行一次物理治療介入的結果，疼痛沒有增加，可安全回到職場。

圖16　找出問題（術後）

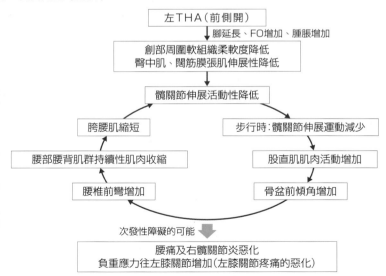

➤**物理治療評估（術後第2個月）**

■ 活動性評估（左髖關節，單位：°）

・屈曲：90，伸展：5，外展：20，內收：10

■ 肌肉功能評估（單位：Nm／kg）

・左髖關節外展：0.88

■ 髖關節疼痛的強度（VAS）

・左髖關節　安靜時：0，步行時：0

■ 步行能力

・用拐杖自力步行。可在室外步行連續30分鐘以上。在左IC～TSt髖關節伸展運動改善。在左TSt～ISw，沒有骨盆後向旋轉，而是髖關節伸展姿勢的屈曲運動。

■ 10m步行速度：6.75秒

➤**結論**

　　本案例為左THA後第2天出院返家的50多歲女性。「為了照顧貓，想早點回去」對於患者的希望，訂定出院返家的療程，成功在術後兩天內出院。由於考慮到出院後隨著身體活動量增加，可能引起腰痛、右髖關節疼痛、左膝關節疼痛等次發性障礙，因此持續做物理治療的介入。在術後第2個月，疼痛沒有增加，可安全地回到職場。

總結

　　近幾年關於THA的環境，也包含醫療、經濟方面的理由，住院天數有縮短的傾向。亦有文獻指出，物理治療師的介入在THA後的功能恢復上沒有發揮效果[31]，表示THA後的物理治療介入亦有淘汰的可能。我們物理治療師必須在術前對每一個患者的運動功能、需求、社會背景做綜合性評估，基於證據做預後的預測，並在術後短期內發揮成效地介入。同時，也需要看顧術後必須細心介入的患者，盡可能持續介入地管理。

文獻

1）Ibrahim M, et al：Enhanced recovery in total hip replacement：a clinical review. Bone Joint J, 95(12)：1587-1594, 2013.

2）Hanna SA, et al：Highly cross-linked polyethylene decreases the rate of revision of total hip arthroplasty compared with conventional polyethylene at 13 years' follow-up. Bone Joint J, 98(1)：28-32, 2016.

3）二宮一成，ほか：人工股関節全置換術後3日間パスと従来型パスとの術後早期成績の比較. 臨床整形外科, 51(10)：977-981, 2016.

4）鈴木浩次，ほか：人工股関節全置換術における患者教育システムと術後合併症. 別冊整形外科, 65：267-269, 2014.

5）池田　崇，ほか：低侵襲人工股関節全置換術(mini-one antero-lateral incision)前の運動機能と術後の歩行拡大の関係. 理学療法科学, 24(1)：127-130, 2009.

V

患者教育（自我管理）

6) Meek RM, et al : Late dislocation after total hip arthroplasty. Clin Med Res, 6(1) : 17-23, 2008.

7) van der Weegen W, et al : Do lifestyle restrictions and precautions prevent dislocation after total hip arthroplasty? A systematic review and meta-analysis of the literature. Clin Rehabil, 30(4) : 329-339, 2016.

8) 日本整形外科学会, ほか監修, 日本整形外科学会診療ガイドライン委員会, ほか編集 : THAの合併症(脱臼, 感染, 静脈血栓症)の頻度は. 変形性股関節症診療ガイドライン, 改訂第2版, p153-156, 南江堂, 2016.

9) Arokoski MH et al : Hip muscle strength and muscle cross sectional area in men with and without hip osteoarthritis. J Rheumatol, 29(10) : 2185-2195, 2002.

10) 加藤　浩, ほか : 股関節疾患による異常歩行とその分析. 理学療法, 26(1) : 123-137, 2009.

11) Correa TA, et al : Contributions of individual muscles to hip joint contact force in normal walking. J Biomech, 43(8) : 1618-1622, 2010.

12) 松野丈夫 : 変形性股関節症. 標準整形外科学, 第11版(内田淳正, 監修, 中村利孝, ほか編集), p556-609, 医学書院, 2011.

13) 二宮一成, ほか : 変形性股関節症患者の心理状態に影響を及ぼす因子. 整形外科, 65(13) : 1317-1320, 2014.

14) Singh JA, et al : Predictors of activity limitation and dependence on walking aids following primary total hip arthroplasty. J Am Geriatr Soc, 58(12) : 2387-2393, 2010.

15) Neumann DA : 肩複合体. 筋骨格系のキネシオロジー, 第1版 (嶋田智明, ほか総編集), p129-130. 医歯薬出版, 2005.

16) Vleeming A, et al : The sacrotuberous ligament : a conceptual approach to its dynamic role in stabilizing the sacroiliac joint. Clin Biomech, 4(4) : 201-203, 1989.

17) 柿崎藤泰 : 胸郭形状と腰方形筋との関係. 胸郭運動システムの再建法－呼吸運動再構築理論に基づく評価と治療－, 第2版(柿崎藤泰, 編集), p52-61, ヒューマン・プレス, 2017.

18) 二宮一成, ほか : 人工股関節全置換術(THA)後1日目からのT字杖歩行は安全か. 臨床整形外科, 53(7) : 601-607, 2018.

19) Liebs TR, et al : The influence of femoral offset on health-related quality of life after total hip replacement. Bone Joint J, 96(1) : 36-42, 2014.

20) Tokuhara Y, et al : Anterior knee pain after total hip arthroplasty in developmental dysplasia. J Arthroplasty, 26(6) : 955-960, 2011.

21) Ninomiya K, et al : Comparison of hip abductor muscle strength, functional performance, and fall rate of patients 10-year after THA and healthy adults. ACPT Congress 2016.

22) Franklin J, et al : Risk factors for periprosthetic femoral fracture. Injury, 38(6) : 655-660, 2007.

23) Liu R, et al : Changes of gluteus medius muscle in the adult patients with unilateral developmental dysplasia of the hip. BMC Musculoskelet Disord, 13 : 101, 2012.

24) Stebbins CL, et al : Bradykinin release from contracting skeletal muscle of the cat. J Appl Physiol (1985), 69 (4) : 1225-1230, 1990.

25) 砂川　勇 : 軟部組織モビライゼーション. 系統別・治療手技の展開, 改訂第3版(竹井　仁, ほか編集), p206-224. 協同医書出版社, 2014.

26) 世古俊明, ほか : 股関節肢位と運動の違いが大殿筋, 中殿筋の筋活動に及ぼす影響. 理学療法科学, 29(6) : 857-860, 2014.

27) 竹井　仁 : 筋膜リリース. 系統別・治療手技の展開, 改訂第3版(竹井　仁, ほか編集), p138-158, 協同医書出版社, 2014.

28) 鈴木重行 : 第3章 IDストレッチング. IDストレッチング, 第2版(鈴木重行, 編集), p30-32, 三輪書店, 2006.

29) Perron M, et al : Three-dimensional gait analysis in women with a total hip arthroplasty. Clin Biomech (Bristol, Avon), 15(7) : 504-515, 2000.

30) Foucher KC, et al : Contralateral hip and knee gait biomechanics are unchanged by total hip replacement for unilateral hip osteoarthritis. Gait Posture, 35(1) : 61-65, 2012.

31) Austin MS, et al : Formal physical therapy after total hip arthroplasty is not required : A randomized controlled trial. J Bone Joint Surg Am, 99(8) : 648-655, 2017.

2 基於多方面因素而促進行為改變的重點與實務

Abstract

■ 顯示髖關節等關節疼痛中也包含神經障礙性疼痛的發病機制，除了關節及肌肉，社會心理層面及中樞神經系統的活化等，從多方面介入是復建所需的做法。

■ 重點在於基於妥善的評估掌握患者特徵，儘早實踐文獻指出的有成效治療，預防性地應對處理。

序

有許多關節疼痛可透過手術及藥劑緩解，另一方面，根據腦部功能影像研究[1]，也有用手術及藥劑無法緩解的疼痛。雖然許多運動器官疾病慢性疼痛的研究以腰痛為對象，髖關節疾病也毫無例外，即使透過手術重建關節功能仍留有慢性疼痛，這類案例在臨床實務上經常遇到。一般認為髖關節的慢性症狀，大多只對於器質性因素及骨頭、關節功能、肌肉功能來治療而無法解決，說到其背景，有中樞神經系統的變化及心理社會因素等，來自關節功能以外多方面原因造成的影響。本節將對影像與臨床診斷不一致的關節疼痛，以及對治療有抵抗性的疼痛產生的問題和機制來解說，介紹症狀的預防及改善時應該採取的復健重點。

基本知識

雖然過去曾認為，髖關節等關節產生的疼痛單純為傷害受器的疼痛，不過近幾年的研究顯示，患者的關節疼痛具有神經障礙性疼痛特徵的症狀，以及關節疼痛本身包含神經障礙性疼痛的發病機制。再者，也顯示社會心理上的因素，以及關節疼痛與大腦形態變化的關係。這些現象作為人工髖關節置換術（THA）後的狀態沒有改善的原因之一備受注目，妥善的治療介入的必要性正在提高。作為關節疼痛機制的神經障礙性疼痛及慢性疼痛，雖為non systematic，也有文獻提到，有以髖關節為對象的論文。在本節將基於筆者的經驗，說明關節疼痛中中樞敏感化與社會心理層面的相關。

THA：
total hip arthroplasty

▶醫療人員與患者對於疼痛的不同認知

即使有時醫療人員視為疼痛已經改善，但患者卻覺得仍殘留疼痛。圖1為其例子。基於我們經手過的案例，進行術後6個月醫療人員填寫的日本整形外科學會髖關節功能判定基準（JOA score）、患者填寫的日本整形外科學會髖關節疾病評估問題（JHEQ）及VAS的評估，顯示各自的相關關係。JHEQ疼痛分數與VAS間的相關高（圖1b），相對的沒有確認JOA疼痛分數與JHEQ疼痛分數之間的相關（圖1a）。也就是說，顯示術後經過6個月，即使醫療人員評估為疼痛已

JHEQ：
Japanese Orthopaedic Association Hip-Disease Evaluation Questionnaire

VAS：
visual analogue scale

改善，患者認為疼痛的改善並不充分的案例（圖1a用破折線圈起來的案例）。而為了尋找感覺疼痛的改善不充分案例的原因，用東大式自我圖（TEG）第2版，從性格特徵[2]與疼痛自覺到手術期間的調查結果，確認與到手術為止的期間無關（圖2b），在性格特徵確認有意義的差異（圖2a）。TEG上的FC呈現有意義的低值。FC越低，顯示感情的壓抑傾向越強，文獻提到精神官能症患者也用同樣的方法顯示[3]。

TEG：
Tokyo university egogram

FC：
free child

圖1　患者與醫療人員對於疼痛認知的不同

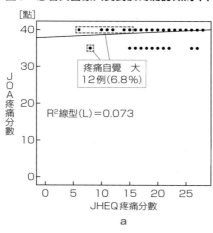
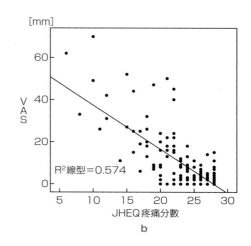

a　　　　　　　　　　　　　　　b

圖2　對於疼痛認知相關因素的分析

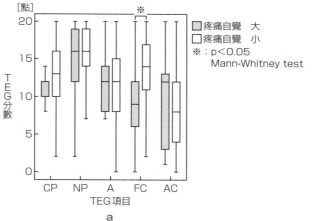
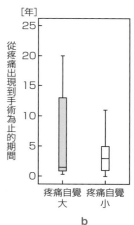

a　　　　　　　　　　　　　　　b

對象：2013年9月至2016年8月為止，在筆者的醫院對於退化性髖關節炎或股骨頭壞死症實施THA（皆為側邊開口，水泥材質）的連續175個案例、194個患肢。
探討：①求JOA疼痛分數與JHEQ疼痛分數（圖1a），以及VAS與JHEQ疼痛分數（圖1b）的Spearman相關係數。
　　　②將圖1的JOA疼痛分數與JHEQ疼痛分數的各自最大分數的百分比正規化，兩種分數出現50%以上的案例（疼痛自覺大：圖1a中破折線圈住的群體）與其他案例（疼痛自覺小）的兩群體間，用Mann-Whitney test求TEG各分數間的差異（圖2a）。
　　　③用Mann-Whitney test探討與②同樣對象從疼痛出現到手術為止的差異（圖2b）。

Memo　**自我圖（Egogram）**

　　自我圖是基於Dusay考察的交流分析理論，用五種尺度表示自我狀態的能量負荷量，1984年TEG發布第一版，1993年在第二版製作也驗證信賴性、妥善性的評估法。TEG的結果，用critical parent（CP）、nuturing parent（NP）、adult（A）、free child（FC）、adapted child（AC）五種尺度表示，一般認為是個人的性格特徵加上狀況有所變化的表現手法[6]。

➤關於關節疾病出現的神經障礙性疼痛與機制

　　包含退化性髖關節炎（以下稱髖關節炎）的關節疾病引起的神經障礙性疼痛症狀特徵，有觸感痛（allodinia），這是一般情況不會引起疼痛的刺激所產生的疼痛，這種疼痛的特徵為範圍更大、持續時間更久[4]。不僅對於傷害受器的機械性刺激會引起觸感痛，肌肉疼痛也是誘發的因素[5]。

　　關於神經障礙性疼痛，國際疼痛學會定義為「神經系統的原發性病變，或功能異常引起的疼痛」，發病機制為體感覺神經系統的過敏及下行性痛覺抑制系統的功能衰弱（圖3）。在關節疾病中，引起炎症的滑膜及受損的軟骨下骨放出的炎症作為媒介的作用，將造成傷害受器的閾值降低，產生體感覺神經系統的過敏[6]。

　　一開始體感覺神經系統的過敏僅限於受傷部位，但無法抑制疾病惡化的情況，將引起原因為中樞神經系統持續慢性疼痛的塑性變形[7]，轉成慢性疼痛[8]。現已釐清脊椎的塑性變形，①脊髓後角神經元的過敏，②脫抑制性機制（下行性痛覺抑制系統的功能降低）為中樞性脊椎的機制[9]。

　　再者，也有文獻提到上方的腦部痛覺認知組織（pain matrix）也會發生變化。具有慢性疼痛及神經障礙性疼痛的患者，與健康者相比，pain matrix發生過度活動。災難性思考及不安、恐懼等感情也將使pain matrix產生過度活動[10]。顯示慢性疼痛的病情下，腦部持續過度活動而萎縮[11]。推測這個領域的萎縮將使疼痛的控制功能降低，對於後續的下行性痛覺抑制造成影響[12]。亦有文獻指出，髖關節炎患者pain matrix灰質、白質的量有所減少[13]。

　　一般認為，並非所有經歷過強烈疼痛的人皆轉成神經障礙性疼痛及慢性疼痛，社會心理層面的因素、以脊椎的塑性變形為基幹而產生視丘及體感覺區的活性降低、與認知有關的前額葉、與情感有關的大腦邊緣系統、與回饋有關的依核等過度活動與轉變有關[9,14]。

➤疼痛與心理層面之間的關係

　　有專家指出，心理因素可能與疼痛不痊癒有關，用fear-avoidance model（疼痛迴避模型：圖4）[15]說明。體會到隨著運動器官損傷發生疼痛時，將恢復還是陷入疼痛負面循環之對於疼痛的災難性思考（pain catastrophizing）。所謂災難性思考，指出現不安、憂鬱、憤怒、焦躁等精神症狀，容易對事物抱持否定看法的思考狀態[16]，負面的感情傾向及對於疾病的恐懼資訊造成的負面情緒，將影

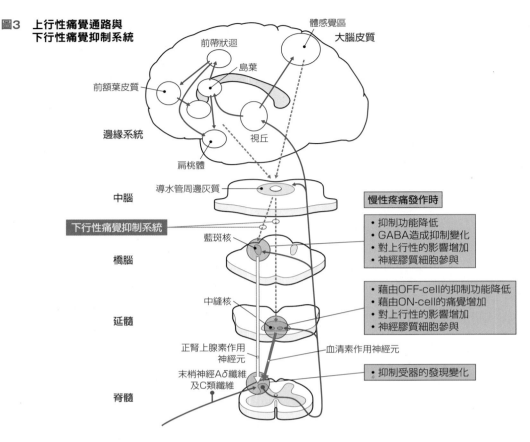

圖3　上行性痛覺通路與
　　　下行性痛覺抑制系統

體感覺區

大腦皮質

前帶狀迴

島葉

前額葉皮質

邊緣系統

扁桃體

視丘

中腦　　　導水管周邊灰質

慢性疼痛發作時

下行性痛覺抑制系統

藍斑核

橋腦

- 抑制功能降低
- GABA造成抑制變化
- 對上行性的影響增加
- 神經膠質細胞參與

中縫核

延髓

- 藉由OFF-cell的抑制功能降低
- 藉由ON-cell的痛覺增加
- 對上行性的影響增加
- 神經膠質細胞參與

正腎上腺素作用
神經元

血清素作用神經元

末梢神經Aδ纖維
及C類纖維

脊髓

- 抑制受器的發現變化

疼痛的傳達有從末梢傳達至中樞的上行性痛覺通路與下行性痛覺抑制系統。下行性痛覺抑制
通路主要分為兩種通路，分別是腦橋被蓋的外側、背外經由藍斑核投射至脊髓表層的正腎上
腺素系統，以及延髓腹內側的中縫線核投射至脊髓的血清素系統。下行性痛覺通路甚至接受
從上位至中樞神經元的投射，由掌控認知及情感的前帶狀迴及扁桃體修飾。

（引用自文獻35、36）

圖4　fear avoidance model

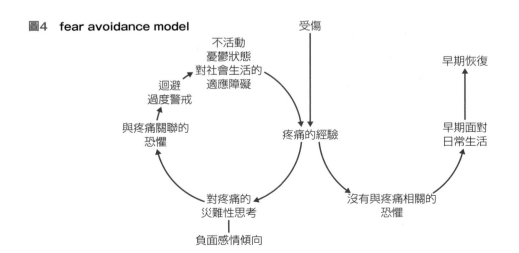

受傷

不活動
憂鬱狀態
對社會生活的
適應障礙

早期恢復

迴避
過度警戒

與疼痛關聯的
恐懼

疼痛的經驗

早期面對
日常生活

對疼痛的
災難性思考

沒有與疼痛相關的
恐懼

負面感情傾向

響該思考的形成。若災難性思考成為基幹，不予以處理疼痛發生的狀況，將助長過度警戒與產生迴避的結果（對心理層面的影響），以及不活動、適應社會生活的問題（對社會層面的影響），導致疼痛再度惡化、變成慢性症狀。

➤對於生活形態轉變的適應問題

以預計實施ＴＨＡ的157位髖關節炎患者為對象，調查術前寢具及餐桌為西式的程度[17]。結果有52例（33.1％）過著日式生活。同時針對同樣群體調查術前的步行方法，結果有76例（48.4％）的案例獨自步行。有許多案例的情況是ＴＨＡ適應的狀態後，即使感覺疼痛及生活上的不自由，也要過著以往的生活方式。使用拐杖及生活環境轉變，對於髖關節疾病是必須指導的內容。即使接受指導卻也無法實踐的理由之一，認為有社會心理層面的因素存在。

神經性病變疼痛及社會心理層面導致疼痛的評估

國際疼痛學會，將疼痛定義為「實際的組織損傷或與潛在的組織損傷有關，或者這類損傷造成獨特情緒上的體驗」，需要進行多方面評估。第一種為疼痛的部位、強度、持續性等疼痛的感覺層面；第二種為過去經歷疼痛的記憶、注意、預測等基於經驗分析疼痛意義的認知層面；第三種為對於疼痛感到不快的情緒及感情層面[18]。在前一節顯示的案例，認為是第三種層面的社會心理因素大，只用包含ＶＡＳ及髖關節疾病特異性評估在內的疼痛評估難以判別，必須使用別種評估工具。本節將介紹一部分評估工具。細節請詳閱參考文獻。

BS-POP：
brief scale for psychiatric problems in orthopaedic patients

➤整形外科疾病中，為瞭解精神醫學方面問題的簡易問診表（BS-POP）[19]

這是為了能夠在短時間評分而開發出的評估工具，分為醫師對患者評估的問卷（醫師用），以及患者做自我評估的問卷（患者用）兩種（https://ds-pharma.jp/product/prorenal/knowledge/bs-pop/bspop.pdf可從此網址下載）。醫師用的問卷，由診察時的問題（過度表述、煩躁感）、異常行為、身體症狀、患者的脅迫性及坦率程度等關於人格障礙的8個項目的問題所構成，分數範圍為8～24分。患者用的問卷，由患者的憂鬱、煩躁程度、關於睡眠障礙的10個問題所構成，分數範圍為10～30分。關於精神醫學方面問題的相關cut off值，單獨醫師用的情況為11分以上，組合醫師用、患者用而使用的情況，設定為醫師用10分以上且患者用15分以上。

PCS：
pain catastrophizing scale

➤災難性思考評估量表（PCS）[16,20]

PCS用13個項目評估，由「反芻」、「無力感」、「放大解釋」三類評估方式組成。「反芻」為反覆思考疼痛的傾向，「無力感」為關於疼痛的無力感程度，「放大解釋」反映疼痛感覺逼迫性的評估。分數範圍為0～52分，臨床上有意義的cut off值在原文為30分以上。

➤painDETECT[21]
　　這是為了簡單評估神經障礙性疼痛的可能性，於2013年製作可驗證信賴性、妥當性的日文版評估量表。將9個項目的問題化作分數（0～38分），cut off值為19分，感度85％，特異度80％，能夠評分神經障礙性疼痛。

基於多方面因素而促進行為改變的重點與實務

　　在本節將說明，為了改善至今解說的具有慢性疼痛關節疾病患者發生的問題，所需的復健方法。

　　可期待用復健改善的生物學基幹主要有下述兩種。分別是①操控認知及感情的腦內網絡過度亢進的抑制，②下行性痛覺抑制系統的活化。文獻指出中樞神經系統塑性變形具有可逆性，髖關節炎患者產生的大腦pain matrix的萎縮，隨著THA後的疼痛改善，6～9個月後得以改善[13]。

➤操控認知及感情的腦內網絡過度亢進的抑制

　　Frewen等人表示，在進行認知行為治療的患者腦部功能影像評估中，前額葉及前帶狀迴等注意力及情感控制相關腦部區域的活動將提高，扁桃體等情緒處理相關腦部區域的過度活動將降低[22]。

　　認知行為治療為應用操作制約（operant conditioning）的一種心理治療，目的並非「疼痛的治療」（cure）而是「疼痛的管理」（care）[9]。基於認知行為治療的管理方法叫做「疼痛因應技能訓練」（pain coping skills training），由下列項目所組成[23]。

● 認知重建
● 放鬆：閉上眼睛，想像自己情緒能靜下來的情景，利用肌肉的收縮及鬆弛，促進肌肉放鬆
● 分心：將注意導向疼痛以外的刺激（譬如看電視）
● 活動的計畫：擬定開心的活動
● 活動步調分配：考量時間進行步調的分配
● 模仿：參考、學習其他身懷疼痛的人努力的情況

　　接著簡略說明特別重要的認知重建。

➤認知重建[24]

　　著重自動化思考（在某個狀況自然且自動浮現的印象，反映當時的認知內容。自動化思考雖然能幫助瞬間的判斷，但壓力變大會無法做出客觀的判斷，行為及判斷將容易有非適應的傾向），瞭解現實與判斷的差異，逐漸將認知矯正成能夠遵循現實的思維及判斷。

　　具體而言，可用下述的過程整理思考，瞭解判斷上的差異。

---

①鎖定感受強大壓力的場面：「昨天晚上腳很痛，睡不著」
②思考當時的自動化思考：「一想到關節惡化，就感到不安」
③思考當時的感情（不安、恐懼等）
④尋找別種想法：「昨天的狀況還不錯，所以努力走路了。和手術前的疼痛有不同感覺」
⑤思考別種想法時的感情變化：「關節沒有出現問題，我安心了」

對物理治療師而言，達成具有成效的復健計畫很重要，但更為重要的是「患者詢問問題時，該如何回答」。要說為什麼，是因為對於被問的問題，回答的內容及結果的行動，將為災難性思考帶來不安及恐懼的影響。

➤ 下行性痛覺抑制系統的活化

許多研究指出運動具有有效改善慢性疼痛的證據，在各國的指南中都很推薦運動。運動造成的疼痛抑制機制（EIH），有腦部的運動區及運動前區的活動，透過前額葉皮質、前帶狀迴等pain matrix使中樞痛覺抑制系統動作的可能[25]；抑制使GABAergic inhibitory system動作的視丘活動的可能[26]；下行性痛覺抑制起點的延髓吻部腹內側髓質（RVM）與中腦灰質中心之內因性類鴉片的含量提高，以活化下行性痛覺抑制系統的可能[27]；腦部由來神經營養因子（BDNF）相關疼痛抑制系統的活化[28]，以及血清素造成前帶狀迴過度活動的抑制[29]。

許多研究都在進行使EIH作用的運動種類、強度、持續時間[30-34]。根據Kelly等人對於運動帶來的EIH效果之統合分析指出，以健康者為對象的有氧運動平均效果量（effect size）為0.48，中等到高強度的運動中確認EIH最為強烈，運動結束後效果更為增加。等長運動的平均效果量為1.27，該效果依存運動強度，40～50％MVC的效果最高，接著為10～25％MVC。另一方面，以具有慢性疼痛患者為研究對象的情況，有氧運動的平均效果量0.19，等長運動的平均效果量為0.40，雖然根據運動內容的不同效果量也有所差異，不過確認舒服強度的有氧運動與低強度（～10％MVC）的等長運動有使痛覺減弱的效果[30]。由於EIH的效果影響範圍大，即使因為髖關節障礙難以用測功器的情況，用arm-crank ergometer或握力器進行等長運動也能夠期待效果。

總結

慢性疼痛有時會出現治療抗性，若出現便會成為生活品質（QOL）降低的原因。重要的是基於妥善的評估掌握患者的特徵，用疼痛因應技能及EIH做預防性的處理。

EIH：
exercise-induced
hypoalgesia

RVM：
rostral
ventromedial
medulla

BDNF：
brain derived
neurotrophic
factor

MVC：
maximum
voluntary
contraction

QOL：
quality of life

V

患者教育（自我管理）

文献

1) Wager TD et al : Placebo-induced changes in fMRI in the anticipation and experience of pain. Science, 303 (5661) : 1162-1167, 2004.
2) 末松弘行：東大式エゴグラムTEG 第2版手引き，金子書房，1993.
3) 大島京子 ほか：東大式エゴグラム（TEG）の臨床的応用：TEGパターン分析および多変量解析を用いた健常者群と患者群の比較. 心身医学，36(4)：315-324, 1996.
4) Suokas AK, et al : Quantitative sensory testing in painful osteoarthritis : a systematic review and meta-analysis. Osteoarthritis and Cartilage, 20(10) : 1075-1085, 2012.
5) Bajaj P, et al : Osteoarthritis and its association with muscle hyperalgesia : an experimental controlled study. Pain, 93(2) : 107-114, 2001.
6) Mapp PI,et al : Innervation of the synovium. Ann Rheum Dis, 54(5) : 398-403, 1995.
7) Inamura M, et al : Impact of nervous system hyperalgesia on pain, disability, and quality of life in patients with knee osteoarthritis : a controlled analysis. Arthritis Rheum, 59(10) : 1424-1431, 2008.
8) 仙波恵美子，ほか：ストレスにより痛みが増強する脳メカニズム. 日本緩和医療薬学雑誌，3(3)：73-84, 2010.
9) 小山なつ：痛みと鎮痛の基礎知識，p60-148, 技術評論社，2016.
10) 下 和弘，ほか：慢性腰痛の脳イメージング. ペインクリニック，34(12)：1639-1650, 2013.
11) Apkarian AV, et al : Chronic back pain is associated with decreased prefrontal and thalamic gray matter density. J Neurosci, 24(46) : 10410-10415, 2004.
12) Valet M, et al : Patients with pain disorder show gray-matter loss in pain- processing structures : a voxel-based morphometric study. Psychosom Med, 71(1) : 49-56, 2009.
13) Gwilym SE, et al : Thalamic atrophy associated with painful osteoarthritis of the hip is reversible after arethroplasty : a longitudinal voxel-based morphometric study. Arthritis rheum, 62(10) : 2930-2940, 2010.
14) 小山なつ，ほか：痛みの伝道路－歴史から学ぶ－，脊髄外科，29(3)：287-292, 2015.
15) Vlaeyen JW, et al : Fear-avoidance and its consequences in chronic musculoskeletal pain : a state of the art. Pain, 85(3) : 317-332, 2000.
16) Sullivan, Michael JL et al : The pain catastrophizing scale : development and validation. Psychological assessment, 7(4) : 524, 1995.
17) 野中崇大 ほか：Hip Joint, 44, 2018.(now printing)
18) 髙橋直人 ほか：痛みの客観的評価とQOL. リハビリテーション医学，53(8)：596-603, 2016.
19) 佐藤勝彦，ほか：脊椎・脊髄疾患に対するリエゾン精神医学的アプローチ（第2報）－整形外科患者に対する精神医学的問題評価のための簡易質問表（BS-POP）の作成. 臨床整形外科，35(8)：843-852, 2000.
20) 松岡紘史，ほか：痛みの認知面の評価：Pain Catastrophizing Scale日本語版の作成と信頼性および妥当性の検討. 心身医学，47(2)：95-102, 2007.
21) Matsubayashi Y, et al : Validity and reliability of the Japanese version of the painDETECT Questionnaire : a multicenter observational study.PLoS One 8(9). 2013.
22) Frewen PA, et al : Neuroimaging studies of psychological interventions for mood and anxiety disorders : empirical and methodological review. Clin psychol Rev, 28 : 228-246, 2008.
23) 岡浩一郎：運動器疼痛管理のための認知行動療法－膝痛高齢者への痛み対処スキルトレーニングの応用－. 行動医学研究，21(2)：76-82, 2015.
24) 大野 裕：認知再構成法. 精神神経学雑誌，110(6)：495-496, 2008.
25) Reider JS, et al: Effects of motor cortex modulation and descending inhibitory systems on pain thresholds in healthy subjects. J Pain, 13(5) : 450-458, 2012.
26) Volz MS, et al : Dissociation of motor task-induced cortical excitability and pain perception change in healthy volunteers. PLoS One, 7(3), 2012.
27) Stagg NJ, et al : Regular exercise reverses sensory hypersensitivity in a rat neuropathic pain model : role of endogenous opioids. Anesthesiology, 114(4) : 940-948, 2011.
28) Almeida C, et al : Exercise therapy normalizes BDNF upregulation and glial hyperactivity in a mouse model of neuropathic pain. Pain, 156(3) : 504-513, 2015.
29) Korb A, et al : effect of treadmill exercise on serotonin immunoreactivity in medullary raphe nuclei and spinal cord following sciatic nerve transection in rats. Neurochem Res, 35 : 380-389, 2010.
30) Kelly MN, et al : A meta-analytic review of the hypoalgesic effects of exercise. J Pain, 13 : 1139-1150, 2012.
31) 坂野裕洋：低強度の下肢ペダリング運動がストレス感受性と疼痛閾値に与える影響. 日本福祉大学健康科学論集，20：19-25, 2017.
32) 中田健太，ほか：等尺性運動による疼痛抑制効果の検証－等尺性運動は中枢性疼痛修飾系にまで影響を及ぼすか－. 第51回日本理学療法学術大会抄録集，2016.
33) 岩佐麻未，ほか：運動による疼痛緩和効果の検証－異なる有酸素運動による効果の検証－. 第50回日本理学療法学術大会抄録集，2015.
34) 藤井裕也，ほか：有酸素運動による中枢性感作および中枢性疼痛抑制作用への影響－異なる運動強度による中枢性疼痛修飾効果の比較－. 第51回日本理学療法学術大会抄録集，2016.
35) 御領憲治，ほか：脳幹における痛みの抑制と慢性疼痛発現の機構. 医学の歩み，260：144-148, 2017.
36) 長坂泰勇，ほか：慢性痛における下行性疼痛抑制経路の理解. 整形外科，68：148-152, 2017.

3 高齡者出院後的生活（預防跌倒等）

Abstract

■ 高齡者經常跌倒，而具有退化性關節炎的情況，跌倒的風險將增加。同時，高齡者及髖關節炎患者的跌倒，與內部因素、外部因素等各式各樣的因素及風險有關。

■ 評估高齡的髖關節炎患者時，必須考慮高齡者特有的姿勢及髖關節炎患者特有的姿勢。要思及平衡、運動能力及高齡而進行評估。

■ 做運動治療時，探討能考量高齡者姿勢及改善髖關節炎症狀的運動。

■ 對於具有高齡者獨特姿勢的人工髖關節置換術（THA）患者，除了特別留意脫位，還要進行運動治療及生活指導。

THA：
total hip arthroplasty

ADL：
activities of daily living

序

➤高齡者跌倒的情況

　　高齡者會因為老化導致功能降低及日常生活活動（ADL）出現限制。這種情況叫做老年症候群（geriatric syndrome），定義為「好發於高齡者，雖有各式各樣的原因，在治療的同時照護、護理也很重要的一連串症狀、診斷」[1]。包含跌倒在內的特定老年症候群疾病發生的共同風險因素，有高齡、認知障礙、功能障礙和移動方面的障礙[2]（圖1）。其中功能障礙及移動障礙有著老化及廢用症候群造成運動功能降低的背景，因此需要掌握高齡者的運動功能，妥善地介入[3]。同時，近幾年在日本概念已普及的「虛弱」（譯註：frail，特別指高齡而使得肌力及精神面衰弱的狀態，日本老年醫學會為了預防高齡者跌倒變得需要照護，而特別提倡的概念。）也與老化及老年症候群息息相關，是為引起跌倒的因素。每年有35～40％的65歲以上高齡者跌倒[4]。跌倒可能造成骨折及頭部外傷等嚴重的

圖1　老年症候群虛弱的相關要素

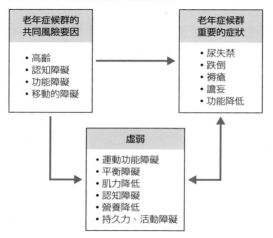

（參考文獻2製作）

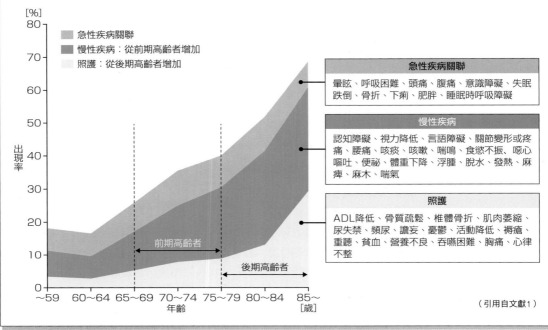

Memo 老年症候群所擁有的症狀

　　列舉老年症候群的各種不同症狀和疾病。這些疾病分為不會隨著老化變化與急性疾病有關的症狀、與前期高齡者增加的慢性疾病有關的症狀、與後期高齡者增加的照護有關的症狀。每個時期的症狀都不盡相同，要確認狀態、做好應對。（譯註：日本的前期高齡者指65～74歲的人，後期高齡者為75歲以上或具有一定程度障礙的65歲以上人士。台灣無此分類。）

圖2　老年症候群各別時期所出現的症狀

[%]

- 急性疾病關聯
- 慢性疾病：從前期高齡者增加
- 照護：從後期高齡者增加

急性疾病關聯

暈眩、呼吸困難、頭痛、腹痛、意識障礙、失眠、跌倒、骨折、下痢、肥胖、睡眠時呼吸障礙

慢性疾病

認知障礙、視力降低、言語障礙、關節變形或疼痛、腰痛、咳痰、咳嗽、喘鳴、食慾不振、噁心嘔吐、便祕、體重下降、浮腫、脫水、發熱、麻痺、麻木、喘氣

照護

ADL降低、骨質疏鬆、椎體骨折、肌肉萎縮、尿失禁、頻尿、譫妄、憂鬱、活動降低、褥瘡、重聽、貧血、營養不良、吞嚥困難、胸痛、心律不整

出現率

前期高齡者

後期高齡者

～59　60～64　65～69　70～74　75～79　80～84　85～
年齡　　　　　　　　　　　　　　　　　　　　[歲]

（引用自文獻1）

外傷，即使受傷輕微，也會因跌倒的恐懼招致身體活動降低等負面連鎖反應[5]。因此，高齡者要意識到運動功能提升，預防跌倒，能夠幫助自己保持身體活動及生活品質（QOL），避免陷入需要照護的狀態，而能過著自力的生活。

QOL：
quality of life

➤高齡者髖關節疾病的狀況

　　骨關節炎分為退化性與增生性同時產生的形態變化，被視為一種老化的現象[6]。在髖關節，因為有作為發生因素的先行疾病而發作的次發性疾病，幾乎都是這類情況，也有許多青壯年期從事高強度活動的人隨著年齡增長，出現退化性髖關節炎（以下稱髖關節炎）的變化[6]。文獻指出，45％具有髖關節炎的高齡者，每年有跌倒的經驗[7]，跌倒的頻率高於前述的一般高齡者。因此，老化造成的運動功能降低與髖關節炎相互有所關聯，是為跌倒發生率增加的風險。關於髖關節炎的治療，有保守治療與手術治療，手術治療中的人工髖關節置換術（THA）適用於末期髖關節炎患者。THA的住院天數以歐美為中心有縮短的傾向，在日本也

有同樣的變化。在THA後實施運動治療，可減少住院天數[8]，術後的物理治療對於早期出院有著重要的因素。不過也有文獻指出，80歲以上的高齡THA後患者難以改善步行能力[9]，住院時除了術後物理治療，出院後的運動治療及生活指導也很重要。在本節，整理對於具有髖關節炎高齡者進行物理治療時所需的知識，解說以預防跌倒為中心之日常生活支援的評估及運動治療。

基本知識

➤ 高齡者跌倒的發生狀況與因素

社區高齡者的跌倒發生率偏高，在歐美每年跌倒1次以上有17.5～52.5％的高比率[10]。另一方面在日本，男性為6.8～19.2％，女性為12.4～22.9％，與歐美的研究相比跌倒發生率偏低[11]。綜合而言，每年在3～4人中，會有1人有跌倒的經驗。

跌倒的發生原因，分為內部因素與外部因素[5]。在33件世代研究當中，作為兩個以上獨立的危險因子識別的內部要素相關項目顯示，過去的跌倒經驗有高危險率[12]（**表1**）。同時，具有ADL限制、身為女性和具有糖尿病等為高危險率。因此，不只對運動功能的影響，在擬定預防跌倒時，視力障礙、失智、用藥等個人因素也必須列入考慮。

外部因素主要為環境所造成。**表2**顯示主要的外部因素。跌倒常在自宅內發生，沒有整理整頓、布滿障礙物的環境，被地毯絆倒，以及在地板滑倒等情況都

表1 關於社區高齡者跌倒的危險因子

危險因子	相對風險	勝算比
過去是否跌倒	1.9～6.6	1.5～6.7
平衡障礙	1.2～2.4	1.8～3.5
肌力降低（上肢或下肢）	2.2～2.6	1.2～1.9
視力障礙	1.5～2.3	1.7～2.3
用藥（＞4種或精神疾病的藥）	1.1～2.4	1.7～2.7
步行障礙或步行困難	1.2～2.2	2.7
憂鬱	1.5～2.8	1.4～2.2
暈眩或姿勢性低血壓	2.0	1.6～2.6
功能限制及ADL能力障礙	1.5～6.2	1.3
年齡＞80	1.1～1.3	1.1
女性	2.1～3.9	2.3
低BMI	1.5～1.8	3.1
尿失禁		1.3～1.8
認知障礙	2.8	1.9～2.1
關節炎	1.2～1.9	
糖尿病	3.8	2.8
疼痛		1.7

（引用自文獻12，變更部分內容）

必須特別注意[13]。廁所、浴室、玄關等隨著動作有危險的地點，考慮設置扶手並自己注意等較容易做到。另一方面，周圍沒有支撐物的寢室等，發生跌倒的可能性變高。

➤ 具有髖關節疾病高齡者的跌倒

TUG：
timed "Up and Go"
test

說到高齡者的跌倒風險，正如**表1**提到的關節炎，具有髖關節及膝關節等關節炎的情況，將提升跌倒的風險。Arnold等人[7]調查65歲以上具有髖關節炎高齡者的跌倒狀況與TUG的關聯。每1年的跌倒人數為45.3％，跌倒地點在自家的情況最多，跌倒原因中絆倒的情況很多。跌倒當時的行動大多為步行，接著是上下樓梯（**表3**）。同時，與TUG所需時間越多，高齡且活動受限，具有經常跌倒的經驗相關。因此，高齡且具有髖關節炎將助長活動受限，身體功能降低。接著，變得經常絆倒及支撐腳的不穩定性增加，與跌倒風險有關。

即使對髖關節炎實施THA後，運動功能也沒有達到一般的水準，以及步態沒有獲得改善的情況，在臨床上經常遇到，也廣為人知。要重點式進行THA後預防脫位等生活指導。同時，也要考慮對於跌倒恐懼的增加。關於THA後跌倒的恐懼，Nagai等人[14]提出上下樓梯、洗澡動作、從地板站起來、從地面撿東西的動作等情況的恐懼強烈。同時，跌倒恐懼在高齡及髖關節功能為低值，與有過跌倒經驗有關。從上述情況可知，必須瞭解到高齡與具有髖關節疾病，以及在THA後功能改善也不充分的情況，與跌倒風險具有相互的關係。

表2　外部要素（環境、物理要素）

天候	下雪、積雪
自宅、建築物、道路	段差、地板滑 障礙物（沒有整理） 地毯（裂開） 樓梯及浴室沒有扶手 照明不足且黑暗等
物理性層面	不合腳的鞋子 步行輔具、眼鏡度數不合等
周圍狀況	不習慣的環境 照護、看護者人數不足等

（引用自文獻13）

表3　髖關節炎患者的跌倒狀況

跌倒經驗	跌倒場所		跌倒要素		跌倒時的活動	
1年內有1次以上的跌倒經驗 48名（n=104名） 45.30%	住家內	49.20%	絆倒	35.60%	步行	55.90%
	用地內室外	17.00%	滑倒	27.10%	上下樓梯	22.00%
	非住家的室內	8.50%	失去平衡	25.40%	手臂伸展動作	11.90%
1年內有2次以上的跌倒經驗 11名	地區的室外	25.40%	踏空	6.80%	從椅子或 床上站起來	10.20%
			下肢無力	5.00%		

（引用自文獻7）

➤對於預防跌倒的介入效果

用考科藍實證醫學資料庫（Cochrane Library）的系統性文獻回顧，表示對於社區高齡者跌倒預防的介入效果[15]（**表4**）。根據此效果，求得加上運動介入，對於白內障及抗精神病藥的處理等複數的介入。再者，著重運動介入後，顯示只有肌力訓練沒有確認效果，包含平衡訓練等多樣的運動具有成效[16]（**表5**）。具體的運動項目，如太極拳確認有成效，認為是一邊保持姿勢一邊緩慢且動態的動作可提升平衡等身體功能，幫助預防跌倒。

針對高齡及具有髖關節疾病狀態的評估

人無法避免因高齡造成的肌力降低。再者，因姿勢及步態的變化，身體反覆對該狀況產生適應時，將更進一步變化。由於髖關節炎大多為次發性的疾病，髖關節症狀將隨著老化的變化而增加。而隨著老化，也無法避免髖關節症狀的惡化。另一方面，一般認為老化使得對身體特性產生適應的結果，也會引起髖關節的症狀（**圖3**）。因此，這些情況無法分開思考，髖關節症狀也是高齡者具有的老化一部分，就算聚焦於髖關節，也必須考量locomotor system（下肢）和passenger unit（軀幹上方）關聯性的評估。另外，每一位患者對於老化變化的適應及髖關節症狀的狀態皆不同。並非選擇一種展開治療，而是為了進行適合患者狀態的指導及擬定計畫，必須理解高齡者及髖關節疾病的特性。

表4　在預防跌倒上確認有成效的介入

- ·團體運動的多重運動
- ·居家運動的多重運動
- ·太極拳
- ·家庭環境的評估、改善
- ·對於頸動脈竇反射過敏的治療
- ·白內障手術
- ·抗精神病藥物的調整
- ·止滑的鞋子

（引用自文獻15）

表5　運動介入的效果

介入方法	相對發生率（95% CI）
團體運動的多重運動	0.71（0.63～0.82）
居家運動的多重運動	0.68（0.58～0.80）
太極拳	0.72（0.52～1.00）
步行、平衡、功能訓練	0.72（0.55～0.94）

（引用自文獻16）

V

患者教育（自我管理）

➤掌握患者狀態、生活環境

　　老化帶來的身體變化及髖關節炎等退化性疾病將使身體狀況逐漸改變，需要時間的歷程。在時間歷程中，每位患者的活動及生活都不盡相同。必須考慮到眼前患者的身體狀況和過去發生過的情況。也就是說，具有髖關節疾病的高齡者，從兒童期就有髖關節症狀嗎？接受過診斷嗎？從事何種工作呢？進行過對身體負擔大的活動嗎？詢問這些事也能幫助理解症狀。關於患者現在的狀況，確認工作內容及興趣等日常生活中的身體活動，與生活指導有直接關係。再者，詢問居家環境及生活範圍的社區環境等，也是探討運動內容的重要要素（**表6**）。這些醫療面談的目的並非收集資訊，而是構築與患者間信任關係的重要要素。特別是有些高齡患者，有視力及聽力退化、聲量及文字清晰度降低而難以對話的情況。結果有時患者本身會放棄傳達自己的意思。在醫療面談時需要的是在對話中仔細聆聽，有時要適時地關切以便引出資訊。接著，建立起與患者間關係的結果，將成為持續運動指導及生活指導的重要要素。

圖3　髖關節疾病與高齡者的關聯性

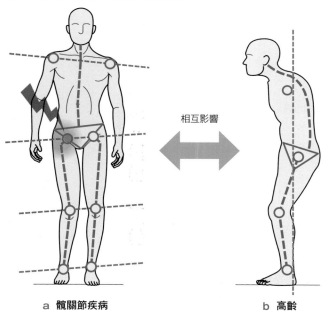

相互影響

a　髖關節疾病　　　　　　b　高齡

表6　從醫療面談獲得的資訊

・生活史	・社會活動
・生活環境	・髖關節疾病
・工作史	・老年症候群
・興趣史	

➤姿勢的評估～高齡者的獨特姿勢～

老化會使得姿勢出現變化。該變化有很多種，如肌力降低造成的影響、疾病造成的影響、生活習慣造成的影響等，由多方面的因素所構成。雖然每個人的姿勢都各不相同，即使有無法清楚辨識的情況，譬如背影或從遠處看到的剪影等，仍可判斷是高齡者。像這樣，步入高齡後，即使有程度上的差異也免不了姿勢變化。代表性的高齡者姿勢分類法為仲田[17]的研究。他將高齡者姿勢分成伸展型、S型、屈曲型及手膝上型四種（圖4）。再者，調查要素的結果，伸展型大多為腰椎椎間盤退化，S型多為胸椎壓迫性骨折。同時，屈曲型及手膝上型也大多並存腰椎椎間盤退化及胸椎壓迫性骨折[17]。對於發生原因出現代償等反覆自我調整的結果，而構成該姿勢。大多伴隨著頸椎前彎增加、胸椎後彎增加、腰椎前彎減少、骨盆後傾。掌握這類姿勢狀態的同時，推測到該姿勢構成為止的要素，對訂定復健計畫當作參考。

作為高齡者的姿勢對髖關節疾病影響的部位，有骨盆的位置變化。圖4為高齡者姿勢四種分類的骨盆後傾情況。根據仲田的調查，相對於健康者骨盆傾斜角平均為36.9°±7.1°，高齡者平均為17.4°±13.2°[17]。骨盆後傾使髖關節的髖臼被覆蓋率降低，隨著軟組織支撐的依賴度增加，關節負擔增加，促進髖關節變形。此情況與年輕人及高齡者hip-spine syndrome之secondary type的病情相異有關（關於hip-spine syndrome，請參考「Ⅲ章-B-3來自腰部、骨盆帶功能影響的評估與

圖4　高齡者的姿勢分類法

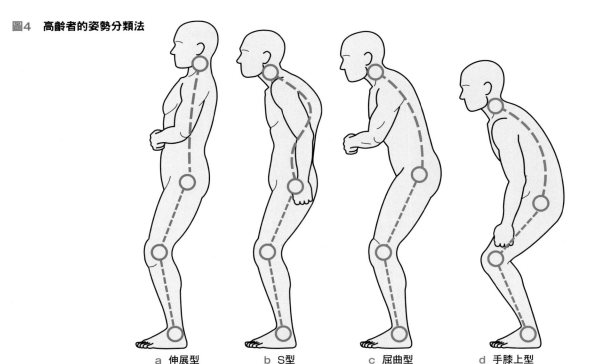

| a　伸展型 | b　S型 | c　屈曲型 | d　手膝上型 |

從矢狀面的站姿照片，將高齡者的姿勢分為伸展型、S型、屈曲型、手膝上型。同時，依壓迫性骨折與椎間盤退化的層級分類。

（引用自文獻17）

患者教育（自我管理）　V

物理治療」的內容（第172頁））。年輕人罹患髖關節炎造成髖關節屈曲攣縮將使得骨盆前傾、腰椎前彎增加，相對的高齡者為腰椎後彎、骨盆後傾導致的髖關節炎惡化[18]（圖5）。因此，掌握以骨盆為中心的姿勢，對於鎖定用運動治療促進改善的必要部位，預防髖關節炎的惡化是很重要的。在評估的實務中，從矢狀面觀察骨盆後傾及脊椎前後彎的狀態、髖關節及膝關節的屈曲角度（圖4）。另外，雖然姿勢分類法容易理解，不過頭部位置與重心位置的關聯性也各不相同，評估時也要包含頸部及肩胛骨的位置。從冠狀面觀察左右肩峰及髂骨前上棘位置的不同造成的傾斜狀態及頭部、骨盆區的位置關係。經常隨著胸腰椎後彎出現旋轉。關於骨盆傾斜，用從X光影像可評估之「骨盆腔的縱徑／橫徑比」表示的骨盆傾斜度、薦骨岬及恥骨聯合上緣的連線與薄面交叉的骨盆傾斜角能夠計算[19]（圖6）。另外，從身體表面觀察時，觸診髂骨前上棘和髂骨後上棘，觀察髂骨前上棘位於髂骨後上棘的2～2.5指節下方，和骨盆前傾角的標準[20]（圖7）。

在THA後，骨盆後傾增強將導致髖臼杯的前傾角及股骨柄的前旋角增加，提升前向脫位的風險。要預防前向脫位，設置時雖然可以將髖臼杯的前傾角調小，但如果太小後向脫位的風險也會增加[18]。因此，特別是高齡患者且有骨盆後傾的案例，要確認醫師的髖臼杯設置情況、前旋角的設定、脫位誘發姿勢等而反映在生活指導上。

圖5　年輕人與高齡者hip-spine syndrome的病情概念

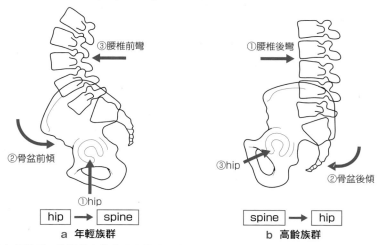

a：在年輕族群，髖關節炎造成屈曲攣縮而使得骨盆前傾，由於作為代償腰椎前彎增強，脊椎炎發作。

b：在高齡族群，骨盆因應胸椎、腰椎退化後彎而後傾，在髖關節的髖臼前方被覆蓋率降低而導致髖關節炎惡化及RDC髖關節炎發病。

（引用自文獻18）

RDC： rapidly destructive coxopathy

圖6　骨盆傾斜的測量法

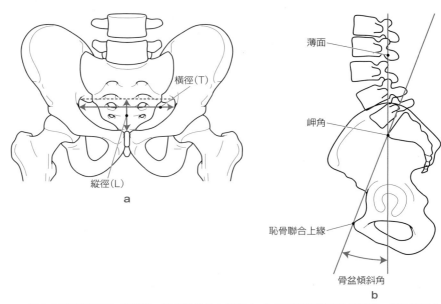

橫徑(T)

縱徑(L)

a

薄面

岬角

恥骨聯合上緣

骨盆傾斜角

b

a：用左右髖關節正面X光影像，骨盆腔的最大橫徑（T）與薦髂關節下緣的連線，與恥骨聯合
垂直線的縱徑（L）間的比（L／T）計算出。

b：骨盆傾斜角。在骨盆側面的薦骨岬與恥骨聯合上緣連線與薄面的交叉角。計算方式為：
女性：骨盆傾斜角（°）＝－69×L／T＋61.6
男性：骨盆傾斜角（°）＝－67×L／T＋55.7
骨盆傾斜角增加代表骨盆有後傾傾向。

（引用自文獻19）

圖7　骨盆前傾的評估法

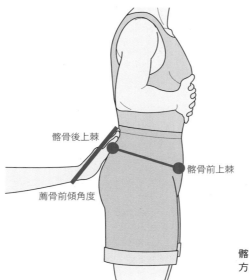

髂骨後上棘

髂骨前上棘

薦骨前傾角度

髂骨前上棘在髂骨後上棘的2～2.5指節下
方為標準。薦骨前傾角度的標準為35°。

（引用自文獻20）

V

患者教育（自我管理）

➤平衡的評估～高齡者的姿勢調整策略～

人隨著老化，平衡功能將顯著降低。姿勢調整的運動策略，分為保持固定的踝關節策略和髖關節策略，以及難以保持固定的踏步策略（圖8）。高齡者用髖關節策略進行姿勢控制[21]。髖關節策略為軀幹對著下肢往另一側移動，透過反向旋轉調整重心以保持姿勢。另一方面，踝關節策略為藉由踝關節周圍肌肉的活動使得下肢、軀幹保有支撐基底面而控制，必須大幅發揮肌力。髖關節策略用肌力的控制較少，隨著老化，較常選擇髖關節策略。在評估中隨時會加入觀察外部刺激的反應，但必須格外注意避免跌倒。由於踝關節策略的減弱將使得絆倒及滑倒時的姿勢控制變得困難，因此必須活化活動。

➤步行的評估～高齡者的步行～

隨著老化，步態也會出現獨特的變化，步態和姿勢一樣，能夠直覺地判斷為高齡者。Murray等人[22]調查不同年齡層健康男性的步態分析，結果在67歲以上的族群出現步態的變化（**表7**）。老化後，步行速降低、步幅減少、步寬增加、步行週期延長、擺盪腳站立時間比降低。同時，在擺盪期腳跟的抬高距離及腳跟著地時腳趾前端抬高距離減少，但表示擺盪期的腳趾前端與地面最小距離之toe clearance增加。再者，髖關節的活動範圍、膝蓋屈曲、骨盆旋轉減少。從前述得知，關節運動減少，步行時整體的動作減少，但腳趾前端有抬高的傾向。這種現象也稱作謹慎的步行。這種步態會控制重心移動，以垂直方向的動作為優先，是

圖8　站姿時對於往後方外力的踝關節、髖關節、踏步策略

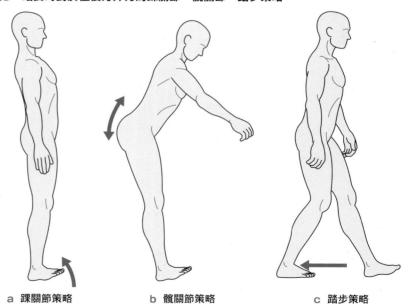

　　a　踝關節策略　　　　　　b　髖關節策略　　　　　　c　踏步策略

若是微弱的外力，則以踝關節策略為主體，隨著外力提升，而改為髖關節策略。若難以保持姿勢時，就會出現踏步策略。不過會受到平衡功能等狀況影響，並非一定出現這些動作。同時，一般認為高齡者主要為髖關節策略。

（引用自文獻20）

表7　健康男性自由步行時的步態分析

步行構成要素	平均±標準差	各年齡層的分類（各年齡皆n＝8）							
		20～25	30～35	40～45	50～55	60～65	67～73	74～80	81～87
步行速度（cm/sec）	139±23	150	143	159	157	145	118	123	118
步幅（cm）	146±16	154	151	151	160	151	136	141	126
步寬（cm）	9±4	8	9	9	9	8	9	10	10
步行週期的時間（sec）	1.08±0.11	1.05	1.09	0.98	1.04	1.07	1.18	1.15	1.10
擺盪期站立時間比	0.62	0.66	0.64	0.61	0.67	0.63	0.58	0.59	0.6
最大腳跟抬高距離（cm）	28±2	28	29	29	28	28	27	27	25
腳趾與地面的距離（cm）	1.6±0.9	1.0	1.0	2.0	1.0	1.2	2.0	1.8	2.6
腳跟著地時腳趾端抬高（cm）	15±3	16	16	17	15	16	14	15	12
骨盆旋轉（°）	9±4	11	8	11	10	9	8	9	8

可迴避絆倒的動作。具有髖關節疾病患者的步行特徵，有骨盆區與軀幹各處旋轉減少、Trendelenburg步行、Duchenne步行等強烈往左右偏移的步態。高齡者的步行特性主要由矢狀面顯示觀察要素，相對的髖關節疾病患者的步行特性則由冠狀面觀察。此時，將兩者特徵一起思考，由於高齡者步行時站立時間增加，腳趾與地面距離增加，因此往垂直方向的動作增加，使髖關節需要屈曲。不過，具有髖關節疾病，患肢的站立期骨盆區將無法安定，而使得另一側肢體難以抬高。同時，在踏出患肢時，由於髖關節活動度受限，抬高的動作果然並不足夠。因此，高齡者謹慎步行特徵的腳趾與地面距離的增加被抑制，促使絆倒的可能性增加而提高跌倒的風險。必須考量到這種關係，思量可讓姿勢改變的運動治療，顧慮生活環境等進行生活指導。

➤關於跌倒的評估

●運動功能評估

在各種運動功能評估中，顯示對於跌倒風險的勝算比及cut off值（表8）。將此視為預測跌倒的一個要素進行評估，思考與何種動作及場面有關，探討有無改善的需要。

MFS：
Morse fall scale

STRATIFY：
St.Thomas's risk assessment tool in falling elderly inpatients

POMA：
performance-oriented mobility assessment

●問卷評估

用問卷調查進行跌倒風險的評估。設施內跌倒風險評估可用ＭＦＳ及ＳＴＲＡＴＩＦＹ，以運動功能為重點的評估有ＰＯＭＡ。這些問卷用於判斷跌倒風險有成效，可用於應對該患者的內部要素、外部要素。

V

患者教育（自我管理）

表8　運動功能評估法與跌倒風險指標

功能前伸 （functional reach）	與25cm以上比較： 16～24cm的跌倒風險為2倍 15cm以下跌倒風險為4倍
TUG	cut off值 13.5秒
步行速度	cut off值 5m的一般步行速度為0.5m/sec（10秒）

（引用自文獻10）

針對高齡及具有髖關節疾病狀態的運動治療

▶重要的是持續運動治療

　　THA等術後物理治療能夠實施的期間，以及保守治療中到院做物理治療的機會並不多。只在這段期間實施運動治療，將無法達到最終目標的生活支援及QOL的提升吧？而且高齡者隨著老化的變化，將更容易出現肌力降低及關節變形。加上髖關節炎等髖關節疾病有惡化的可能。譬如THA後即使改善劇烈的疼痛及功能，若沒有持續運動及活動，將被老化變化的影響覆蓋。雖然經常特地實施THA後預防脫位等生活指導，不過將跌倒的預防也放在心中、指導運動治療，要讓患者持續下去並不容易。譬如將能夠做到具代表性的困難動作，即穿脫襪子及剪腳趾甲設為目標，為了達成而積極自我伸展及強化骨盆區、髖部肌力。接著在可能動作時，獲得「成就感」的報酬。不過在預防脫位及預防跌倒等關於預防的情況，便難以設定達成目標的報酬。結果作為自我運動的運動治療便難以在宅持續實行。必須讓患者能夠接受這種生活指導及運動治療指導，同時必須顧慮患者情況，以持續實踐。首先如評估的項目中提到，構築與患者之間的信任關係很重要。該如何將運動治療融入患者生活的一部分，包含隨便聊天在內，從患者身上得到各式各樣的資訊、構築要素是需要的過程。結果，要費心於使運動治療的內容明確，讓患者有記錄的自覺等（圖9）。可行的話，定期追蹤，實施運動功能評估，將變化的回饋視為報酬活用。同時，錄下步行影片，與以前的狀態比較，在視覺上容易傳達成效。若為無法定期追蹤的狀況，可進行指導，要如何從步行速度、步態、各種動作等察覺運動治療的效果。必須和患者溝通，讓對方理解運動治療必須到長久的將來也要持續進行，這麼做可抑制老化的變化，預防跌倒等。

圖9　運動、生活狀況確認表

		1日	2日	3日	4日	5日
運動項目	①					
	②					
	③					
伸展	A					
	B					
步行距離（步數）						
入浴狀況						
外出狀況						
本週的運動狀況：						
本週生活上的變化：						

➤運動治療的實務

　　作為運動治療的基本概念，主要為自我運動相關的內容，希望能在保證安全的情況下進行。雖然在臥姿做運動的安全程度最高，不過對高齡者而言，一旦躺下，要起身就不容易，再者目的是運動的話，要予以實行就更加困難。在復健室能夠以臥姿做運動，是因為有治療床這種特殊的環境。因此，希望能擬定以坐姿或站姿可融入生活的治療內容。可扶著牆壁及桌子等利用支撐物確保安全。接著講解運動治療的具體案例。

●軀幹mobility的改善

　　高齡將使得胸椎的後彎變強及腰椎後彎，胸腰椎的活動度受限。如前所述，這些姿勢影響步行等動作，增加跌倒的風險。雖然也有患者的情況是隨著老化的變化而難以改善，不過用自我運動實施到受限的末端，可促進肌肉活動，也能幫助穩定化。必須讓腹肌群、背肌群、髖關節周圍肌聯合起來活動，意識協調性的維持。

　　脊椎的旋轉因為隨著老化的脊椎後彎變形而產生活動受限，髖關節炎使步行活動被抑制。關於旋轉活動度增加，首先可提到仰臥姿的旋轉運動（**圖10**）。由於仰臥姿的髖關節屈曲角度將使得骨盆前後傾的角度有所不同，要顧慮避免讓後彎變形嚴重的案例做過度的胸腰椎伸展姿勢。在臥姿的運動，設定在起床後或就寢前，較容易進行。

　　在坐姿的運動，可用毛巾促進柔軟度的改善。用雙手拿著毛巾，在保持伸展的狀態維持手肘、肩膀、肩胛骨的收縮，推進往胸椎伸展的力矩。在抬高雙肩的同時，也要進行骨盆前傾、胸腰椎伸展的多重運動（**圖11**）。透過這種多重運動也能夠促進協調性的改善，要記住這點指導。同時，做頭上的動作時會抑制重心往後，作為THA後前向脫位的預防有所成效。在坐姿的軀幹旋轉運動，並非將抬高的上肢水平移動，而是往斜上方移動（**圖12**）。藉由這點，促進內外腹斜肌另一

圖10　軀幹旋轉

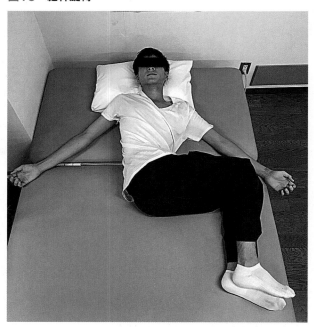

雙下肢一起緩慢地往左右倒下。意識從腰部到髖關節要有輕度伸展的感覺。

側的收縮，同時也促進腹橫肌的活動。此外也加入了胸腰椎伸展的活動，增加旋轉角度。

　　能夠對這些運動施加負重的情況，也可探討用彈力帶（圖13）。由於患者本身就能感覺彈力帶的阻力，從輕度感覺開始，變更為高強度的彈力帶等，可更容易意識到改善。同時，若在坐姿的運動能夠正確進行，為不隨著骨盆旋轉而固定的狀態，在THA後也容易實施。與其每一項運動都增加次數，慢慢來即可，希望能夠以多重運動的形式正確地實施。

●肌力增強、平衡訓練

　　高齡且具有髖關節疾病，將導致髖關節周圍肌肉的肌力降低。為了姿勢的管理、活動展現的提升，肌力增強及協調性的活動是不可或缺的。不過，由於每個關節位置的肌肉收縮並不相同，即使做了肌力增強，應該邊考慮必須在哪個關節位置促進肌力發揮一邊實施。

　　單關節的運動，經常實施髖關節外展、伸展運動（圖14）。關於髖關節外展運動，由於髖關節正中姿勢或輕度伸展姿勢主要為活化臀中肌活動的姿勢，因此經常實施。不過，由於高齡者有骨盆後傾的特徵，無法代入同樣情況，必思考哪個姿勢的運動較佳、必須考量肌肉活動後再決定。另外，站姿的外展運動中，並非外展的擺盪腳而是站立腳的臀中肌活動增加。因此，也必須確認站立腳的骨盆與髖關節的關聯性，以促進穩定。THA後特別著重此站立腳的穩定性。要顧慮到每種動作都必須扶著前方或側邊的支撐物，在穩定的狀態下進行。

圖11　肩膀抬高運動

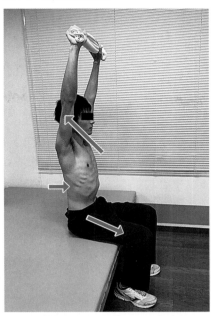

配合雙肩抬高，同時也進行胸腰椎伸展、骨盆前傾。

圖12　軀幹旋轉運動

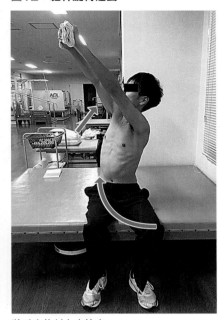

將毛巾往斜上方抬高。
同時也進行軀幹旋轉、伸展，往另一側側屈。

圖13　用彈力帶做阻力運動

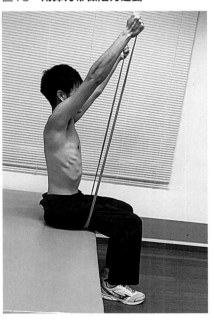

用彈力帶施加阻力。注意維持軀幹、骨盆的姿勢。

圖14　站姿的髖關節外展運動、伸展運動

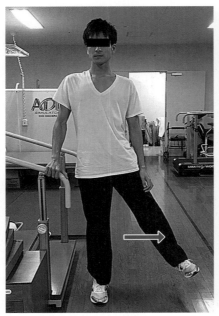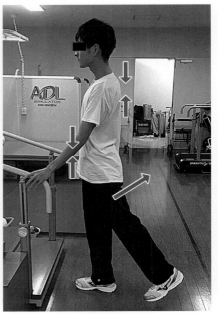

a　外展運動

右側臀中肌：作為骨盆固定的活動
左側臀中肌：髖關節外展的活動

b　伸展運動

對於髖關節伸展運動，腹肌群同時做骨盆固定、胸椎伸展。

　　為了提升站立腳的活動，導入用臺階的運動。將身體側面面向臺階，將訓練腳站在臺階上，另一隻腳與平地接觸。讓訓練腳伸展，另一側的腳抬高（**圖15**）。將另一側腳的腳底有意識地保持在隨時能站上臺階的位置，再度讓另一側腳著地。進行讓骨盆穩定的髖關節周圍活動，同時髖、膝、踝關節需要向心收縮及離心收縮的多重運動。

　　作為站立腳的訓練，也可進行活用這種臺階的踏步姿勢。方法是將接觸平地的下肢設為訓練腳，在踏步姿勢抬高另一側的腳（**圖16a**）。此時要盡力避免用膝蓋屈伸來調整，需要髖關節作為骨盆安定化活動，用踝關節調整重心位置。藉此，對於以髖關節策略為主的高齡者，也能促進踝關節策略。高齡者在骨盆後傾姿勢時，難以做這種動作，要在上肢扶著支撐物的狀態下進行。另外，從同樣的站立姿勢，讓訓練側的踝關節蹠屈以抬高小腿（calf raise）（**圖16b**）。希望能在避免重心往前方移動的情況下抬高小腿。藉由這個動作，患者也能夠意識骨盆前傾，也可促進姿勢改善。同樣也可實施用臺階的往後踏步（**圖17**）。此運動也是將站立腳設為訓練腳，下肢往後方臺階抬高時支撐。抬高另一側下肢時需要膝蓋屈曲及踝關節背屈，也能當作步行時踏步的訓練。站立腳的另一側髖關節伸展而促進骨盆前傾，同時需要從髖關節策略的重心調整為踝關節策略的重心。同時，對脛骨前肌而言，離心收縮將制動踝關節。在高齡者的動作中，經常越來越少這種動作。若可行的話，向後的樓梯上下將更加活化此活動。每一種運動都要注意避免跌倒、不影響調整重心的程度，用手扶著支撐物進行。

圖15　單腳支撐運動

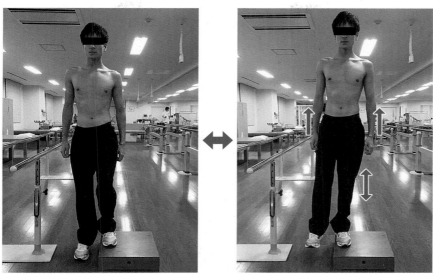

讓訓練腳（圖為左腳）站上臺階，在髖、膝關節屈曲的狀態進行伸展、支撐體重。

圖16　踏步姿勢的支撐腳運動

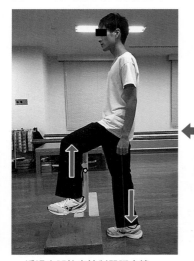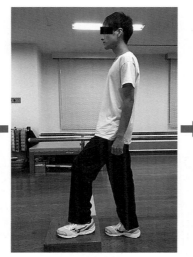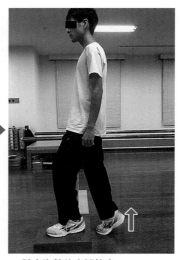

a　透過小腿抬高控制單腳支撐
透過小腿抬高，促進另一側下肢的支撐、重心控制的活動。

b　踏步姿勢

c　踏步姿勢的小腿抬高
同時做胸腰椎伸展、骨盆前傾並抬高小腿。

包含動作訓練的運動，可導入起立的練習。高齡者若出現胸腰椎後彎變形及骨盆後傾姿勢，起立時經常有重心留在後方的情況。因此，要著重於將重心往前方移動，頭部抬高、促進骨盆前傾。在一開始，物理治療師站在前方支撐、引導以促進活動，患者較容易理解（圖18）。作為自我運動，要做到在前方放置支撐物而能夠進行的練習。

作為對步行的應用，也可以用牆壁練習。朝著牆壁呈現踏步姿勢，如弓箭步般踏地後將軀幹及骨盆區往牆壁靠近（圖19）。隨著軀幹伸展，意識骨盆前傾的活動。此動作主要目的為促進臀肌群的活動，保持姿勢的同時促進步行的重心前向移動。

圖17　往後方的踏步

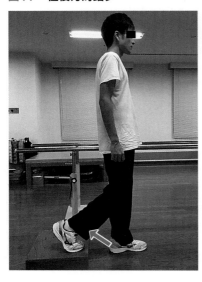

將下肢往後方踏出的同時保持姿勢。注意不要讓軀幹前傾及骨盆後退。

圖18　起立的練習

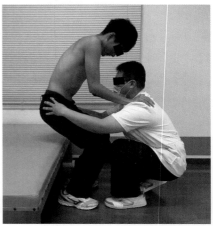

引導患者隨著骨盆前傾，重心往前方移動。患者做自我運動時，在前方放置桌子支撐。

圖19　踏步練習

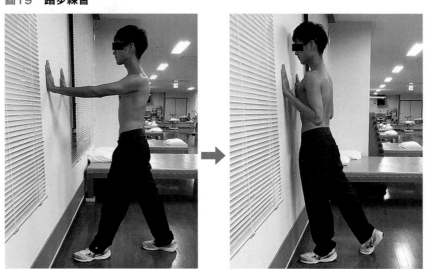

在站姿時往前方牆壁靠近。同時做胸腰椎伸展、骨盆前傾，用往前方踏步的下肢支撐。

　　如前述單關節的肌力增強運動雖然無法排除，但對於高齡且具有髖關節疾病的患者而言，需要為了動作時促進安定化的肌肉活動，以及多關節鏈所協調的肌肉活動。為此，重要的是傳達在訓練動作時要意識到什麼，正在對於什麼進行強化。加入記載於手冊中項目的指導，顯示這些項目所呈現的要點，或許是已經固定的模式。物理治療師執行的治療實務中，在使用平衡墊等不穩定的狀況中訓練或許有所成效，不過在住家難以重現這種訓練，同時跌倒的風險也會增加。對高齡者而言，避免在不穩定的狀況，在平地就已經能做出充分的訓練了。

● 步行訓練

　　高齡且具有髖關節疾病，呈現步行困難的情況不在少數。在這種狀態下，未深思熟慮便拉長步行距離，只會助長關節變形並使疼痛惡化。因此，要考量步行時疼痛及關節的負擔，進行步行上的建議。在可能步行的情況，練習透過持久力的提升及瞬間反應以減少跌倒風險。在室外活動時，最好在移動時的步行下功夫。不過，特別對高齡者而言，漫無目的步行並不輕鬆。此時，加入在步行時使步行速度產生變化的間歇訓練的要素，亦可強化下肢的肌力（**圖20**）。同時，讓步幅有所變化，也對爆發力、敏捷度的強化有所幫助。就像這樣，並非保持一定的步行，將速度變化、步幅變化、步態變化、步調變化等列入課題，可提高身體功能及持久力，甚至也能成為雙重任務的訓練，幫助預防跌倒。

圖20　間歇步行訓練

普通步行	快速步行	普通步行	特殊步行	普通步行	快速步行	･ ･ ･
3分鐘	1分鐘	3分鐘	1分鐘	3分鐘	1分鐘	･ ･ ･

特殊步行
●大步步行
●knee bent walk
●橫向步行
等

（變更、引用自文獻5）

案例提示
─THA後跌倒導致脫位的契機而反覆出現脫位的高齡女性─

➤案例資訊

　　80歲中旬的高齡女性在THA後經過6年，由於跌倒使得右髖關節瘀青、脫位。在休養及影像透視下整復，4天後開始物理治療。駝背嚴重，依仲田的姿勢分類法為手膝上型，步行時經常將手放置膝上（圖21）。正如手膝上型的特徵，胸腰椎後彎變形，骨盆後傾，髖、膝關節屈曲姿勢，頸椎伸展姿勢明顯出現。認知面並無退化的情況，對話能力良好，也能夠理解說明。逐漸變得用助行器、拐杖步行，雖然難以長距離行走。10m步行可在10秒內。在家時原本就難以從地面上起立、坐下，已經習慣西式的生活。

　　約1個月恢復到以拐杖步行為主的ADL而出院，但幾天後將手伸到冰箱上方時出現疼痛，呈現前向脫位。在全身麻醉下進行整復，隔天開始物理治療，邊留意髖關節伸展、外旋，邊開始步行的練習。同時，變得要穿戴臀部保護罩，但由於腹部的脂肪及皮膚鬆弛，骨盆區的保護罩難以固定。

　　脫位恢復，再度可用拐杖步行，約1個月後出院返家，但出院幾天後，從椅子站起來時發生前向脫位。症狀變成反覆性脫位，此時進行再置換術。以外傾角45°、前傾角10°設置，手術時無前向脫位，後向脫位也無出現易脫臼性。術後3週免負重，到起立練習為止。在這段期間患者胸痛發作，出現第三度房室傳導阻滯。懷疑為狹心症而進行投藥管理。進行心導管檢查並沒有發現異常，診斷為藥物引發的竇性徐脈，症狀減輕後觀察恢復情況。經過半負重，在術後第5週開始全負重，變得可用拐杖步行。在這個時期，換衣服時呈現左單腳站立姿勢，失去平衡而跌倒，呈現後向脫位，在患者鎮靜時徒手進行整復。之後，變得可穿戴臀部保護罩步行，為了更進一步預防脫位而重新動手術，設置限制式髖臼內杯（Constrained Liner）（圖22）。兩個月後變得可用拐杖步行，或將手置於膝上步行20m，因此出院返家。其後約經過3年，在家裡生活時都沒有產生脫位。

圖21　站立姿勢的X光影像　　**圖22　插入限制式髖臼內杯後**

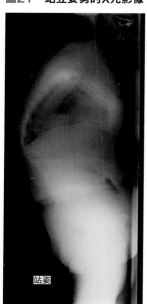

站姿

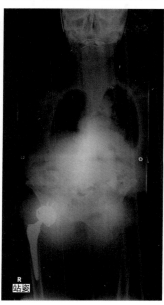

R
站姿

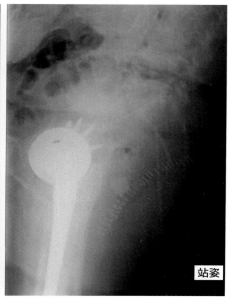

站姿

➤物理治療的介入

●調整

　　本案例為跌倒造成的外傷導致前向脫位，之後反覆出現。由於為手膝上型的姿勢，骨盆後傾增加，髖臼被覆蓋率降低。推測為THA後經過6年期間中，高齡者特有的姿勢增強，雖然跌倒為脫位的契機，變化成容易產生前向脫位的姿勢亦為原因。同時，在站立姿勢也隨著脊椎側彎、旋轉、側屈等退化，右髖關節呈現內收姿勢，使得骨盆與髖關節的關聯性也助長脫位。因此，需要強化易脫位髖關節的周圍肌肉，除此之外，也必須處理高齡者特殊的姿勢。同時，在住院管理時沒有脫位、情況安定，不過在居家生活時馬上就脫位，因此也必須將介入居家生活列入考量。同時，狹心症並存也導致工作時喘氣、血壓變動，必須顧慮運動負擔量。

●訓練

　　對脊椎變形嚴重的案例而言，難以在臥姿訓練，因此要在站姿或坐姿實施。考量在站姿訓練時的姿勢，為了避免髖關節呈現伸展姿勢，要利用前方的支撐物保持站姿（**圖23**）。從這個狀態實施髖、膝關節屈曲，髖關節外展等單關節運動。注意避免活動度過大，用沙袋或徒手施加阻力。同時，利用5㎝左右的臺階，在扶著前方支撐物的狀態下實施往前後、左右的踏步（**圖24**）。在一連串的訓練中，注意重心線不要往後，避免髖關節伸展力矩。同時，在握住前方支撐物的狀態下，實施引導骨盆區的訓練，引導身體活動時的髖關節活動（**圖25**）。在坐姿時進行軀幹伸展運動，注意前向脫位，幫助往骨盆前傾的引導，也包含協調運動的學習。

●用道具做步行練習

　本案例在脫位前沒有用步行輔具。在這次的病程中，需要減輕骨盆後傾姿勢，首先建議用助行器。透過助行器的使用，軀幹伸展並沒有出現骨盆後傾的代償，而是顧慮能夠實施脊椎伸展，同時實施步行練習。獲得穩定後改為用拐杖，同樣在脊椎伸展、骨盆前傾時施加力矩，邊調整邊實施步行練習。

圖23　在站姿做髖關節運動

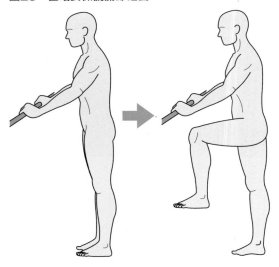

圖24　用臺階做踏步練習

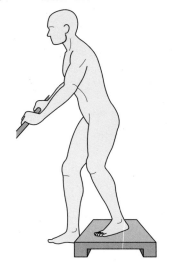

圖25　透過骨盆區引導做平衡訓練

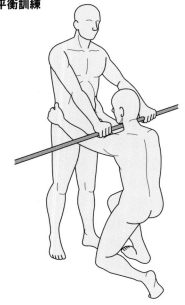

●對居家環境的介入

在最後出院前調查居家環境。「廁所及浴缸無扶手」、「床邊放有地毯和暖爐，動線上容易絆倒」、「冰箱的上層、中層為髖關節伸展要素」、「壁櫥的下方放置太多要從下方拿取的物品」等，為缺乏支撐物的環境，過著需要頻繁彎腰動作的生活。對於此情況，建議設置扶手的位置、變更物品放置處等，和照護的管理同時調整。

 Clinical Hint

對高齡患者執行物理治療的重點

●有各種不同的姿勢及動作方式

雖然分類法及傾向有許多種，必須對個別姿勢評估。接著，從姿勢的評估判斷弱化的肌肉、關節運動、協調運動不全等，直接展開治療。評估與治療為表裡一體。

●明瞭、清楚地教導自我運動

選出手冊等必要的項目，盡可能不要太多，排除多餘的資訊。為了融入生活中，具體訂定在何種時機做運動。

●建議使用適當的道具

高齡者經常在有限的知識中選擇使用的道具或不去使用。物理治療時，要活用照護用品的知識，選擇適合輔助生活的道具，提供相關資訊。

●並非改善所有狀況，要顧慮患者生活

評估因高齡產生的變化及多重疾病的影響等，或許能發現各種不同的問題。不過，許多情況是老化產生的變化及關節變形等難以改善的問題。對患者的生活而言，需要的是改善身體功能，使用輔具，還是變化環境？需要從各種要素判斷所需的介入。

結論

本章節講解高齡且具有髖關節疾病患者的跌倒風險及跌倒預防時所需的評估、運動治療。要改善老化的變化雖然很困難，但分析影響動作的要素，思考與髖關節疾病的關聯，就能夠找出問題。對於此問題，需要探討適合個人的介入方法。並非只做單一的療程，而是提供患者能夠接受、因應症狀的治療計畫，希望本篇內容能夠幫助讀者用於支援患者的生活。

V

患者教育（自我管理）

文献

1）櫻井　孝，ほか：人口構成の変化と高齢者の身体疾患．老年精神医学雑誌，26(2)：124-130，2015．

2）Inouye SK, et al：Geriatric syndromes：clinical, research, and policy implications of a core geriatric concept. J Am Geriatr Soc, 55(5)：780-791, 2007.

3）古名丈人：高齢者の運動機能．高齢者の機能障害に対する運動療法，第1版（市橋則明，編集），p1-14，文光堂，2010．

4）American Geriatrics Society, et al：Guideline for the prevention of falls in older persons. J Am Geriatr Soc, 49(5)：664-672, 2001.

5）山田　実：転倒．イラストでわかる高齢者の生活機能向上支援　地域ケアでの実践と手法の活用，第1版（山田　実，編集），p.70-81，文光堂，2017．

6）廣橋賢次，ほか：変形性股関節症．臨床スポーツ医学，23(11)：1389-1405，2006．

7）Arnold CM, et al：The history of falls and the association of the timed up and go test to falls and near-falls in older adults with hip osteoarthritis. BMC Geriatr, 7：17, 2007.

8）梅原拓也，ほか：変形性股関節症に罹患して人工股関節置換術を受けた患者の在院日数は運動介入によって短縮できるか？　－ランダム化比較試験に対するシステマティックレビュー－．理学療法の臨床と研究，22：25-31，2013．

9）深沢知美，ほか：80歳以上の高齢者におけるTHAの短期成績．中国・四国整形外科学会雑誌，16(1)：13-17，2004．

10）山田　実，ほか：高齢者の転倒予防に対する運動介入．高齢者の機能障害に対する運動療法，第1版（市橋則明，編集），p88-102，文光堂，2010．

11）大高洋平：高齢者の転倒予防の現状と課題．日本転倒予防学会誌，1：11-20，2015．

12）Tinetti ME, et al：The patient who falls："It's always a trade-off". JAMA, 303(3)：258-266, 2010.

13）武藤芳照，ほか：転倒予防．臨床整形外科，40(5)：537-548，2005．

14）Nagai K, et al：Fear of falling during activities of daily living after total hip arthroplasty in Japanese women：a cross-sectional study. Physiotherapy, 100(4)：325-330, 2014.

15）Gillespie LD, et al：Interventions for preventing falls in older people living in the community. Cochrane Database Syst Rev, 12(9)：2012.

16）Franco MR：Exercise interventions for preventing falls in older people living in the community. Br J Sports Med, 48(10)：867-868, 2014.

17）仲田和正：老人姿勢の研究．日本整形外科学会雑誌，62(12)：1149-1161，1988．

18）會田勝広，ほか：Hip-Spine syndrome（第3報）〜THA例での骨盤傾斜（臥位・立位）の観点から〜．整形外科と災害外科，53(4)：846-853，2004．

19）岡野邦彦，ほか：骨盤傾斜とTHA術後脱臼．関節外科，25(4)：431-436，2006．

20）建内宏重：骨盤アライメントの評価について．姿勢と歩行－協調からひも解く－，第1版，p23-24，三輪書店，2015．

21）対馬栄輝：股関節疾患の理学療法はどうあるべきか？．筋骨格系理学療法を見直す　はじめに技術ありきの現状から，どう新展開するか，第1版（対馬栄輝，編集），p310，文光堂，2011．

22）Murray MP, et al：Walking patterns in healthy old men. J Gerontol, 24(2)：169-178, 1969.

索引

一～五畫

人工骨植入手術……………………… 32
人工關節的鬆弛…………………………… 47
人工髖關節置換術（THA）……… 30，44
力偶……………………………………… 8
上半身重心的後向移動………………… 96
上半身重心後向移動的改善…………… 98
下肢伸展抬高（SLR）…………… 18，182
下肢帶……………………………………… 13
下肢推壓運動………………………… 257
大腿神經伸展測試…………………… 182
大轉子……………………………………… 13
大轉子鬆動術………………………… 238
大轉子滑液囊………………………… 156
小轉子……………………………………… 13
內力……………………………………… 18
內收大肌……………………………… 156
內收肌的主動鬆動技術……………… 61
內收肌群的離心活動運動…………… 62
內收長肌……………………………… 156
內收長肌的按壓測試…………………… 55
內收短肌……………………………… 156
內部關節力矩………………………… 104
內翻應力測試………………………… 162
切骨術……………………………………… 44
手指地板距離………………………… 201
手握式測力器（HHD）……………… 280
支撐側骨盆抬高類型………………… 89，164
支撐側骨盆降低類型………………… 89，164
主觀的推論…………………………… 51
代償性矢狀面平衡…………………… 205
出院後的後續追蹤…………………… 311
半月面……………………………………… 13
外力……………………………………… 18
外旋短肌……………………………… 17
外部關節力矩………………………… 104
外翻應力測試………………………… 162
左右內踝距離………………………… 159
平背……………………………………… 93
平衡的評估…………………………… 338
末期髖關節炎…………… 261，284，312
生物力學……………………………… 13
矢狀面平衡…………………………… 205

六～十畫

孖上肌………………………………… 156
孖下肌………………………………… 156
足弓墊………………………………… 271
收縮組成……………………………… 103
老年症候群…………………………… 329
考量肌肉張力連鎖的動作練習……… 116
肋弓……………………………………… 188
肋骨……………………………………… 190
肋椎關節……………………………… 193
肌力評估……………………………… 103
肌肉、肌腱縮短引發的
　髖關節活動度障礙……………… 77
肌肉功能的三種要素………………… 109

肌肉的定性評估……………………… 110
肌肉張力增加引發
　髖關節活動度障礙………………… 79
肌肉減少症…………………………… 123
肌肉痙攣……………………………… 79
肌筋膜放鬆術………………………… 317
肌肉纖維類型的特徵………………… 107
自我圖………………………………… 323
串聯彈性組成………………………… 103
呈現髖關節疼痛的嚴重疾病………… 53
坐骨……………………………………… 13
坐骨股韌帶…………………………… 16
尾骨肌………………………………… 156
步態分析……………………………… 42
步行角………………………………… 143
步行運動單位………………………… 6
災難性思考評估量表（PCS）……… 325
足部對步行造成的影響……………… 142
足部與步行評估……………………… 140
防禦性收縮…………………………… 40
使骨盆運動模式多樣化的復健……… 243
使髖關節屈曲運動模式多樣化的治療… 239
來自X光影像的資訊………………… 41
來自足部、踝關節功能的影響… 134，261
來自足部的物理治療………………… 134
來自胸廓的影響……………… 188，294
來自腰部、骨盆帶功能的影響… 172，284
來自膝關節功能的影響……… 154，274
兩腿不等長………… 52，138，160
兩腿不等長的測量（評估）…… 37，281
兩腿不等長的矯正…………………… 151
初期髖關節炎……………… 229，284
呼吸肌………………………………… 199
居家運動……………………………… 310
拐杖步行……………………………… 307
直接伸展……………………… 240，317
股方肌………………………………… 156
股肌…………………………………… 156
股直肌的伸展………………………… 214
股骨外翻切骨術……………………… 30
股骨前旋角…………………………… 161
股骨前旋角的評估…………………… 86
股骨柄前旋角………………………… 161
股骨頭………………………………… 13
股骨頭凹……………………………… 13
股骨頭旋轉切骨術…………………… 33
股骨頭韌帶…………………………… 16
股骨頭壞死（症）……………… 25，32
股骨頸骨折……………… 26，32
股骨頸部……………………………… 13
股骨轉子間骨折……………………… 27
股骨髖臼撞擊綜合症
　（FAI）……………… 15，24，34
肺栓塞（PTE）……………………… 46
長軸分離測試………………………… 59
非代償性矢狀面平衡………………… 205
前向抽拉測試………………………… 162
前屈測試……………………………… 183
前旋角………………………………… 14
前旋角與髖關節的活動度…………… 72

屋頂形成術…………………………… 28
後向抽拉測試………………………… 162
後方衝撞……………………………… 58
穿脫襪子……………………………… 80
突出…………………………………… 175
背闊肌………………………………… 156
負重單位……………………………… 6
恥骨……………………………………… 13
恥骨肌………………………………… 156
恥骨韌帶……………………………… 16
恥骨聯合部的按壓測試……………… 57
核心穩定性…………………………… 223
浮肋…………………………………… 191
疼痛……………… 50，208，306
疼痛迴避模型………………………… 323
真肋…………………………………… 191
神經障礙性疼痛……………………… 321
站立、步行時作用的髖關節應力…… 18
站立姿勢的評估……………………… 202
站立時期代償姿勢的類型區分……… 165
胯腰肌………………………………… 16
胯腰肌的功能改善運動……………… 254
胯腰肌的伸展測試…………………… 55
胯腰肌的直接按摩…………………… 63
胯腰肌的按壓測試…………………… 55
胯腰肌的離心收縮功能降低………… 95
胯腰肌離心收縮訓練…………… 100，101
胯腰肌的離心活動運動……………… 63
胯腰肌的觸診………………………… 38
胯腰肌衝撞…………………………… 73
胯腰肌離心收縮的評估……………… 97
胸肋聯合……………………………… 193
胸骨…………………………………… 189
胸骨下角……………………………… 188
胸骨下角的胸廓形狀、
　伸展性的評估……………………… 200
胸最長肌……………………………… 156
胸椎…………………………………… 191
胸椎伸展活動性的改善……………… 101
胸椎伸展活動性的觀察……………… 97
胸椎後彎……………………………… 192
胸腔…………………………………… 188
胸廓…………………………………… 188
胸廓的連接…………………………… 194
脊椎管狹窄症………… 173，174，181
脊椎的彎曲…………………………… 193
脊椎活動性的評估…………………… 200
脊椎排列……………………………… 7
起立的練習…………………………… 346
退化性髖關節炎………… 22，28，69，88，
　105，134，157，172，
　208，219，229，248，
　261，274，284，294，
　323，330
退化性髖關節炎的病理分期…… 22，69
退化性髖關節炎與姿勢控制………… 135
退化性髖關節炎與髖關節的活動度… 69
骨盆肌………………………………… 16
骨盆位置的評估……………………… 129
骨盆股骨節律…………………… 5，68

骨盆前傾角度的計算·········· 75
骨盆前傾的評估法·········· 337
骨盆後傾·········· 122
骨盆可動測試·········· 139
骨盆·········· 176
骨盆功能衰退對
　髖關節造成的影響 ·········· 176
骨盆控制的重新學習·········· 258
骨盆傾斜角·········· 160，220，337
骨盆傾斜矯正運動·········· 62
骨盆穩定性評估·········· 130
高弓足·········· 142
高齡者身處的環境·········· 123
高齡者的步行·········· 338
高齡者的姿勢分類法·········· 335
高齡者站姿排列的特徵·········· 125
高齡者的跌倒發生率·········· 331
高齡者的髖關節功能障礙·········· 118

十一～十五畫

假肋·········· 191
剪腳趾甲·········· 80
排列的評估·········· 37，89
斜方肌·········· 198
梨狀肌·········· 156，177
梨狀肌的伸展·········· 214
梨狀肌的觸診·········· 38
深層外旋六肌·········· 17
深層旋轉肌的觸診·········· 38
深層靜脈血栓（DVT）·········· 46，309
脛骨粗隆處的疼痛·········· 155
脫臼性髖關節炎的下肢排列·········· 169
術後風險·········· 46
軟骨下不全骨折（SIF）·········· 43
軟組織鬆動術·········· 315
閉孔內肌·········· 156
閉孔內肌的肌肉功能評估·········· 250
閉孔外肌·········· 156
閉孔外肌的肌肉功能評估·········· 251
閉鎖鏈運動（CKC）·········· 111
單腳支撐運動·········· 345
單腳站立評估（測試）·········· 42，94
棘下長（上棘－內踝長）（SMD）··· 160
椎間孔狹窄症·········· 173，174
椎間盤突出·········· 181
椎間關節·········· 195
痛覺認知機制·········· 323
短分節肌群·········· 198
貼紮·········· 167
跌倒的預防·········· 333
跌倒風險的評估·········· 339
跌倒發生率·········· 331
跗橫關節的活動性評估·········· 143
距骨下關節旋前引導·········· 150
進行期髖關節炎·········· 248，274，312
開放性復位及內固定·········· 32
開放鏈運動（OKC）·········· 111
微創手術（MIS）·········· 31

意識離心收縮的運動·········· 115
搖擺背·········· 7，93，122，203
搖擺背姿勢或矯正指導·········· 63
源於內收肌之鼠蹊部疼痛的治療·········· 60
源於內收肌之鼠蹊部疼痛的評估·········· 54
源於恥骨之鼠蹊部疼痛的治療·········· 64
源於恥骨之鼠蹊部疼痛的評估·········· 57
源於胯腰肌之鼠蹊部疼痛的治療·········· 62
源於胯腰肌之鼠蹊部疼痛的評估·········· 54
源於腰椎的髖關節疼痛·········· 175，181
源於鼠蹊管之鼠蹊部疼痛的治療·········· 63
源於鼠蹊管之鼠蹊部疼痛的評估·········· 56
源於薦髂關節髖關節疼痛的判別·········· 178
腰大肌·········· 17，156，198
腰大肌的分布·········· 127
腰方肌·········· 198
腰背肌群·········· 198
腰部多裂肌的促進·········· 186
腰椎的活動性評估·········· 178
腰椎前彎·········· 173，192
腰椎前彎的增減對髖關節的影響 173，174
腰椎後彎活動性測試·········· 179
腰椎側彎對髖關節的影響·········· 174
腰椎椎間盤突出·········· 173，174
腰椎滑脫症·········· 173
腰薦肋肌·········· 156
腳底板·········· 134，139，152
腹內斜肌·········· 156
腹外斜肌·········· 156
腹肌的阻力測試·········· 56
腹肌群·········· 198
腹直肌·········· 156
腹橫肌收縮控制運動·········· 60
補強髖關節囊韌帶的特徵·········· 16
運動鏈·········· 111，167
鼠蹊部疼痛·········· 50
鼠蹊部疼痛的分類·········· 53
鼠蹊管的按壓測試·········· 56
對高齡患者物理治療的重點·········· 351
對於高齡者的跌倒預防·········· 333
對於高齡者跌倒治療·········· 340
對於高齡者髖關節的評估·········· 124
對於腰部、骨盆、薦髂關節
　穩定化的治療 ·········· 185
對於腰部功能衰退的評估·········· 178
對於頭部前向位移的治療·········· 102
對於薦髂關節功能衰退的評估·········· 183
對於薦髂關節活動性降低的治療·········· 185
對於髖關節屈曲肌群的伸展·········· 77
對於髖關節活動度障礙的治療·········· 77
對於髖關節活動度障礙評估的實務·········· 74
對膝關節固定度的介入·········· 168
慢性疼痛·········· 321
與胸廓相關功能障礙的評估·········· 200
認知重建·········· 326
增高·········· 282
膝內側髁間距離·········· 159
膝關節手術前後的排列變化·········· 157
膝關節的疼痛誘發測試·········· 164
膝關節的動態穩定性·········· 155

膝關節的靜態穩定性·········· 155，162
踏步策略·········· 338
踏步練習·········· 346
輪幣帶·········· 16
適用於早期出院的臨床路徑·········· 304

十六～二十畫

機能壓力褲·········· 61
機械性應力·········· 121，137
橫弓·········· 147
橫突棘肌群·········· 198
靜態站立姿勢·········· 202
靜態站立姿勢與髖關節障礙的關聯·········· 205
頸椎前彎·········· 193
頸體角·········· 13，163
瞬時旋轉中心（ICR）·········· 8
縫匠肌·········· 156
縱弓·········· 148
臀大肌·········· 156
臀大肌坐骨滑液囊·········· 156
臀大肌的功能改善·········· 100
臀大肌的觸診·········· 40
臀大肌優越性的評估·········· 96
臀小肌·········· 156
臀小肌的功能·········· 227
臀小肌肉活動特性·········· 113
臀小肌的訓練·········· 112
臀小肌後部纖維的功能解剖學作用·········· 255
臀小肌後部纖維的肌肉功能評估·········· 250
臀小肌運動·········· 254
臀中肌·········· 156
臀中肌的觸診·········· 38
臀中肌滑液囊·········· 156
臀肌·········· 17
臨床推論·········· 2
臨床測試的信賴度·········· 59
臨床模式·········· 51
薦髂關節·········· 176
薦髂關節的功能障礙對
　髖關節的影響 ·········· 177
薦髂關節的運動·········· 177
闊筋膜張肌·········· 156
闊筋膜張肌的觸診·········· 40
蹠骨蹠屈角·········· 144
軀幹旋轉運動·········· 343
軀幹移動練習·········· 290
轉子－踝長（TMD）·········· 159
雙重任務訓練·········· 348
離心收縮·········· 115
關於脊椎運動的肌肉·········· 198
關於高齡者跌倒的危險因子·········· 331
關於跌倒的相對風險·········· 331
關於運動的鼠蹊部疼痛分類·········· 53
關節力矩·········· 104
關節盂唇·········· 15
關節盂唇損傷·········· 24，51，208
關節盂唇損傷造成的
　關節不穩定的評估 ·········· 87

關節應力（JRF）⋯⋯⋯⋯⋯ 18
關節鏡微創手術⋯⋯⋯⋯⋯ 34
關節囊內股骨頭的移動⋯⋯⋯ 71
關節囊的沾黏及縮短引發
　髖關節的活動度障礙⋯⋯⋯ 78
關節囊韌帶的關節穩定化組織⋯⋯ 85
髂股韌帶⋯⋯⋯⋯⋯⋯⋯ 16
髂恥滑液囊⋯⋯⋯⋯⋯⋯ 156
髂骨⋯⋯⋯⋯⋯⋯⋯⋯ 13
髂肌⋯⋯⋯⋯⋯⋯⋯⋯ 156
髂骨前上棘（ASIS）⋯⋯⋯ 129
髂骨後上棘（PSIS）⋯⋯⋯ 130
髂脛束⋯⋯⋯⋯⋯⋯⋯ 156
髂脛束的鬆動術⋯⋯⋯⋯⋯ 61
觸感痛⋯⋯⋯⋯⋯⋯⋯ 323

二十一畫以上

彎曲內翻切骨術⋯⋯⋯⋯⋯ 33
髖骨傾斜角⋯⋯⋯⋯⋯⋯ 158
髖臼⋯⋯⋯⋯⋯⋯⋯⋯ 13
髖骨內肌⋯⋯⋯⋯⋯⋯⋯ 16
髖臼切跡⋯⋯⋯⋯⋯⋯⋯ 13
髖臼成形術⋯⋯⋯⋯⋯⋯ 28
髖臼蓋前旋角⋯⋯⋯⋯⋯ 161
髖臼前旋角⋯⋯⋯⋯ 15，161
髖臼前旋的評估⋯⋯⋯⋯⋯ 85
髖臼前傾角⋯⋯⋯⋯⋯⋯ 15
髖臼旋轉切骨術（RAO）⋯ 28，44
髖臼發育不全
　（髖臼蓋發育不全）⋯ 90，229，294
髖臼窩⋯⋯⋯⋯⋯⋯⋯ 13
髖臼與股骨頭的合適度⋯⋯⋯ 84
髖臼與股骨頭的壓縮⋯⋯⋯ 239
髖臼橫韌帶⋯⋯⋯⋯⋯⋯ 15
髖骨⋯⋯⋯⋯⋯⋯⋯⋯ 13
髖骨外肌⋯⋯⋯⋯⋯⋯⋯ 16
髖關節⋯⋯⋯⋯⋯⋯⋯ 4
髖關節不穩定的治療⋯⋯⋯⋯ 96
髖關節中心的前向移動⋯⋯⋯ 95
髖關節中心前向移動的改善⋯⋯ 98
髖關節內收肌群的伸展⋯⋯⋯ 78
髖關節內收肌群的直接按摩⋯⋯ 61
髖關節內收肌群的評估⋯⋯⋯ 166
髖關節內收阻力測試⋯⋯⋯⋯ 55
髖關節手術前後的排列變化⋯⋯ 157
髖關節功能衰退⋯⋯⋯⋯⋯ 136
髖關節外展肌的功能改善⋯⋯⋯ 99
髖關節外展肌的評估⋯⋯⋯⋯ 90
髖關節外展肌訓練⋯⋯⋯⋯ 65
髖關節外展運動⋯⋯⋯⋯⋯ 344
髖關節伸展肌的肌肉出力降低⋯⋯ 95
髖關節伸展運動⋯⋯⋯⋯⋯ 344
髖關節周圍的肌肉⋯⋯⋯⋯ 156
髖關節周圍肌肉的分類與作用⋯⋯ 17
髖關節周圍肌肉的觸診⋯⋯⋯ 38
髖關節屈曲的活動度障礙⋯⋯⋯ 79
髖關節炎前期⋯⋯ 208，219，261，294
髖關節的不穩定⋯⋯⋯⋯ 84，229

髖關節的功能解剖⋯⋯⋯⋯⋯ 13
髖關節的生物力學⋯⋯⋯⋯⋯ 18
髖關節的肌肉功能衰退⋯⋯ 103，248
髖關節的肌肉縮短測試⋯⋯⋯⋯ 166
髖關節的放鬆⋯⋯⋯⋯⋯⋯ 238
髖關節的表層肌與深層肌⋯⋯⋯ 109
髖關節的活動性⋯⋯⋯⋯⋯⋯ 6
髖關節的活動性評估⋯⋯⋯⋯ 127
髖關節的活動度障礙⋯⋯⋯ 68，219
髖關節的動態穩定性⋯⋯⋯⋯ 155
髖關節的排列⋯⋯⋯⋯⋯⋯ 14
髖關節牽引⋯⋯⋯⋯⋯⋯⋯ 239
髖關節的牽引應力測試⋯⋯⋯⋯ 87
髖關節的最終活動度與限制因子⋯ 69
髖關節的運動方向與限制因子⋯⋯ 4
髖關節的靜態穩定性⋯⋯⋯⋯ 155
髖關節盂唇⋯⋯⋯⋯⋯⋯⋯ 15
髖關節盂唇的關節穩定化組織⋯⋯ 85
髖關節盂唇損傷⋯⋯ 24，51，208
髖關節盂唇損傷造成的
　關節不穩定的評估⋯⋯⋯⋯ 87
髖關節前方關節囊鬆動性的評估⋯ 87
髖關節前向剪應力⋯⋯⋯⋯⋯ 93
髖關節活動度受限⋯⋯⋯⋯⋯ 137
髖關節深層肌功能的活化⋯⋯⋯ 225
髖關節深層肌的訓練⋯⋯ 112，132
髖關節痛
　（髖關節的疼痛）⋯⋯ 50，208，306
髖關節疼痛的治療⋯⋯⋯⋯⋯ 59
髖關節疼痛的評估⋯⋯⋯⋯⋯ 52
髖關節靜態穩定性的評估⋯⋯⋯ 164
髖關節穩定性評估與訓練⋯⋯⋯ 132

A

acetabular head index(AHI) ········· 23
active SLR test ····················· 181
allodynia ·························· 323
anterior impingement test ·········· 24
anterior superior iliac spine(ASIS) 129

B

block test ························· 281
brief scale for psychiatric problems in
    orthopaedic patients(BS-POP) 325
bucket-handle motion ··············· 195

C

caliper motion ····················· 195
cam type ·························· 24
cat and dog ························ 96
center edge(CE)角··23,70,160,220
Chiari骨盆切骨術 ··················· 29
closed kinetic chain(CKC) ········· 111
close-packed position ·············· 76
Cobb角 ··························· 174
combined type ····················· 24
compensate sagittal balance ······ 205
counter activity ··················· 108
counter movement ················· 108
counter weight ···················· 108
counter-nutation ·················· 177
coxitis knee ······················ 277
Craig test ····················· 86,160
crossed syndrome ····· 213,287,300
cross-over sign ···················· 219
Crowe分類 ····················160,278
cup height ························ 160
cup off-set ······················· 160
curved periacetabular osteotomy
    (CPO) ······················· 28

D

decompensate sagittal balance ··· 205
deep vein thrombosis(DVT) 46,309
Duchenne徵候
    ······ 88,109,178,234,251,285

E

Ely test ·························· 166
end feel ·························· 40
Evans分類 ························· 27

F

FABER test ················ 37,58,164
FADIR test ················ 37,57,164
FAI與髖關節活動度 ················· 72
fear-avoidance model ·············· 323
femoral off-set ··················· 160
femoroacetabular impingement(FAI)
    ······························15,37,72
femorotibial angle(FTA) ·········· 158
femorotibial angle與Q-angle的不同 159
FJS-12 ··························· 223

flat-back ························· 203
force closure ····················· 177
form closure ····················· 177

G

Gaenslen test ····················· 184
Garden分類 ························ 26
geriatric syndrome ················ 329
Gillet test ······················· 183

H

hand held dynamoater(HHD) ··· 280
hip dial test ······················ 87
hip-spine syndrome ·········· 172,335
Hoffa test ························ 164
hold relax手法 ···················· 300

I

instantaneous center of rotation
    ···························(ICR) 8

J

joint reaction force(JRF) ·········· 18

K

Kemp test ························· 182
kinetic chain ····················· 111
Klein-Vogelbach理論 ·············· 108

L

lateral thrust ····················· 162
LEFS ···························· 223
log roll test ······················ 164
long leg arthropathy ·············· 277
loose-packed position ·············· 79

M

McMurray test ···················· 162
medial thrust ····················· 162
Mikulicz線 ························ 158
minimum invasive surgery(MIS) 31
mixed type ························ 24
modified Schober test ············· 179

N

Newton test的變化版 ·············· 184
nutation ·························· 177

O

Ober test ················ 37,166,279
open kinetic chain(OKC) ·········· 111
OPQRST ·························· 53
Ott test ·························· 297

P

pain catastrophizing scale(PCS) 325
pain matrix ······················· 323
painDETECT ····················· 326
patella compression test ··········· 164
Patrick test ······················ 184

pelvifemoral rhythm ··············· 5
pincer type ························ 24
posterior lumber flexibility(PLF) test
    ······························ 179
posterior superior iliac spine(PSIS)130
pulmonary thromboembolism(PTE) 46
pump-handle motion ··············· 193

Q

Q-angle ·························· 159

R

rotational acetabular osteotomy(RAO)
    ····························28,44

S

scouring test ····················· 58
sealing effect ····················· 85
Sharp角 ·························· 23
spherical periacetabular osteotomy
    (SPO) ······················· 28
spring test ························ 179
straight leg raising(SLR)······ 18,182
subchondral insufficiency fracture
    (SIF) ·······················43,44
suction effect ·················· 85,87
swayback ·········· 7,93,122,203
swayback姿勢與矯正指導 ········· 63

T

THA的切口位置 ···················· 31
THA的手術開口 ···················· 31
THA前後的膝關節疼痛模式 ········· 278
THA後合併症發生率與該預防對策 306
THA後的正座 ······················ 82
THA後的兩腿不等長 ··············· 152
THA後的胯腰肌撞擊 ··············· 73
THA後的脫臼 ······················ 82
THA後的髖關節活動度 ············· 72
THA後疼痛的原因 ················· 311
THA後被妨礙的ADL動作 ·········· 74
THA後髖關節的活動性障礙 ········ 80
Thomas test ··················· 37,166
Thomas test的變化版 ·············· 75
tibial external rotation test ········· 162
total hip arthroplasty(THA) ··· 30,44
Trendelenburg test ················ 89
Trendelenburg徵候 ······ 52,64,88,
    92,109,251,285
trochanter malleolar distance
    (TMD)159

W

wavelet功率分析 ··················· 111
windswept deformity ··············· 277

KOKANSETSU RIGAKURYOHO MANAGEMENT
by Satoshi Nagai, Eiki Tsushima
Copyright © 2018 MEDICAL VIEW CO., LTD.
Originally published in Japan by MEDICAL VIEW CO., LTD.,
Chinese (in traditional character only) translation rights arranged with
MEDICAL VIEW CO., LTD., through CREEK & RIVER Co., Ltd.

髖關節物理治療實務

出　　　　版／楓葉社文化事業有限公司
地　　　　址／新北市板橋區信義路163巷3號10樓
郵 政 劃 撥／19907596　楓書坊文化出版社
網　　　　址／www.maplebook.com.tw
電　　　　話／02-2957-6096
傳　　　　真／02-2957-6435
編　　　　輯／永井 聰、対馬栄輝
翻　　　　譯／黃品玟
企 劃 編 輯／陳依萱
校　　　　對／黃薇霓
港 澳 經 銷／泛華發行代理有限公司
定　　　　價／900元
出 版 日 期／2021年1月

國家圖書館出版品預行編目資料

髖關節物理治療實務 / 永井 聰, 対馬栄輝編；
黃品玟翻譯. -- 初版. -- 新北市：楓葉社文化
事業有限公司, 2021.01　面；　公分

ISBN 978-986-370-251-1（平裝）

1. 骨盆 2. 關節 3. 膝 4. 物理治療

416.617　　　　　　　　　　109017397